Dr宮城の
教育回診
実況中継

重森保人［著］ 徳田安春［編］
宮城征四郎［監修］

羊土社

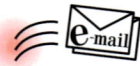「羊土社メディカルON-LINE」へ登録はお済みですか？

羊土社編集部ではメールマガジン「羊土社メディカルON-LINE」にて，毎月1回(15日頃)，羊土社臨床系書籍の最新情報をはじめ，求人情報や学会情報など，役立つ情報をお届けしています．登録・配信は無料です．
まだ登録がお済みでない方は，今すぐレジデントノートホームページからご登録下さい！
また，「羊土社メディカルON-LINEモバイル」もございます．どうぞこちらもご利用ください！

レジデントノートホームページ　http://www.yodosha.co.jp/rnote/

▼羊土社臨床系書籍の内容見本，書評など，情報が充実！▼わかりやすい分類で，ご希望の書籍がすぐに見つかります！
▼24時間いつでも，簡単にご購入できます！▼求人情報・学会情報など役立つ情報満載！　ぜひご活用ください！！

※バイオサイエンス系などその他の羊土社出版物の情報は羊土社ホームページ(http://www.yodosha.co.jp/)にてご覧下さい

監修のことば

　この度，重森君が主となり，「Dr宮城の教育回診 実況中継」という本を，羊土社から上梓することになった．編集は現在，聖ルカ・ライフサイエンス研究所に籍を置く，臨床家の徳田安春君である．当人としては，このタイトルに対し気恥ずかしい気がしないでもないが，重森君が沖縄の中部徳洲会病院にいたときの私の回診状況を克明に記録し，日本の研修病院のスタッフならびに研修医諸君に少しでも参考になればと，15回分を1冊の本に纏めたものである．

　2003年に群星沖縄を立ち上げて以来，私は群星に属する7つの管理型病院に月2回のペースで教育回診を行っている．各病院で紹介される症例は千差万別で，その日にならないと，どんな症例が提示されるか全くわからない．それだけに，私にとっては緊張する毎日であるが，沖縄県立中部病院で31年にわたり教育した経験を活かして，群星の管理型の各病院で教育に当たっている．提示された症例は私にとっては簡単なこともあれば，また，難解なこともある．しかし，どんな症例であれ，研修医に対して，全く教えることがないという患者はいない．

　日本の指導医は何か難しいことを教育することが，自分の役目のように誤解しているが，実際は，困難なことよりも基本的なこと，basicなことを研修医は求めていることに気がつかないといけない．また，わからないことを，「自分はわからない」とはっきり言えることを研修医は求めているのである．指導医は何でも知っていることがその条件ではない．Walking Harrisonである必要は，さらさらないのである．むしろ，知ったかぶりをして，その場を誤魔化すようなことがあってはならない．どんな症例にも病歴があり，身体所見にその特徴がある．その症例の病名はわからなくても，大体の見当はつくはずである．指導医は病名を当てるために教育を担当しているのではない．病歴の取り方，生命徴候の解釈の仕方，身体所見の意味，臨床検査の出し方とその必要性，検査の意味と予側値，その解釈のしかたなどその症例に即して指導することは，ごまんとあるのである．

　私自身が呼吸器を専門としているので，多少，ここに収録された15症例は呼吸器系に傾いていると思われるが，教育の立場からすれば，どんな症例でも良いものと思われる．重森君が本書を執筆した理由は，恐らくは指導医の研修医に対する立場を明確にしたいためと思われる．

　ニュージーランドから帰ってきて，たちまちこのような収録作業に従事した重森君に多大な敬意を表すると共に，編集を引き受けてくれた徳田安春君の労をねぎらいたい．また，この1冊の本が日本の研修病院のスタッフや研修医の臨床教育に，幾分なりとも役立つことを願うものである．

2006年8月

群星沖縄臨床研修センター長
宮城　征四郎

はじめに

　宮城征四郎先生に初めて教わったのは，もう8～9年も前のこと，私が沖縄県立中部病院初期研修医だった頃にさかのぼります．そして研修後は1年間の離島勤務という貴重な経験をさせていただきました．その後，私はクリスチャンでもあり，全人医療を模索するなか，聖書・カウンセリング・倫理学などを学ぶため，ニュージーランドの神学校（Lifeway College）に留学しました．その結果，臨床医としてはなんと3年間ものブランクができてしまったのです．帰国後，臨床医に復帰するならば，まずは"リハビリ"が必要でした．そんな折，当時，中部徳洲会病院院長をしておられた安富祖久明先生に事情を話すと，こんな私を快く受け入れてくださったのです．群星沖縄に参加する中部徳洲会病院に入職してから，院内で宮城先生による教育回診が定期的に行われているのを知り，他の研修医の先生方と参加しました．私は研修医をもう一度しているということがどうしても恥ずかしく，宮城先生とは視線を合わせないようにしていました．ところがそんな私の気持ちを吹き飛ばすかのように，この回診はまさに「衝撃的」でした．私の頭の中は久し振りに大きく揺さぶられ，まるでタイムマシンに乗って，県立中部病院時代まで一気にワープしてしまったかのようでした！　なぜならそこには以前，体で覚え込まされた基本があったからです．

　そして回診が終了したちょうどそのとき，宮城先生が突然，私の方を向きました．"あ，まずい…"と思ったのも束の間，宮城先生は開口一番「君は県立中部病院にいただろう？　英語ができたなあ．伊江島にも行っただろう？　ところでその後どこにいたんだ？」と言われました．それで私は「ニュージーランドの神学校に留学してカウンセリングや倫理学，聖書を学んで卒業してきました．これからはそれらをぜひ活かしたいと思っていますが，まずは総合内科医として頑張ります．」と言うと，宮城先生は「ふんふん．そうかそうか．それでいいよ．頑張りなさい．」と励ましてくださいました．これで一気に肩の力がとれ，それ以来研修医の先生と毎回欠かさず教育回診に参加するようになりました．

　宮城先生のおっしゃることはいつもはっきりしていて，的をついていて，そこが宮城先生らしいところだと思いますが，毎回頭を殴られるような強い衝撃を受け，まるで自分のルーツを何度も確認しているかのようでした．それは「まずは問診と身体所見，そして診断のために必要最小限の検査の助けをかりる」ということの徹底でした．臨床医としてようやく3年目になったとき，離島に勤務しましたが，プライマリケア出身の私が特別な手技ができるわけではありません．しかしそんな私でも何とかやれたのは，こうした初期研修のおかげだと確信しています．

　教育回診に参加するなか，私は毎回，症例をワープロで打ち直し，要点をまとめたものを研修医の先生方に配布し，それが習慣になっていきました．そしてある日，私は次のように決意しました．「今の医療ではやや軽視される傾向にあるが，もう一度，問診と身体所見を学びなおして，この病院でどこまでやれるか，とことん挑戦してみよう！」実はこれがまだ何も知らず，臨床経験年数としてはやっと4年目になろうとする医師の

なんと"今年の目標"となりました．

　研修が10カ月ほど経ったある夜，いつものように回診内容をまとめていたら，ある考えが頭をよぎりました．"この資料を群星沖縄だけで持っていたらもったいないんじゃないのか？　日本の多くの研修医の先生達に公開していかないともったいない．症例を紹介していくなかで，読者も一緒にこの回診に参加しているような気持ちにさせて，楽しみながら読めて，終わりまで読んだら，群星沖縄の研修医の先生と一緒に成長できるような本が書きたい！」　こんな情熱が湧き上がってきたのです．

　私は医学的知識でなく，英語力だけで県立中部病院の研修医枠に潜り込めたような者だったので，当時の優秀な研修医のなかでは，とてもできの悪い研修医だったと思います．実際，烈火のごとく本気で怒らせてしまった何人かの先輩レジデントの顔を忘れることができません．しかしそんな自分でもなんとか平均点までは成長することができました．そしてこの体で覚え込まされた研修内容は3年間のブランクを経た後も，ずっと体に染み付いていたのです．今ではこんな貴重な研修を経験できたことをとても感謝しています．そして私が県立中部病院で受けたような研修が群星沖縄の教育回診でも行われてきました．本書では回診でプレゼンテーションされた中部徳洲会病院の症例からシンプルな14症例を選んでその様子を皆さんに公開したいと思います．そして最後に15例目として，米国ピッツバーグ大学病院総合内科チーフレジデントのマイケル・マクナマラ先生を群星沖縄が招待したとき，（当時私が勤務していた）中頭病院の回診で提示したケースを紹介します．このとき私は自分がこれまで行ってきた研修が正しかったことを再確認しました．

　私はいわゆる問診と身体所見の詳細なテキストを書くつもりはありません．しかし全国の研修医の先生方に，私が臨床研修において間違いがないと確信している「まずは問診と身体所見，そして診断のために必要最小限の検査の助けをかりる」ということが一体どんなことなのかがわかり，まるで推理小説を解くかのように，自身のとった所見から問題を拾い上げて解決していく醍醐味と楽しさをぜひ知っていただきたいと願っています．そしてこれが皆さんの日常診療でもごく当たり前のように実践されていくための"はじめの一歩"になれればと願います．また世の本にはあまり書かれていなく，またその機序もよく知らないけれど，臨床をやっているなかで経験的に知っていることも（賛否両論あるのはわかっていますが）臆せず書くことにしました．

　最後に本書を出版するに当たって，本当に忙しいなか，私にさまざまなアドバイスをしてくださった徳田安春先生と宮城征四郎先生に心から感謝いたします．

　それでは，準備はいいですか？　コーヒーでも用意して，肩の力を抜いて回診に参加してください．Here we go！

2006年8月

オリブ山病院ホスピス科
重森　保人

Dr宮城の 教育回診 実況中継

ホンモノの診察技法と疾患を劇的に絞り込む思考プロセス

監修のことば ……………………………………………………（宮城征四郎） 3
はじめに ………………………………………………………（重森保人） 4
本書の使い方と構成 ……………………………………………………… 10

Case 1　その浮腫，緊急事態かも
労作時呼吸苦と全身浮腫（54歳　女性）　12

- 浮腫の背後にある病態は？ …………………………………………… 13
- 頸静脈怒張があったら緊急事態！ …………………………………… 15
- 浮腫と呼吸不全から血液ガス分析（ABG）の結果を予測しよう！ …… 17
- やはりSASも疑わしい？ ……………………………………………… 19

Case 2　痛みに"きく"10カ条
左側胸部〜背部痛（30歳　男性）　26

- 痛みで必ず聞く10項目 ………………………………………………… 27
- 打診，聴診で疾患を絞る ……………………………………………… 29
- 細菌性肺炎＆膿胸のストーリーを組み立てる ……………………… 31

Case 3　起炎菌の手がかりを見逃すな！
発熱，全身倦怠感および咳（58歳　男性）　38

- historyやバイタルから患者さん像を思い描く ……………………… 39
- 熱があったら必ず聞こう shaking chill ……………………………… 40
- 細菌性肺炎の疑い！ 原因菌を絞り込む ……………………………… 42

■ 診断に必要な最小限の検査は？ ……………………………………………… 47

Case4　喘息患者さんの対応には自信をもとう
喘息発作が収まらない（49歳　女性）　　52

■ ショックを起こす6つの病態は？ ……………………………………………… 54
■ 呼気延長に気付こう！ …………………………………………………………… 57
■ 喘息発作が収まらないのは理由がある ………………………………………… 59
■ やっぱり自信をもって接しないと！ …………………………………………… 61
■ 喘息の正体は炎症 ………………………………………………………………… 62

Case5　判断材料は一通り洗い出す
乾性咳と微熱（32歳　女性）　　66

■ ゴールだけを見つめた tunnel vision はいけない …………………………… 68
■ 胸水貯留してるじゃん… ………………………………………………………… 69
■ 胸水分析の ABC は何だっけ？ ………………………………………………… 71
■ 胸膜生検，一度は経験しよう！ ………………………………………………… 72
■ 抗結核薬を覚えないとね… ……………………………………………………… 76

Case6　その熱はどこからくるのか
高熱および悪寒（73歳　男性）　　82

■ 倦怠感の持続期間も大切な情報源 ……………………………………………… 84
■ 低酸素血症の原因を考える ……………………………………………………… 85
■ 問診・身体所見で疾患を絞れば X 線写真もよくわかる！ …………………… 87
■ fever-pulse dissociation をきたす疾患 ……………………………………… 92

Case7　終末期医療に面して
安静時呼吸苦（76歳　女性）　　97

■ 間質性肺炎のバイタルを知る …………………………………………………… 99
■ 間質性肺炎は身体所見の宝庫 ……………………………………………………100
■ 間質性肺炎の問題整理は簡単 ……………………………………………………104
■ 間質性肺炎の終末期に面する ……………………………………………………106

Case8　1つの症例から多くを学べ
2階から転落（50歳　男性）　　111
- 意外に多い日本の喘息死 …………………………………………………… 113
- 呼吸不全で脈圧が高かったら？ …………………………………………… 115
- 症状でわかる低酸素血症 …………………………………………………… 116
- 縦隔気腫ではまず首が痛くなる …………………………………………… 117
- Hamans Crunctnを見逃さない！ ………………………………………… 121

Case9　大酒も10年続けば肝硬変を念頭におこう
肝硬変と腹水貯留の疑い（38歳　女性）　　125
- アルコール依存症の定義は？ ……………………………………………… 127
- 肝硬変患者のバイタルサイン ……………………………………………… 128
- 口臭のタイプで疾患を予測する …………………………………………… 129
- とにもかくにも「禁酒」が第一！ ………………………………………… 134

Case10　疾患を絞り込むプロセスの醍醐味を知る
乾性咳と弛張熱（49歳　女性）　　138
- 「病歴はすべてを物語っているんです．」………………………………… 140
- 肺が広がりきらない理由を考える ………………………………………… 143
- EBMを上手く使う …………………………………………………………… 144
- 理論的に追い込み，絞り込んでいく過程を大切に！……………………… 151

Case11　疑わしきは虫歯…
高熱，悪寒と右前胸部痛（36歳　女性）　　154
- 口腔内所見を侮らない ……………………………………………………… 156
- 「解熱剤が効くか？」をしっかり"きく"！……………………………… 156
- 聴診所見はディスカッションの場 ………………………………………… 159
- たかがABG，されどABG… ………………………………………………… 162

Case12　この発表の良さがわかる医師になろう
安静時呼吸苦とチアノーゼ（83歳　女性）　　167
- 病歴と身体所見から「混合性肺疾患」と判明 …………………………… 168

- 浮腫の原因を考えながら身体所見をとろう！ ……………………………… 170
- Hugh-Jones Ⅴ度になる疾患ベスト5 …………………………………… 172
- ABGに経過をしゃべらせたら天下一品 …………………………………… 174
- 沖縄県立中部病院から引き継いできた"魂"に触れる ……………… 176

Case 13　問診が全人的医療のカギとなる
頻脈と呼吸苦（86歳　女性）　181

- wheezy dyspneaは初発かどうかをしっかり聞く ……………………… 183
- 生理的な洞性頻脈の限界をいつも念頭に！ …………………………… 184
- 喀痰量を問診で評価する …………………………………………………… 186
- 診断に必要な最小限の検査に頼る ………………………………………… 186

Case 14　historyからstoryを立てて身体所見
心窩部痛（93歳　女性）　194

- 心窩部痛には必ず直腸診 …………………………………………………… 196
- 高齢者に腹膜刺激症状は出にくい→腹部Ｘ線オーダー！ …………… 199
- 眼底所見を見る習慣をつけよう！ ………………………………………… 199

Case 15　問診と身体所見にヒントがある！
高血圧患者が3日前から起座呼吸（86歳　男性）　206

- pneumoniaの場合 …………………………………………………………… 213
- CHFの場合 …………………………………………………………………… 214
- COPDの急性増悪の場合 …………………………………………………… 215
- PEの場合 ……………………………………………………………………… 215
- pneumothoraxの場合 ……………………………………………………… 216
- massive hemothoraxの場合 ……………………………………………… 216
- さあ，犯人はだれだ？ ……………………………………………………… 217

- 医学英語集 …………………………………………………………………… 223
- 索　引 ………………………………………………………………………… 227

■■■ 本書の使い方と構成 ■■■

本書では，指導医として名高い宮城征四郎医師による教育回診を実際の流れに沿って会話形式で紹介しています．症例のレジメをもとに，宮城医師の指導で疾患を絞り込んでいき，問診と身体所見からどう判断するか，本当に必要な検査は何か，などの考え方や，正しい診察法を実際の流れに沿って解説していきます．

本書の登場人物

 宮城征四郎 医師

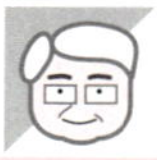

 担当研修医

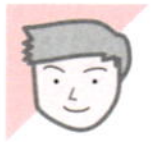

 回診に参加している研修医

 患者さん

 マイケル・マクナマラ 医師（Case15で登場）

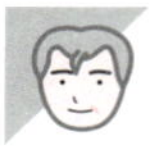

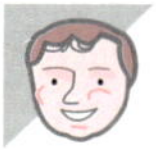

 重森保人 医師（著者，どこかに登場）

▶ 本書の構成

まずは，カンファレンスルームでのディスカッションから始まります

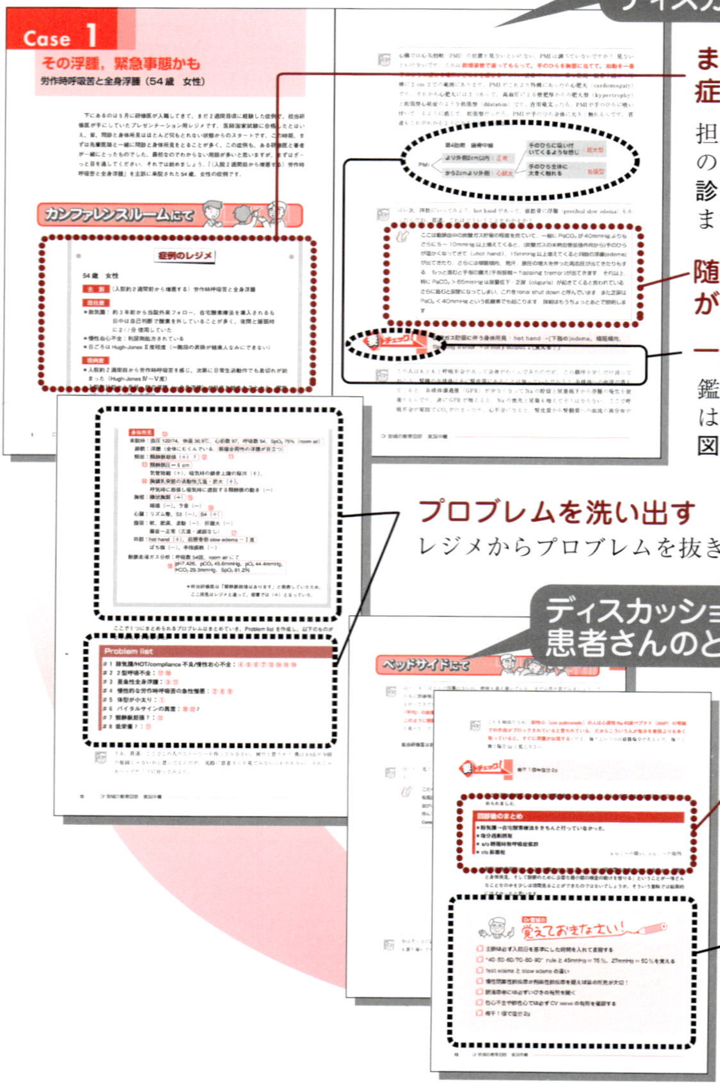

まずはレジメを見て症例を把握しよう
担当研修医がプレゼンテーションのために用意したレジメには，問診と身体所見の結果が記されています．

随所で著者のコメント（👍）が補足

一目でわかる重要ポイント
鑑別ポイントなどの重要ポイントは「要チェック」や本文中の赤字，図表等ですぐに見つかります

プロブレムを洗い出す
レジメからプロブレムを抜き出してProblem listを作成します

ディスカッションで疾患を絞り込んだら患者さんのところに行き診察をします

回診の結果や今後の方針は「回診後のまとめ」に

最重要ポイントはここで一目瞭然！
覚えておくべき最重要ポイントは各CASE最後にまとめてあります．

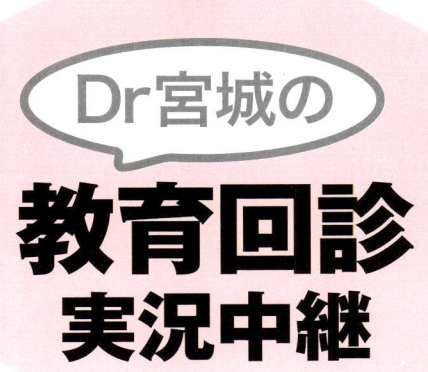

Case 1

その浮腫，緊急事態かも
労作時呼吸苦と全身浮腫（54歳　女性）

　下にあるのは5月に研修医が入職してきて，まだ2週間目頃に経験した症例で，担当研修医が手にしていたプレゼンテーション用レジメです．医師国家試験に合格したとはいえ，皆，問診と身体所見はほとんど何もとれない状態からのスタートです．この時期，まずは先輩医師と一緒に問診と身体所見をとることが多く，この症例も，ある研修医と著者が一緒にとったものでした．最初なのでわからない用語が多いと思いますが，まずはざーっと目を通してください．それでは始めましょう．「（入院2週間前から増悪する）労作時呼吸苦と全身浮腫」を主訴に来院された54歳，女性の症例です．

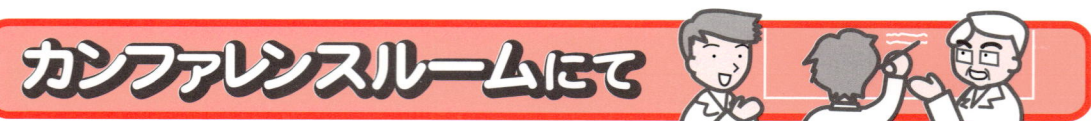

症例のレジメ

54歳　女性

主訴　（入院約2週間前から増悪する）労作時呼吸苦と全身浮腫

既往歴
* COPD（特に慢性気管支炎型）：
　　　　約3年前から当院外来フォロー．在宅酸素療法を導入されるも日中は自己判断で酸素を外していることが多く，夜間と睡眠時に2ℓ/分 使用していた
* 慢性右心不全：利尿剤処方されている
* 日ごろは Hugh-Jones Ⅱ度程度（＝階段の昇降が健康人なみにできない）

現病歴
* 入院約2週間前から労作時呼吸苦を感じ，次第に日常生活動作でも息切れが始まった（Hugh-Jones Ⅳ～Ⅴ度）
* 入院数日前から手足・顔の浮腫（＝全身浮腫）が目立ち始めたことから，家族に勧められて当院外来受診

> **身体所見**
>
> 来院時：血圧 122/74，体温 36.9℃，心拍数 97，呼吸数 54，SpO$_2$ 75%（room air）
> 顔貌：浮腫（全体にむくんでいる．また眼の周囲も全周性に浮腫が目立つ）
> 頸部：頸静脈怒張（－）
> 　　　頸静脈圧＝6 cm（胸骨角からの垂直距離）
> 　　　気管短縮（＋），吸気時の鎖骨上窩の陥凹（＋），
> 　　　胸鎖乳突筋の活動性亢進・肥大（＋），
> 　　　呼気時に怒張し吸気時に虚脱する頸静脈の動き（－）
> 胸部：樽状胸郭（＋）
> 　　　喘鳴（－），ラ音（－）
> 心臓：リズム整，S3（－），S4（＋）
> 腹部：軟，肥満，波動（－），肝腫大（－）
> 　　　腸音―正常（亢進・減弱なし）
> 四肢：hot hand（＋），前脛骨部 slow edema―Ⅰ度
> 　　　ばち指（－），手指振戦（－）

それでは宮城征四郎先生や担当研修医が話した内容に触れながら，私のコメントも随時加えていきましょう．

浮腫の背後にある病態は？

 まずは主訴ですが，このように主訴に「入院〇日前からの」というように，訴えや症状だけでなく必ず**入院日を基準にした時間を入れて表現しなさい**．

 （著者より一言）いつも言われていることなのですが，主訴に時間を入れることでその経過が急性か，亜急性か，慢性かをイメージして聞いていけるわけです．この人の場合，2週間ですから亜急性と考えられます．ところが，「3月4日から」などと日付をつけて述べると，聞き手は「今日は何日だったかな？」と考え，「だから何日前だろう？」と計算している間にプレゼンテーションは先に進んでいき，聞き逃してしまうので勧められません．**プレゼンテーションでは日付が重要なのではなく，それが急性なのか，慢性なのか，亜急性なのかです**．

 この人は既往に COPD（慢性閉塞性肺疾患），特に慢性気管支炎型があって在宅酸素療法（HOT）まで導入されているが，日中は外していることが多く，また慢性右心不全にまでなっている人が，亜急性に進行する労作時呼吸苦（SOBOE）と全身浮腫（anasarca）を訴えて来院しているわけだな…．ところで話は変わるが，COPD には肺気腫もあるが，**日本人で肺気腫になる原因の 98 %は喫煙で，残りの 2 %ぐらいが喘息（asthma）から発展していった**

場合です．この人の嗜好歴（喫煙とアルコール）について聞かれていないようだが，おそらく喫煙者だったんじゃないか？

まだ研修医は入職したばかりなのでしようがないが，問診では，こうした「嗜好歴」はルーチンで聞いていきたいものです．

全身浮腫になっているが，全身浮腫があれば3～4 ℓの体液過剰はあると考えてよいです．すなわちほぼ循環血漿量くらいはたまっているということです．またNaは1,000mEq以上はオーバーしていると考えなさい．じゃあ食塩にすると何g過剰になっているか？　また，前脛骨部だけの浮腫ならNaは600mEq以上は過剰と考えてよいです．

全身性の浮腫が足の腫れとして臨床的に認められるまでに，通常2～3ℓ以上の体液貯留が必要と言われている．また食塩1g＝17mEqなので，全身浮腫の患者さんは食塩が，1,000/17≒60gは過剰と考えられます．

身体所見にいきましょう．来院時のバイタルは？

血圧122/74，体温36.9℃，心拍数97，呼吸数54，SpO_2はroom airで75%でした．

う〜ん…，その心拍数と呼吸数は異常です．呼吸数が30回を超えてくると，しかも50回を超えるなんていうのはおかしいです．このバイタルを丸で囲んでおきなさい．あとでもう一度検討しよう．それから君達はPaO_2とSpO_2の関係を覚えているか？

ここで板書担当の研修医はしっかり覚えていたようで以下のように書き記した．

PaO_2	SpO_2
40 mmHg →	75 %
50 mmHg →	80 %
60 mmHg →	90 %

これはアメリカでは一般に"**40-50-60/70-80-90**" ruleと名付けられています．ただし，これは覚えやすくするための"便宜上の呼び名"なので，**この70は実際は75%**ですからこの点だけは意識して覚えておきましょう．

もう少し覚えておいた方がいいので言っておくと，**SpO_2が88%ならPaO_2は55 mmHg，50%で27 mmHg**です．まあ，この人のSpO_2は75%だからPaO_2が40 mmHg位しかないということです．

はい次，眼瞼周囲の浮腫ですが，その場合**浮腫が目の全周性なのか？　下眼瞼だけなのか？**

を必ず見なさい．そして低栄養による浮腫なら間質にアルブミンが少なく水が万遍なく分布するので，眼は全周性にむくむんです．心不全による浮腫なら間質にアルブミンが豊富（albumin rich）なので，重力に導かれて下眼瞼のみがむくむのです．

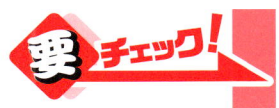
眼瞼周囲の浮腫：低栄養による浮腫→全周性にむくむ
　　　　　　　心不全による浮腫→眼瞼の下の方だけがむくむ

この人は全周性だったんですね？　君のとった所見が正しければ，この人の浮腫は低栄養によるものということです．あとで見に行きましょう．

　ここでもう1つ前脛骨部の浮腫（pretibial edema）の見方も触れておこう．眼瞼浮腫は全身浮腫にならないと出てこないが，前脛骨部の浮腫はそうなる前から出てきている．まず前脛骨部を指で10秒間押し続けて離す．その後，圧痕が元に戻るのにかかる時間（pit recovery time）が10秒以内か，10秒以上かを測って，10秒以内に戻るものを fast edema（rapid edema），それ以上かかるものを slow edema と呼んでいる．fast edema に低アルブミン血症，すなわちアルブミン値が2.2g/dℓ をきってくると出てくる所見で，slow edema はそれ以外の原因，例えば心不全などで出てくる所見です．それから，fast edema は見た目で皮膚がテカテカと光沢を帯びてくる特徴があるんです．

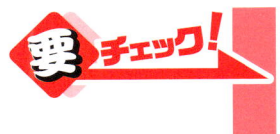
前脛骨部の浮腫：fast edema →低アルブミン値（アルブミン値＜2.2g/dℓ）
　　　　　　　slow edema →心不全など他の原因
※fast edema の特徴：皮膚がテカテカと光沢を帯びた見た目

私の覚え方：fast edema は間質にアルブミンが少ない，すなわち間質に邪魔するものが少ないので，戻りが早い！　一方，slow edema は間質にアルブミンが豊富（albumin rich）なので，すなわち間質に邪魔するものが多いので，戻りが遅い！　と考えると覚えやすい．

頸静脈怒張があったら緊急事態！

首のところにきました．ここで担当研修医はレジメにそうは書いてないにもかかわらず「頸静脈怒張（engorged jugular veins）はありました．」と言いました．すると一瞬，宮城先生の顔つきが変わりました．なぜだかわかるでしょうか？　それはもし頸静脈怒張があったら，考えられる疾患は超緊急性の3つしかないのです．

君，頸静脈怒張はどんなのか知っているかね？ これは頸部の静脈が拍動しないで膨張してべたっと首に張り付いているような状態で，動かないんです．これは何らかの完全閉塞がない限り決して現れない．そしてこれがあると次の3つの可能性しかない．緊張性気胸（tension pneumothorax）か心タンポナーデ（cardiac tamponade）か肺塞栓（PE）です．そしてこれらは3つともemergencyです！ この人は肺塞栓になっているんじゃないのか？ 君，この人は今どうしてる？ こういう全身浮腫と低酸素と呼吸苦で来た人は肺塞栓の可能性があるんです．心拍数も呼吸数も上がっていただろう．ショックになってないか？ 肺塞栓を疑ったらD-ダイマーも出してありますか？

ここで教育回診の雰囲気が一気に緊急事態のようになりました．実は回診後に担当研修医から聞いたのですが，彼は「はっきりと拍動していることが見えること自体を頸静脈怒張と呼ぶ」と覚えていたそうです．実は，数日前に一度ベッドサイドで「頸静脈怒張はないねえ…」と確認しながら一緒に所見をとったはずなのに…．よくあることですが，あまり気にも留めていなかったのでしょうか．そういうわけでプレゼンテーションは慢性気管支炎が何らかの原因で悪くなったのか，肺塞栓というemergencyなのか，とりあえず2通りの可能性を頭に置きながら先に進むことになったのです．

頸静脈圧（JVP）が6 cmね．先ほど君は頸静脈怒張があると言ったじゃないか？ JVPというのは45度の傾斜で座ってもらって，頸静脈の拍動が観察できる一番上のところが，胸骨上縁から垂直方向に測って何cmの高さにあるかを見ているんです．4.5cm以下が正常，4.5cmより高いのが右心不全，9 cmより高いのが両心室不全です．これによると，この人は右心不全です．しかし，頸静脈怒張は拍動していないで，べたっと張り出したままの状態を言うんだ．一体どっちかね？

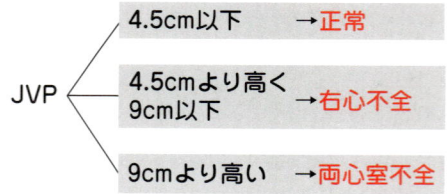

結局ここでは頸静脈怒張の可能性は低いということになり，先に進むことになりました．

君は首をしっかり見たんだね．呼吸器ではこのように必ず首の周りを見なさい．COPDの人はまず，①気管短縮〔short neck（short trachea）〕があるか？ これは甲状軟骨下と胸骨上縁の間のくぼみの長径が2横指未満のことです．②胸鎖乳突筋が発達しているか？ ③吸気時の鎖骨上窩の陥凹があるか？ ④頸静脈が吸気時にcollapse（つぶれる）するか？ を見なさい．そして最初の2つがそろっていたらだいたい$FEV_{1.0}$が700〜1,000mℓです．4つともそろっていたら700mℓ未満です．この人は$FEV_{1.0}$が700〜1,000mℓということです．

COPDの人で見ること

① 気管短縮があるか？
　（甲状軟骨下と胸骨上縁の間のくぼみの長径が2横指未満のこと）
② 胸鎖乳突筋が発達しているか？
③ 吸気時の鎖骨上窩の陥凹があるか？
④ 頸静脈が吸気時にcollapse（つぶれる）するか？

これは沖縄県立中部病院・呼吸器内科グループがベッドサイドでCOPD患者が示す特有な身体所見に注目し，身体異常所見と閉塞性肺機能障害の程度との相関関係を検討・調査してきたデータによります（詳しくは「実践内科診療指針－沖縄県立中部病院－」（徳田安春・宮城征四郎／編，中外医学社）p425～427に記載）．

もう1つ言っておくと，拘束性肺疾患では胸鎖乳突筋の1つ奥で，これにクロスして走っている中斜角筋が発達してきて，摘めたりする．また深呼吸させたときに肺をメジャーで測ると，君達のような健常者だったら普通4cm以上は広がるのに，拘束性肺疾患の人の肺は2cm以上広がらないんです．

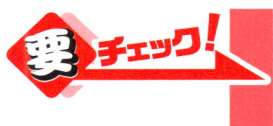
拘束性肺疾患の特徴
・中斜角筋が発達し，摘めることがある．
・深呼吸で肺が2cm以上広がらない（健常者は4cm以上）

浮腫と呼吸不全から血液ガス分析（ABG）の結果を予測しよう！

心音でⅣ音（S4）が聴こえたんですね．高血圧のある人はたいていⅣ音が聴こえるんです．この人は血圧は高くないんですか？ そうでないなら，右心不全からの音じゃないか？ 右室側で聴こえなかったですか？ 右心系のS4は吸気時に増強します．

私も研修医もどこで聴こえたのか？ は意識していなかった…．本当に大切なことなのに…．

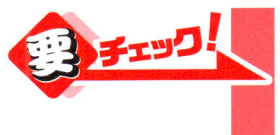
高血圧の人→左室の心筋肥大（＝高血圧性心肥大）→左室の拡張障害→心尖部でS4聴取（低調音なので聴診器は膜型じゃなく，ベル型で聴きましょう！）

心臓では心尖拍動（PMI）の位置を見ないといけない．PMIは調べていないですか？ 見ないといけないです．これは前傾姿勢で座ってもらって，手のひらを胸部に当てて，拍動を一番手のひらに感じる場所がどこかを感じるんです．正常だったら，第4肋間・鎖骨中線より外側に2 cmまでの範囲にあります．PMIがこれより外側にあったら心肥大（cardiomegaly）です．それから心肥大には2つあって，高血圧による壁肥厚からの肥大型（hypertrophy）と拡張型心筋症のような拡張型（dilatation）です．肥大型だったら，PMIが手のひらに吸い付いてくるように感じて，拡張型だったら，PMIが手のひら全体に大きく触れるんです．君達もこれがわかるようにならないといけない．

```
                 第4肋間・鎖骨中線         手のひらに吸い付
                 より外側2cm以内：正常     いてくるような感じ  ：肥大型
PMI <
                 から2cmより外側：心肥大   手のひら全体に
                                          大きく触れる        ：拡張型
```

はい次，四肢にいってみよう．hot handがあって，前脛骨に浮腫（pretibial slow edema）もあったんだね．君達，これはどういうことかわかるか？

ここは動脈血中の炭酸ガス貯留の程度を見ていて，一般にPaCO₂が40mmHgよりもさらに5〜10mmHg以上増えてくると，（炭酸ガスの末梢血管拡張作用から）手のひらが温かくなってきて（=hot hand），15mmHg以上増えてくると四肢の浮腫(edema)が出てきたり，さらには傾眠傾向，発汗，脈圧の増大を伴った高血圧が出てきたりもする．もっと進むと手指の震え(手指振戦＝flapping tremor)が出てきます．それ以上，特にPaCO₂＞65mmHgは尿量低下・乏尿（oliguria）が起きてくると言われている．さらに進むと尿閉になってしまい，これをrenal shut downと呼んでいます．また乏尿はPaO₂＜40mmHgという低酸素でも起こります．詳細はもうちょっとあとで説明します．

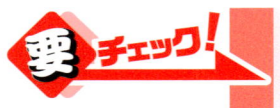炭酸ガス貯留に伴う身体所見：hot hand →（下肢の）edema，傾眠傾向，flapping tremor → urinary output ↓（覚える！）

この人はもともと呼吸不全があって全身がむくんできたのだが，この機序を少しだけ言っておこう．腎臓の糸球体は主に腎皮質にあることは知っているだろう？ 糸球体への血流が落ちてくると，糸球体濾過量（GFR）が少なくなってNaの貯留と尿量低下から浮腫の発生を促進するんです．逆にGFRが増えると，Naの喪失と尿量も増えてそうはならない．ここで呼吸不全が原因でCO₂がたまったり，心不全になると，腎皮質から腎髄質への血流の再分布が

起こると言われていて，全身浮腫が出てくると言われている．その限界点が $PaCO_2 > 65mmHg$ です．また低酸素でも全身浮腫が出てくるのだが，この場合は $PaO_2 < 40mmHg$ で低酸素の腎動脈れん縮作用が出てきて尿量が減ってむくんでくる．もう1つ，はっきりした機序はここでは触れないが，仮に PaO_2 が 40mmHg を切ってなくても，$PaO_2 < 60mmHg$ で酸素の肺動脈れん縮作用が出てきて，これに CO_2 の貯留が加わると，仮に $PaCO_2$ が 65mmHg まで上がっていなくても酸素と炭酸ガスの相乗効果で全身浮腫が出てくるんです．さあ，この人はこの3つのどれか，動脈血液ガス分析（ABG）を聞くのが楽しみだ．君達，こうして身体所見を取りながら臨床は楽しまないといけないんだよ．

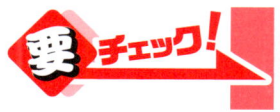 呼吸不全と浮腫：① $PaO_2 < 40mmHg$ or ② $PaCO_2 > 65mmHg$ or ③ $PaO_2 < 60mmHg$ かつ CO_2 がやや貯留

やはり SAS も疑わしい？

 さあ，一通りプレゼンテーションしてもらったが，ここでまず何の検査がほしい？

 え〜，動脈血液ガス分析（ABG）ですか？

 そうだ，それを見てみたい．君達のとった所見が正しいかどうかだ．

 来院時，呼吸数 54 回，room air の条件で，pH 7.426，pCO_2 45.6mmHg，pO_2 44.4mmHg，HCO_3 29.3mmHg，SpO_2 81.2％です．

 そうだろう．そんなものでしょう．まあ，もう少し炭酸ガスがたまっているかと予想したが….ところで，ここで覚えておきなさい．2型呼吸不全（type 2 respiratory failure）になる疾患ベスト5は何か？ 1番目 結核後遺症（Post Tb），2番目 慢性気管支炎（chronic bronchitis），3番目 睡眠時無呼吸症候群（SAS），4番目 胸郭変形，5番目 神経・筋疾患です．

2型呼吸不全になる疾患ベスト5
1. 結核後遺症
2. 慢性気管支炎
3. 睡眠時無呼吸症候群
4. 胸郭変形
5. 神経・筋疾患

さあ，ここでこの人の体型はどんな感じだったか？

え〜っと，身長と体重は覚えてないんですが，背が低くてやや太っています．

そうか．この人が肺塞栓じゃないとしたら，SASかもしれないな．いびきをかくかどうか周りの人に聞いてみたか？

いいえ．

聞かなくちゃいかんよ…．じゃあ，その次，どんな検査が必要か？

心電図ですか？

心電図を見てみよう．肺塞栓の心電図ではないなあ．この人は肺気腫ではないが，肺気腫の典型的な心電図はどんなのか知っていますか？ 覚えておきなさい．まず，Ⅰ誘導でQRS complexがflat，次にⅡ・Ⅲ・aV_FでP波が2mV以上高く，最後にaV_LでP波が陰転化する．

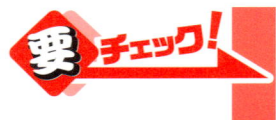

肺気腫の典型的な心電図
- Ⅰ誘導でQRS complexがflat
- Ⅱ，Ⅲ，aV_FでP波が2 mV以上高い
- aV_LでP波が陰転化する

この人はⅠ誘導でQRS complexがやや平らで，ⅡでP波がやや高いが，それ以外は満たしていないから，典型的じゃないなあ．さあ，次の検査は？

胸部X線写真です．

見てみよう（図）．肺うっ血があるなあ…．教科書的には右心不全では肺うっ血は生じないとあるが，実際に臨床では右心不全になって全身浮腫になる場合，その水の一部が肺にたまることが多いんです．それでは誰か，この問診と身体所見と検査からプロブレムと思われるものを囲みなさい．

ここで研修医の1人が，次のように囲んだ．

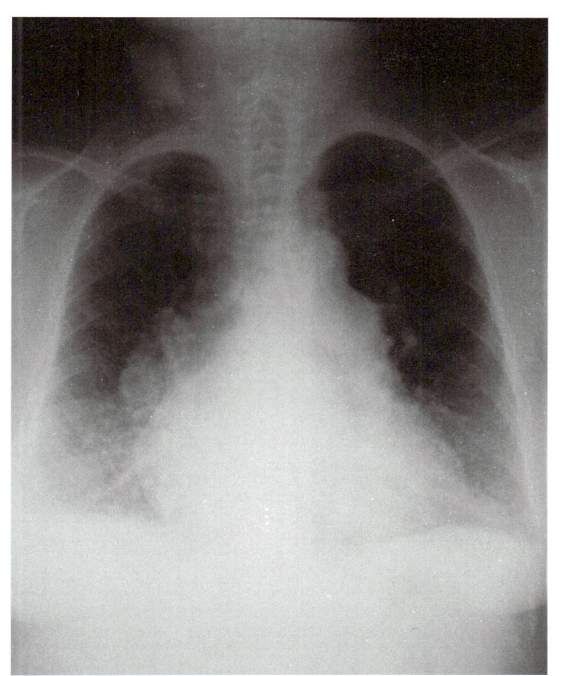
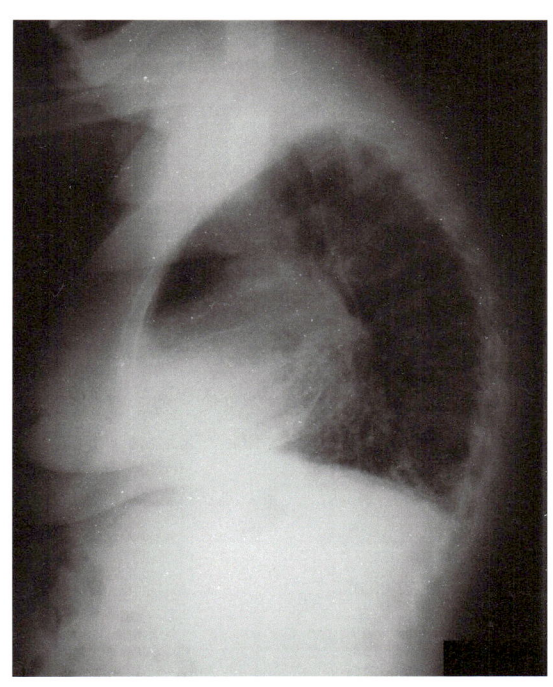

図　胸部X線写真：正面（左）と側面（右）

症例のレジメ （○は問題点）

54歳　女性　　　　　　　　　① 体型：やや小太り？

主　訴　（入院約2週間前から増悪する）労作時呼吸苦 と 全身浮腫
　　　　　　　　　　　　　　②　　　　　　　　　③

既往歴

④ ＊COPD（特に慢性気管支炎型）：
　　　　　　　　　　　　　　　　⑤
　　約3年前から当院外来フォロー．在宅酸素療法を導入されるも
　⑥ 日中は自己判断で酸素を外していることが多く（＝compliance
　　不良），夜間と睡眠時に2ℓ/分 使用していた

⑦ ＊慢性右心不全：利尿剤処方されている

⑧ ＊日ごろは Hugh-Jones Ⅱ度程度（＝階段の昇降が健康人なみにできない）

現病歴

＊入院約2週間前から労作時呼吸苦を感じ，次第に日常生活動作でも息切れが始
　まった（Hugh-Jones Ⅳ～Ⅴ度）⑨

＊入院数日前から手足・顔の浮腫（＝全身浮腫）が目立ち始めたことから，家族
　に勧められて当院外来受診

身体所見

来院時：血圧 122/74，体温 36.9℃，心拍数 97，呼吸数 54，SpO₂ 75%（room air） ⑩
顔貌：浮腫（全体にむくんでいる．眼窩全周性の浮腫が目立つ） ⑪
頸部：頸静脈怒張（＋）？ ⑫
　　　頸静脈圧＝ 6 cm ⑬
　　　気管短縮（＋），吸気時の鎖骨上窩の陥凹（＋），
　　　胸鎖乳突筋の活動性亢進・肥大（＋）， ⑭
　　　呼気時に怒張し吸気時に虚脱する頸静脈の動き（－）
胸部：樽状胸郭（＋） ⑮
　　　喘鳴（－），ラ音（－） ⑯
心臓：リズム整，S3（－），S4（＋）
腹部：軟，肥満，波動（－），肝腫大（－）
　　　腸音－正常（亢進・減弱なし）
四肢：hot hand（＋），前脛骨部 slow edema －Ⅰ度 ⑰
　　　ばち指（－），手指振戦（－）
動脈血液ガス分析：呼吸数 54回，room air にて
　　　　　　　　　pH7.426，pCO₂ 45.6mmHg，pO₂ 44.4mmHg， ⑱
　　　　　　　　　HCO₃ 29.3mmHg，SpO₂ 81.2％

＊担当研修医は「頸静脈怒張はあります」と発表していたため，
　ここ所見はレジメと違って，板書では（＋）となっていた．

ここで1つにまとめられるプロブレムはまとめていき，Problem list を作成し，以下のものが
とりあえずできました．

Problem list

#1　既往歴（慢性気管支炎/HOT/compliance 不良/慢性右心不全）：④ ⑤ ⑥ ⑦ ⑬ ⑭ ⑮ ⑯
#2　2型呼吸不全：⑰ ⑱
#3　亜急性全身浮腫：③ ⑪
#4　慢性的な労作時呼吸苦の急性憎悪：② ⑧ ⑨
#5　体型が小太り：①
#6　バイタルサインの異常：⑩ ⑫？
#7　頸静脈怒張？：⑫
#8　低栄養？：⑪

さあ，君達，ここでこの人のストーリーを作ってみなさい．何だと思うか？ 僕はSASが今回
の原因じゃないかと思ってるんだが，実際に患者さんを見てみないとわからない．それじゃ
あベッドサイドに行ってみよう．

ベッドサイドにて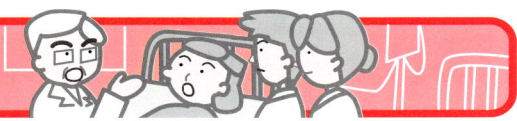

 ほ〜，もうほとんど浮腫はないね．呼吸も落ち着いている．まずは首を見てみましょう．この人に頸静脈怒張はないです．ふんふん，頸静脈の拍動を見なさい．収縮期に頸静脈が浮き上がってきている．要するにC波とV波が結合しているんです．**右心不全があって，mean（平均）の肺動脈圧が30mmHg以上になってきて三尖弁閉鎖不全（TR）を合併していると，このように頸静脈波形が変化するんです**．これをCV waveと呼んでいる．この人のエコー所見を見せてください．

担当研修医は把握していなかったのか，手元のカルテを開いた….

 ほ〜ら，見てみなさい．右室収縮期圧（RVSP）が40〜45mmHgで，mild TRと書いてある．

 このCV waveというのは，頸静脈圧がTRがあるために，むしろ収縮期に高くなり（逆転現象），その結果形成される頸静脈波形の変化を言います．要するに頸静脈波形中のV波が収縮期に浮き上がってくるためにC波とV波が融合してできた波形をCV waveと呼んでいます（下図参照）．これは"Essentials of Bedside Cardiology : 2nd ed.（Jules Constant／著, Humana Press）"のp83〜85に詳しく記載されています．

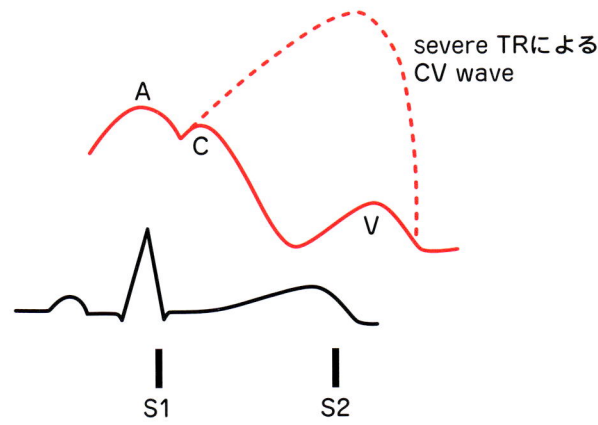

 今はそんなに浮腫はないなあ．低栄養による浮腫じゃなかったんじゃないか…．それに呼吸も落ち着いているじゃないか．どういう治療をしたのか？

Case1 その浮腫，緊急事態かも　23

え〜っと，日中もちゃんと経鼻酸素をつけてもらいました．それと少しだけ利尿剤を使いました．もう今は使ってませんけど．

 そうか…．この人に肺塞栓はおそらくないでしょう．まあ，D-ダイマーは出してチェックしておきなさい．この人はひょっとして，在宅酸素をきちっとしてなかったのが原因かもしれんな．最初のバイタルで呼吸数が54回，SpO_2 75%と言っていたが，本当かい？？？…．う〜ん…，ちゃんと測ってたのかわからんが，もしそうだとしたら慢性右心不全が急性に増悪したために一時呼吸数が上がったのかもしれん….

 （患者さんの方に向いて）それから，おうちの人にいびきをよくかいていると言われたことないですか？

 一人暮らしだからわかりません．

 SASもあるかもしれないなあ．

 （再度患者さんの方に向いて）もう1つお聞きしますが，最近暖かくなってから，梅干がおいしくなかったですか？

 はい，入院する1カ月くらい前から梅干を毎日何個も食べるようになりました．最近おいしいです（笑）….

 これも原因だなあ．肺性心（cor pulmonale）の人は心房性Na利尿ペプチド（ANP）の腎臓での作用がブロックされていると言われている．だからこういう人が塩分を普段よりも多く取っていると，すぐに浮腫が出現するんだよ．梅干というのは結構塩分があるんだ．梅干1個で塩分2gと覚えなさい．

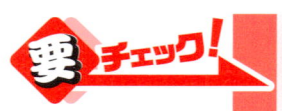 梅干1個≒塩分2g

ここで回診が終了しました．実際に患者さんを診て，この人の今回の主訴の原因は以下にまとめられました．

回診後のまとめ

* COPD（特に慢性気管支炎型）→在宅酸素療法をきちんと行っていなかった．
* 塩分過剰摂取
* s/o 睡眠時無呼吸症候群
* r/o 肺塞栓

s/o：〜の疑い，r/o：〜の除外

初回の教育回診にしてはやや難しかったと思いますが，研修医の先生方はこの症例から「問診と身体所見，そして診断のために必要な最小限の検査の助けを借りる」ということが一体どんなことなのかを少しは垣間見ることができたのではないでしょうか．そういう意味では結果的にはよかったと思います．

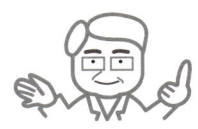

Dr宮城の 覚えておきなさい！

- 主訴は必ず入院日を基準にした時間を入れて表現する
- "40-50-60/70-80-90" rule と 55mmHg＝88％，27mmHg＝50％を覚える
- fast edema と slow edema の違い
- COPD か拘束性肺疾患を疑えば首の所見が大切！
- 肥満患者には必ずいびきの有無を聞く
- 右心不全や肺性心では必ず CV wave の有無を確認する
- 梅干1個で塩分2g

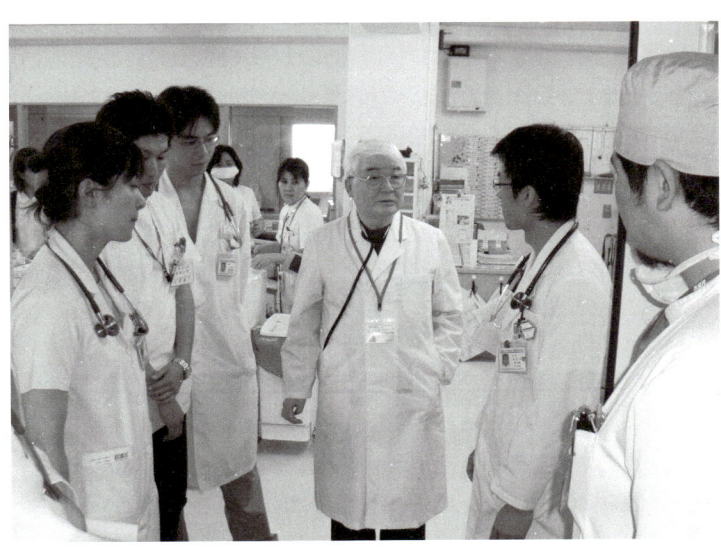

Case 2

痛みに"きく"10カ条
左側胸部〜背部痛（30歳　男性）

　まだ研修医生活も始まって1カ月弱の頃ですから，患者さんを前にしてのROS（＝review of system）をもとにした問診と身体所見のとり方を，毎日，実践して体で覚えている時期でした．しかし，これが今後の医師人生の大きな基盤になるんです．今回は30歳，男性が「入院の17日前から自覚する左側胸部〜背部痛」を訴えて来られた症例ですが，検査前に，問診と身体所見の段階でもうすでに診断はついてしまっているんです．皆さんはわかるでしょうか？　それでは一緒に回診に参加してみましょう．

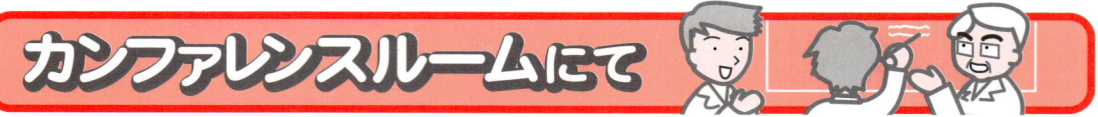

症例のレジメ

30歳　男性

主訴　入院17日前からの左側胸部〜背部痛

既往歴
特記事項なし

職業
ファーストフード店員

結婚歴
既婚

現病歴
* 入院20日前から軽い全身倦怠感と微熱
* 入院17日前に，（ソフトボール後に）左側胸部〜左背部にかけて呼吸によって増悪する捻られるような痛み（10/10）を自覚し，当院外来受診．このときは熱なく，バイタル安定しており，胸部X線写真上，明らかな陰影がないとのことで，「筋肉痛」と診断され，帰宅
* しかし，その後シップを張っても呼吸によって増悪する5/10の痛みが持続．ただし咳（−），痰（−）

＊入院前日，発熱（39℃以上），痛みも再度 10/10 に増悪し，当院を再度受診．このときは「感冒」と診断され，感冒薬処方され帰宅
＊しかし，症状改善しないため，再度（3度目），翌日当院受診．軽い乾性咳あり

身体所見

身長 170cm，体重 95kg（BMI 33）
入院時：血圧 130 / 80，体温 39.3℃，心拍数 130，呼吸数 28
意識レベル：清明

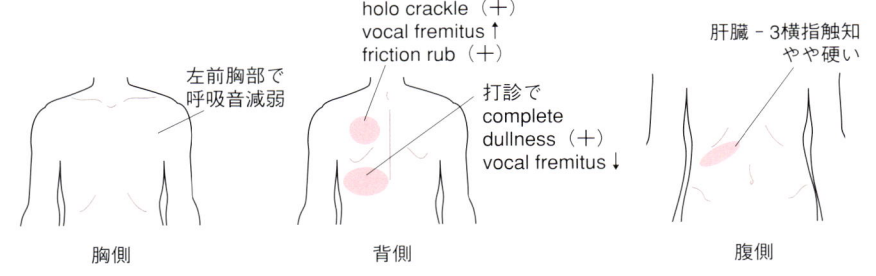

痛みで必ず聞く 10 項目

 この人は 17 日前からの痛みを主訴に来院しているようだが，**痛みは必ず 10 項目を聞かないといけない**です．これは県立中部病院の元研修医で，ハワイ大学で内科研修していた岸本君が書いた「米国式症例プレゼンテーションが劇的に上手くなる方法」（岸本暢将／編著，羊土社）にも書かれているから読んでおきなさい．

 （著者より一言）「米国式症例プレゼンテーションが劇的に上手くなる方法」のp18〜20に「痛みの10カ条」と称して聞くべき10項目がこんな感じで書かれている．
①場所（location）：どこが痛いのか？
②発症時間とその持続時間（time&duration）：いつ始まって，どのくらい続いているか？
③発症のしかた（onset）：突然に？ 急に？ 徐々に？
④特徴（character）：どんな感じの痛みか？
⑤強さ（intensity）：10は今までの人生で最高の痛みとして1〜10のスケールでいくつか？
⑥重大度（severity）：その痛みで寝れたか？ 歩けたか？
⑦放散痛（radiation）：どこか他の場所も痛かったか？
⑧増悪因子（exacerbating factor）：何をしたら痛みがひどくなるか？

> ⑨寛解因子（relieving factor）：何をしたら痛みが楽になるか？
> ⑩関連因子（associating factor）：痛みと一緒に何か症状はあるか？
> 今回担当研修医はこの10項目を聞いていなかったが，すべて聞くことを癖にしていきたいものです．

  それでこの痛みは **呼吸したら痛くなるということは，胸膜痛（pleuritic pain）ということです．すなわちこの人には少なくとも胸膜炎（pleuritis）があるということです**．呼吸で使う筋肉と，ソフトボールなどの運動で使う筋肉は違うわけだから，呼吸したら痛くなるのに「筋肉痛」と診断するのはおかしいです．もしそんなことがあるとすればよっぽどの筋肉痛です．

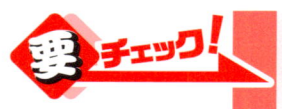 増悪因子が深呼吸の痛み＝胸膜痛→胸膜炎になっている！

  この人の体格はBMIが33なんだろう？ BMIが30超えたら，結構な肥満です．そういう人の場合は必ず同居人に，寝ているときのいびきの有無を聞くんです．なぜだかわかりますか？ SASの可能性があるからです．聞きましたか？

  いいえ…．

 やはりこういうことは日常診療では反射的に頭に浮かぶようでないといけませんね．

  次バイタルサインいってみよう．体温が39.3℃，心拍数が130ですか．これは普通ですか？ **普通，体温が0.55℃上がったら，心拍数は分時10上がる**んです．この人の普段の体温を36.5℃としたら，それよりも約3℃上がっているから心拍数は普段より60くらい増えているのは正常の範囲内です．普段の心拍数を70としたらこの人は130くらいまでは計算上OKということです．ちょうど130回ですか．正常範囲内でしょう．次，呼吸数は28回ですか．普通大人で30回を超えてきたら敗血症を疑う程の異常です．
　ここでついでに6つの **危険な熱（severe high fever）の特徴** を言っておくから覚えておきなさい．
　　① shaking chill（悪寒戦慄）がある場合
　　② 呼吸数（RR）＞30回／分の場合
　　③ SpO_2 の低下
　　④ ABGで代謝性アシドーシス（metabolic acidosis）
　　⑤ 乏尿
　　⑥ 意識レベルの変化（たいていは低下）

これらは全部敗血症（sepsis）の徴候を現しているんです．敗血症はそうなる前に徴候を見つけて治療をスタートするのがポイントで，最初の2時間で勝負が決まる．一端敗血症性ショック（septic shock）になってから治療をスタートしたときの死亡率は40〜60％とも言われている．だから**医療の原則はいつでも「先手必勝」！いつも最悪になった場合を想定して，先手をうっていくんです**．出てきた事柄のあとを追いかけ始めると厄介なんだ…．まあ，あとでABGも聞かせてもらうが，この人はバイタルサインを見る限り，仮に菌血症になっていたとしても，敗血症にはなっていないです．ひと安心です．

敗血症はいつも下記の経過をたどる！
呼吸性アルカローシス（respiratory alkalosis）
↓
代謝性アシドーシス（metabolic acidosis）

 発熱時は体内でカテコラミンの分泌が増えるので，このカテコラミンの作用で心拍数が上昇する．しかし，カテコラミンには呼吸数を上昇させる作用がほとんどないから，それほど呼吸数は増えない．ところが**エンドトキシンには呼吸数を上昇させる作用がある**ので，発熱患者で呼吸数が30回以上あればおかしいと思わないといけないんです．だから夜中に当直していて病棟から「体温39℃で呼吸数20回です」と言ってコールされるのと，「体温39℃で呼吸数40回です」と言われるのでは緊急性が全く違うわけです．呼吸数40回なんて言われたら，君達，病棟まですっ飛んで行かんといけませんよ．だから呼吸数をちゃんと計っている病院とそうでない病院では診療のレベルが違うんです．

打診，聴診で疾患を絞る

 身体所見にいってみよう．君は胸部の診察をしっかり行っているようだが，**診察の順序**は知ってるか？ これは他の場所を診察する場合でも一緒で，基本だから覚えておきなさい．まず最初に**視診（inspection）**．変形はないか？ 呼吸運動を見て左右差はないか？ もしも片側に胸水がたまっていたりするとその側の動きが鈍くなっている．次に**打診（percussion）**，そして最後に**聴診（auscultation）**だよ．胸部の打診の仕方だが，右利きだったら，左手の中指を胸壁に当てて，右手の人差し指と中指で手首のスナップを利かせて左中指の第一関節を叩くんです．そして左中指の指腹に胸壁から返ってくる波動を感じるんです．この波動が完全に鉛のように感じる場合をcomplete dullnessといってそこに水があることを示唆している．また鉛ほどのdull（鈍さ）でなくて中途半端だったらincomplete dullnessと言って，そこに腫瘍などのmass（塊）や肺炎（pneumonia）などの炎症（inflammation）があるということを示唆している．この人は左肩甲骨よりも下部を叩いたらcomplete dullnessだったということかい．君のとった所見が正しかったら，そこは水です．

vocal fremitus というのは聴診器を胸壁に当てておいて，患者さんに低い声で「ひと〜つ・ひと〜つ」と何度も発音してもらって，その響きを聴くわけです．響きがよりはっきり聴こえたらそこには肺炎による consolidation（肺の硬化）があるということです．反対に減弱したら，どういうのがあるかというと，無気肺，胸水，胸膜肥厚，気胸，腫瘍の浸潤，それから本当に胸壁が分厚い人などです．tactile fremitus というのもあって，両手を胸壁に当ててその響きを感じ取るもので原理は基本的に同じです．さらにもう 1 つ egophony というのもある．これは「ヤギの鳴き声のような響き」という意味なんだが，「アー」と発音してもらったら，肺炎のあるところでは「イー」と聴こえることです．

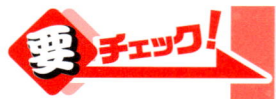

vocal fremitus：聴診器を胸壁に当てたら「ひと〜つ・ひと〜つ」と何度も発音してもらい，その響きを聴く
tactile fremitus：両手を胸壁に当ててその響きを感じ取る
egophony：「アー」と発音してもらったら，肺炎のあるところでは「イー」と聴こえること

 この声音伝導に関する説明は，いろんな本に書かれているとは思いますが，私のお勧めは "BATE'S Guide To Physical Examination and History Taking（9th ed.）（Lynn S. Bickley ら／著，Lippincott Williams & Wilkins）" で，わかりやすく書かれています．

 聴診所見は，holo crackle が左肩甲骨のところで聴こえたんだな．holo というのは全吸気時間でぱちぱちとラ音が聴こえているということです．これは肺胞性病変があるときに聴こえて，普通は次の 2 通りの可能性しかないんです．細菌性肺炎（bacterial pneumonia）か心不全です．ほかに early-to-mid crackle というのは吸気時間の初めから半ばまで聴こえたら吸気末で聴こえなくなるラ音で air way（気道）に病変があるときに聴こえる．もう 1 つ，late crackle というのは吸気の初めには聴こえなくても，途中から聴こえてきて最後まで聴こえるラ音で，間質に病変があるときに聴こえる．

	聴こえ方	考えられる病態
holo crackle	全吸気時間でぱちぱちとラ音	肺胞性病変（細菌性肺炎，心不全，肺胞出血）
early-to-mid crackle	吸気時間の初めから半ばまで聴こえ，吸気末でなくなるラ音	気道に病変（気管支拡張症，急性／慢性気管支炎）
late crackle	吸気の途中から最後まで聴こえるラ音	間質に病変〔間質性肺炎，異型性肺炎（マイコプラズマなど），細菌性肺炎の回復期や治癒後〕

肺音の分類についてはどのテキストを読んでも異なった記載がされていて，いまだに標準化はされていないようだが，私が県立中部病院で学んだ宮城先生の（ラ音の聴こえる相による）分類が病態をよく表していてもっとも便利だと思い，いつも実践しています．これは「感染症レジデントマニュアル」（藤本卓司／著，医学書院）p79～82にも詳しくまとめられています．

もう1つ言っておこう．細菌性肺炎が治療に反応してよくなってきたらラ音がholo→early-to-mid→late crackleと変化するんです．だから毎日聴診しなさい．胸部X線写真を撮る前から，聴診した音で今肺炎がどの段階にきているか，すでにわかるんです．

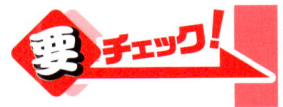
細菌性肺炎の治療に伴う音の変化：holo crackle（急性期）→ early-to-mid crackle → late crackle（回復期）→ 消失

もう1つ **friction rub というのは胸膜摩擦音で，吸気・呼気両方で「ずっずっずっ」と擦れるような，きしむ音で，これが聴こえたら胸膜炎があるということです．** 他の胸部の所見をあわせて考えると，左肩甲骨の辺りに細菌性肺炎があってその下には胸水（pleural effusion）がたまっている．すなわち膿胸（empyema）でしょう．それとこの肺炎は胸膜まで巻き込んでいて胸膜炎も合併しているということです．起炎菌は *streptococcus*（溶連菌）か *anaerobe*（嫌気性菌）のどちらかです．これについては後で触れよう．

腹部所見で肝臓が3横指触知できて，その性状がやや硬いということだが，この人に肥満があることから考えて一番考えられるのは脂肪肝です．まあ，あとでGOT，GPTを見てみよう．

肝腫大があって表面がごつごつしてない場合は肝硬変（cirrhosis），肝炎（hepatitis），静脈うっ血（venous congestion）などが考えられる．ごつごつしてたら悪性腫瘍（malignancy）の可能性もあります．こうしたことはやっぱり "BATE'S Guide To Physical Examination and History Taking（9th ed.）（Lynn S. Bickley／著，Lippincott Williams & Wilkins）" に詳しいです．

細菌性肺炎＆膿胸のストーリーを組み立てる

それではABGを教えてください．

呼吸数28回，room airの条件でpH 7.454，pCO$_2$ 36.7mmHg，pO$_2$ 58.7mmHg，HCO$_3$ 25.2mmHg，SpO$_2$ 91.8％です．

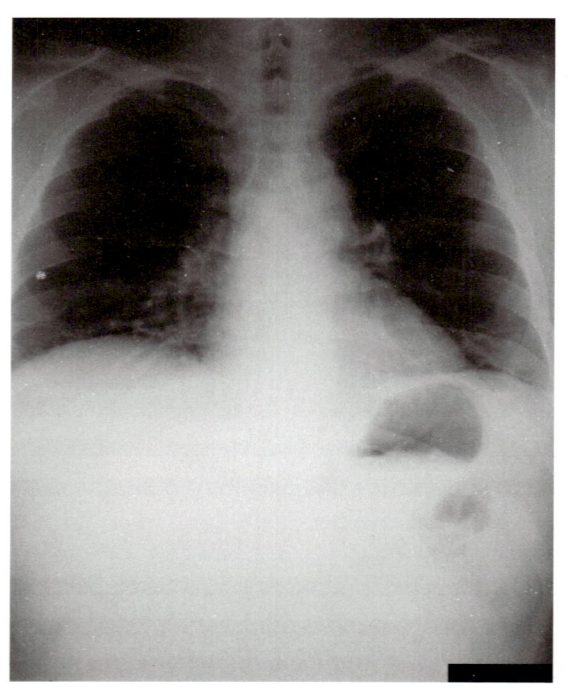 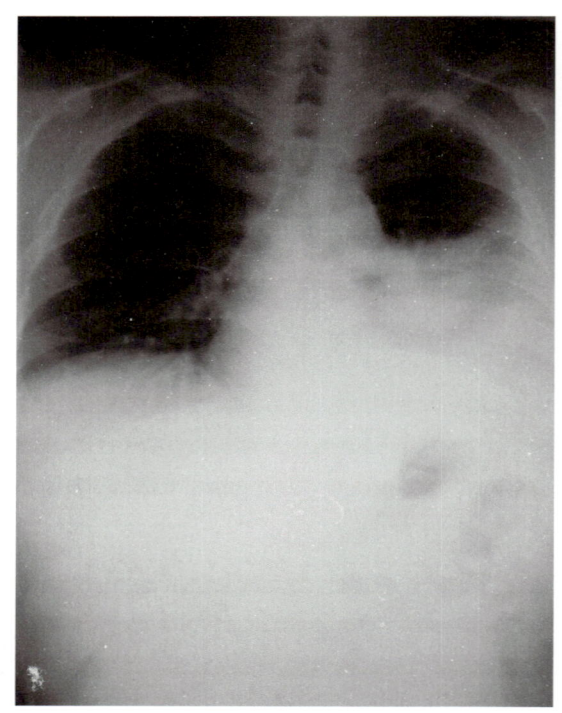

図　胸部X線写真：入院17日前（左）と入院日（右）

 呼吸数がやや多くて，SpO₂がやや低めではあるが，代謝性アシドーシスにはなっていない．さきほど言ったように，まあ，敗血症性ショックの様なemergencyではないです．

 はい，次，胸部X線写真見てみよう…（図）．この人の胸部X線写真で何がおかしいか誰かわかりますか？ **正常の人は，左の横隔膜が右の横隔膜よりも2横指低い位置にあるんです．また横隔膜の厚さは非常に薄いんです．** 横隔膜の位置だが，これは胃泡の位置から推察できます．しかし，この人は一番最初の外来受診時にすでに，胸部X線写真で左の横隔膜が上に上がっていて，さらに横隔膜下の胃泡と横隔膜の間のスペースが1 cm弱ほどの厚みを帯びている．これは左横隔膜にすでに炎症があって，このときからすでにここに膿瘍を形成していた可能性が高いことを示唆している．この人の最初の症状が咳でなく，呼吸時の痛みであったことからも，肺炎でなく，膿瘍の形成が先だったことが伺える．もう1つ見られる所見は，この胸部X線写真で左CPA（肋骨・横隔膜角）がすでにdullになっていて，ここに膿瘍があるわけです．

 起炎菌はさっき言ったように，*streptococcus*か*anaerobe*です．まず*streptococcus*と考えられる理由は，この菌は（subpleural airspaceに侵襲し，）胸膜を貫いて進行していく特徴をもっていて，最終的に腹腔内まで進んでいくことが多い．だから腹膜刺激症状を伴った腹痛を主

訴に来院して，外科医によって開腹されて，何もなくて，胸写を撮ったら膿胸（streptococcal empyema）が見つかることもある．県立中部病院でも過去に数例そういう症例があったんだよ．この人は菌が胸膜を貫いていって横隔膜まで達して，そこでまず膿胸を形成したstoryが考えられるわけです．今度は*anaerobe*と考えられる理由だが，経過が20日と比較的長く，insidious（潜伏性）なことです．*streptococcus*だと普通はもっと経過が短く急性です．この人の口腔内衛生（oral hygiene）を聞きましたか？　虫歯があるんじゃないのか？　そうだとしたら，*anaerobe*の可能性が高いです．それから，anaerobic infection（嫌気性菌感染）がある人の口は非常に臭うんです．その人がいる部屋に入っただけで部屋全体がプ〜ンと臭っていることがあって，もうそれだけで診断がついてしまう．ただし，必ず臭うわけではなくてanaerobic infectionの50％は臭わない．だから胸水の培養を出す必要があるんです．ただし，検体は血液培養ボトルに入れないといかんよ．

血液培養ボトルには嫌気ボトルがあって，*anaerobe*の培養が可能だから，胸水培養は必ず血液培養ボトルに入れるわけです！

あ，この人は以前から虫歯がたくさんあるけど，治療してないと言ってました．

ほらほらそうだろう…．歯科口腔外科にコンサルトです．しかし，虫歯がそんなに多いのにハンバーガーを作っているのかね．う〜ん…，まあいいだろう．

そうなんですよ…．それに結婚もしています…．

まあ，それはいいでしょう．これくらいにして．

それではCBC（血算）とCRP（C反応性蛋白質）くらいは見ておこう．

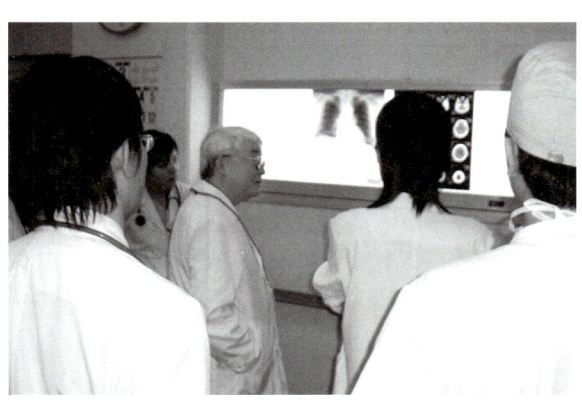

WBC（白血球数）が14,100で，CRPは33.0でした．

 結構な炎症反応だねえ…．まあ大人は子供ほどCRPに反映しにくいんだが，CRP＞12なら細菌感染を示唆します．ウイルス感染なら普通ここまでは上がらない．ただし，インフルエンザ・ウイルスは例外です．

 GOT/GPTはいくらですか？

 81/172です．

 そうでしょう．脂肪肝の上がり方です．

 ところで胸水穿刺（tap）はしましたか？ 胸水穿刺はcomplete dullnessのところを刺せば，100％胸水穿刺できる．これができればエコーはいらないんです．

 私はいつも怖くてエコーで必ず確認してしまうのだが，まず打診でcomplete dullnessを見当つけておいて，その後エコーで確認し，いつも打診技能のレベルアップに励んでいます．1回でもcomplete dulleness を経験したら，誰でも次からはわかると思います．

 胸水穿刺した胸水のpHが7.2未満だったら膿胸で，chest tubeの適応です．chest tubeを入れてドレナージする場合，urokinaseかstreptokinaseを入れた方が，溶けてtubeからよく出てくる場合もある．

 それではもうほとんど診断はわかってしまっているが，この病歴と所見からプロブレムと思われるものに丸をつけて，それからまとめてくくっていきなさい．

そうすると研修医は次のように丸をつけ，Problem listを作った．

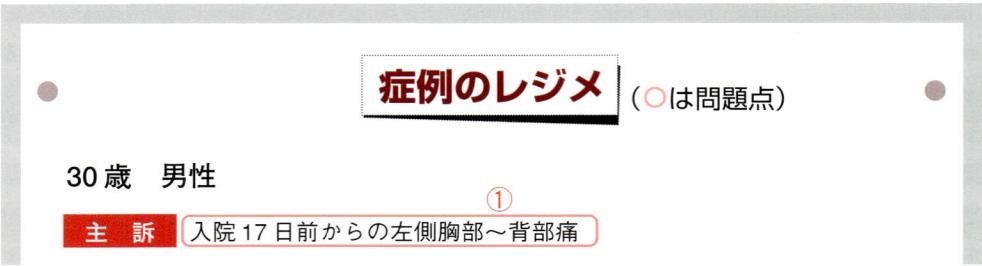

既往歴
特記事項なし

職業
ファーストフード店員

結婚歴
既婚

現病歴
② *入院20日前から軽い全身倦怠感と微熱
③ *入院17日前に，（ソフトボール後に）左側胸部〜左背部にかけて呼吸によって増悪する捻られるような痛み（10/10）を自覚し，当院外来受診．このときは熱なく，バイタル安定しており，胸部X線写真上，明らかな陰影がないとのことで，「筋肉痛」と診断され，帰宅
*しかし，その後シップを張っても呼吸によって増悪する5/10の痛みが持続．④ ただし咳（−），痰（−）
⑤ *入院前日，発熱（39℃以上），痛みも再度10/10に増悪し，当院を再度受診．このときは「感冒」と診断され，感冒薬処方され帰宅
*しかし，症状改善しないため，再度（3度目），翌日当院受診．⑥ 軽い乾性咳あり

身体所見
身長170cm，体重95kg ⑦（BMI 33）
⑧ 入院時：血圧130/80，体温39.3℃，心拍数130，呼吸数28
意識レベル：清明

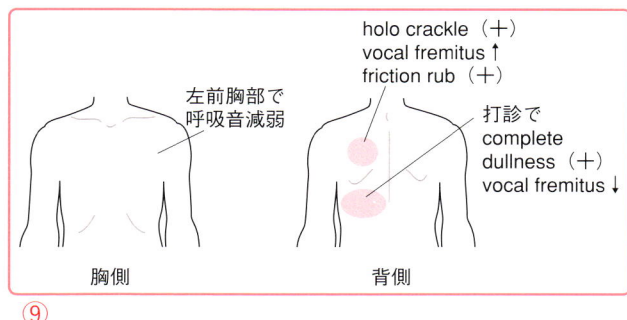
⑨
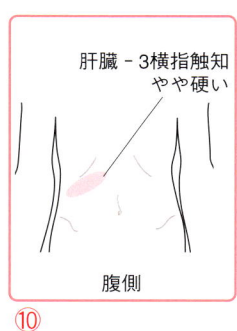
⑩

⑪ 口腔内：虫歯多い

検査値
⑫ WBC 14,100，CRP 33.0
⑬ GOT/GPT＝81/172

Problem list

\#1 呼吸で増悪する左側胸部痛と発熱：①②③④⑤⑥⑧⑨⑫
\#2 肥満：⑦⑩⑬
\#3 口腔内衛生が悪い：⑪

 じゃあ，これから診断は＃1と＃3からs/o 嫌気性菌による膿胸と＃2は脂肪肝でしょう．ところで今，君はこの患者さんに何をしている？ chest tube を入れたのか？

 はい．今，スタッフのY先生がchest tubeを入れようとしているところだと思います．抗生物質はユナシン®を使っています．

 はい．それで十分でしょう．横隔膜よりも上のanaerobic infectionはほとんどペニシリン系抗生物質（PCG，ABPC，ABPC/SBT）に反応するんです．したがってこの人に今回，入院時からユナシン®を使っているのは非常によろしい．ではベッドサイドに行ってみよう．

ベッドサイドにて

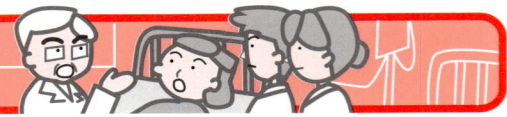

 （患者さんの方を見て）虫歯は多いのかい？

 あ，ええたくさん…．

 虫歯はしっかり治さないといかんよ．放っておくから今回のように肺炎になるんだよ．虫歯もしっかり治してから退院だなあ…．

ここで宮城先生は，病室訪問直前に採取された胸水が試験管に少し残っていたため，手にとって匂いをかいだ．

 腐敗臭はしないが，*anaerobe*の50％は腐敗臭がしないからねえ…．それに経過もinsidiousだから，*anaerobe*が一番考えやすい．

そして宮城先生は，胸郭の呼吸運動の左右差がさほどないのを確認後，聴診器を胸壁に当てて聴診された．

うん，確かに holo crackle です．細菌性肺炎です．ばち指はあるか？（手を見ながら）手にはない．足にはありますか？（足を見ながら）ないです．**1カ月以上経過した膿胸ではばち指が出てくるんです**．この人の膿胸は1カ月以上は経過していないということです．しかし，1カ月以上経過した膿胸でも，chest tube を入れてドレナージが上手くいくと，ばち指が消えてしまうんです．それから**ばち指はまず足から出てくる特徴があって，足の方が sensitivity が高いんです．**だから足の指を見たわけです．面白いだろう．君達，身体所見はうそをつかないから，臨床はいろいろと観察していると本当に面白いんだよ．

回診後のまとめ

＊細菌性肺炎＋膿胸→起因菌候補ナンバーワンは口腔内の嫌気性菌（*anaerobe*）

＊考えられるストーリー：*anaerobe* が経気道的に肺にとぶ→左横隔膜上で引っかかり，そこでまず膿瘍形成→その後，細菌性肺炎の合併

＊肥満，脂肪肝

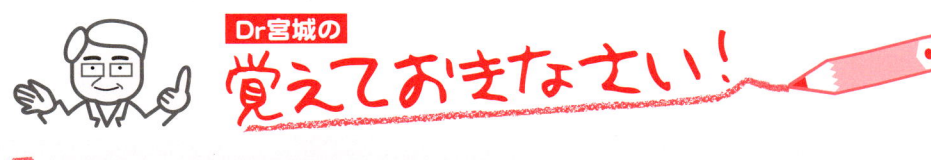

Dr宮城の 覚えておきなさい！

☐ 呼吸性の痛みは胸膜痛（胸膜炎）を示唆

☐ 痛みには必ず10カ条を聞きなさい

☐ 発熱だけで呼吸数30回はありえない

☐ ラ音の種類で病期がわかる！

☐ 1カ月以上経過した膿胸ではばち指出現する．しかしドレナージできれば，ばち指も消失

Case 3

起炎菌の手がかりを見逃すな！

発熱，全身倦怠感および咳（58歳　男性）

　もう少し慣れるのに練習が必要でしょうね…．1年目研修医の先生たちも入職後まだ2カ月弱で，「医学生」から「臨床医」へと一生懸命，頭の中を切り替えていましたね．今回は問診と身体所見でほとんど100％診断がついてしまうんですが，これこそが宮城征四郎先生をはじめ沖縄県立中部病院で引き継がれてきた「離島に一人で行っても診療していけるように！」という私たちの精神ではないかと思いました．症例自体はごく基本的ですから，ここでみっちり診療のエッセンスを覚えていきましょう．それでは始めましょう．

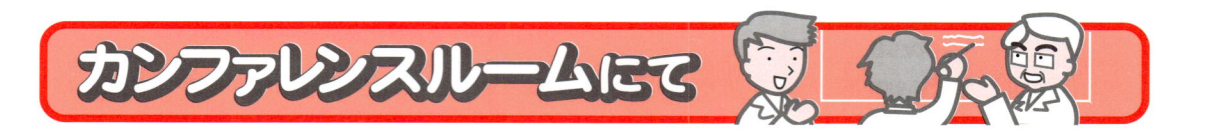

カンファレンスルームにて

症例のレジメ

58歳　男性

主　訴　入院3日前からの発熱，全身倦怠感および咳

既往歴　胆摘

ライフスタイル
* 職業：元市議会議員
* ゴルフが大好きで3カ月前に市議会議員を引退して以来，昼間は毎日のようにゴルフ三昧の生活．食事は外食中心で毎晩寿司などを食べてはお酒を飲み，たまに意識がなくなってそのまま寝てしまうこともあるとのこと
* 喫煙：3箱／日×30年間＝90pack・years
* アルコール：ビール大びん0.5本／日×30年間

現病歴
* 入院3日前から発熱（39℃台），咳，関節痛，全身倦怠感あり
* 入院2日前から寝返りすると左背部に鈍い5/10の痛みを自覚．放散痛なし．体動（寝返り）時に痛みを自覚するも動かなければ痛みなし．呼吸による増悪なし．夜は眠れた．悪心・嘔吐なし．冷汗なし．呼吸苦なし
* 上記症状が持続するために当院受診．痰はあるが出しにくいとのこと

身体所見

来院時，血圧 120/62，体温 38.6℃，心拍数 70，呼吸数 21，SpO_2 89％（room air）
　目：貧血なし／黄疸なし
頸部：気管短縮（−），胸鎖乳突筋の活動性亢進・肥大（−），
　　　吸気時の鎖骨上窩の陥凹（−），
　　　呼気時に怒張し吸気時に虚脱する頸静脈の動き（−），中斜角筋の発達（−）
胸部：左右対称に動く，左中肺野に holo crackle（＋）
背部：

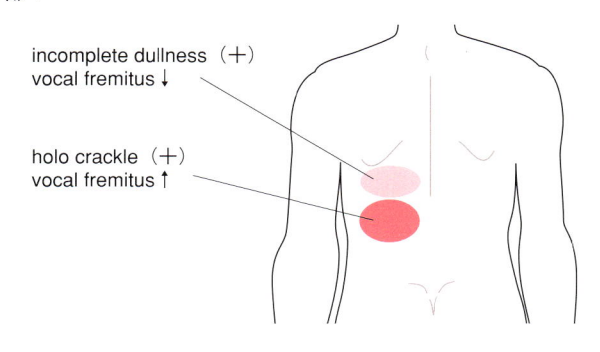

- incomplete dullness（＋）
  vocal fremitus ↓
- holo crackle（＋）
  vocal fremitus ↑

腹部：軟，平坦，肝臓一肋骨弓下に 1.5 横指触知
四肢：hot hand（−），浮腫（−），ばち指（−）

history やバイタルから患者さん像を思い描く

今回は 58 歳，男性で主訴は 3 日前からの発熱・全身倦怠感・咳ですね．嗜好歴は，90 pack・years ですか…．相当のヘビースモーカーです．お酒もかなりです．この人は元市議会議員さんなんだろう？　う〜ん，それにしても多いねえ…．3 カ月前に引退してから，かなり生活が乱れてるんじゃないか．

> （著者より一言）かなりアルコールとタバコを飲まれる中高齢男性が呼吸器感染症を思わせる症状で来院しています．この年齢，性別，嗜好歴だけから何という疾患を思い浮かべたでしょうか？　これこそ問診の力の見せ所です．

2 日前からの左背部痛に関してはよく聞いているねえ．よろしい．この人の痛みは呼吸で増悪しないから胸膜炎（pleuritis）など肺疾患による痛みは考えにくいです．寝返りで増悪する痛みと言うんだね？　左背部の筋肉痛の可能性があるなあ．ゴルフもよくしているんだろう？　ふんふん…．

Case3　起炎菌の手がかりを見逃すな！

はい．次バイタル教えてください．

来院時，血圧120/62，体温38.6℃，心拍数70，呼吸数21回，SpO_2 89％でした．

脈圧が高いねえ．60もある．脈圧が収縮期圧÷2よりも大きい場合，急性だったら心不全で，カテコラミンが多量に分泌されている場合が考えられるが，この人はそれに匹敵する脈圧です．体温が38.6℃だから，平熱を36.5℃としたらそれより約2℃上がっているので，心拍数は平熱時より計算上 2÷0.55×10＝40回は上がっていてもよい（CASE2，参照）．すなわち，平常時心拍数を60〜70程度にすると，（60〜70）＋40＝100〜110回/分までは熱による上昇と考えられる許容範囲です．それ以上になってくると，敗血症（sepsis）などほかの理由が考えられる．だからその原因を探さないといけなくなってくるわけです．この人の心拍数は70回ですから熱による上昇の許容範囲内です．しかしそれにしても熱がこれだけ出ているのに心拍数がたった70回というのは日ごろはもっと少ないということです．それでは一体どういうことが考えられますか？ こんなに脈圧があって心拍数が少ないということは？

….

スポーツ心臓です．この人はかなりのスポーツマンでしょう．ゴルフもしているし．要するに1回の心拍出量が多いということです．

> 私もスポーツ心臓というのはわからなかった…．こうしてhistoryやバイタルからその人の全体像に迫っていく視点はいつも感心させられてしまいます．

熱があったら必ず聞こう shaking chill

SpO_2が89％は悪いです．これはどうしてなのか，あとでこの原因を考えよう．体温が38.6℃ですか．shaking chill（悪寒戦慄）があったか聞きましたか？

はい．shaking chillはなかったそうです．

そうですか．熱があったらこれは絶対に聞かないといけないんです．なぜならshaking chillがあれば，菌血症（bacteremia）になっているので血液培養をとらないといけないからです．それではまずこれを覚えておきなさい．まずchilly sensationは日本語で「寒気」と言われていて「セーターを羽織りたくなる」こと．この場合は血液培養をとる必要はないです．chillは「悪寒」のことで「毛布を何枚かかぶりたくなる」ことと定義されている．この場合は血液培養をとった方がよいと言われている．最後にshaking chillは「悪寒戦慄」と言って「毛

布を何枚かけても歯がガチガチして体の震えが止まらない」状態のことで，血液培養をとらなければいけないと言われている．

	状態	血液培養
chilly sensation「寒気」	セーターを羽織りたくなる	とる必要はない
chill「悪寒」	毛布を何枚かかぶりたくなる	とった方がよい
shaking chill「悪寒戦慄」	毛布を何枚かけても歯がガチガチして体の震えが止まらない	とらなければいけない

それじゃあ，血液培養をとったらどれくらい菌が生えてくるのか，実は以前，沖縄県立中部病院で調べたデータがあるんです．体温38.5℃以上だがshaking chillを伴わなかった場合の血液培養の陽性率は8.8％，ところがshaking chillを伴っている場合の陽性率は33％に上がるんです．ここでshaking chillがあっても33％しか陽性率がないのに血液培養をいちいちとらなければいけないのか？と思うかもしれないが，これは抗生物質が効かなかったときに変更できるように必ずとっておく必要がある．特に肺炎球菌（*Pneumococcus*）は例え喀痰培養で生えてこなくても血液培養には生えてきやすい特徴がある．また嫌気性菌（*anaerobe*）は血液培養が言うまでもなく，とても大切です．ここで血液培養はどういう場合にとるべきなのか（血液培養の適応）を，言っておこう．まず，①体温38.5℃以上でshaking chillを伴う場合，②白血球数（WBC）が12,000以上または4,000未満の場合，③静脈注射（IV）で抗生物質を使う場合．もしIVで抗生物質を使うんだったら血液培養をとるのはglobal standardです．それから，以前言ったが④severe high feverの場合でこれらは敗血症の徴候です．そこでこの人に一体，血液培養は必要なのか？あとで一緒に検討しましょう．

血液培養の適応
①体温38.5℃以上でshaking chillを伴う場合
②白血球数が12,000以上または4,000未満の場合
③静脈注射で抗生物質を使う場合（global standard）
④severe high feverの場合

大切なので前回同様言っておくと，severe high feverと言われる危険な熱は以下の6つです．
　①shaking chillを伴う場合：菌血症になっている
　②呼吸数（RR）＞30回／分の場合：エンドトキシンが呼吸数を上昇させる
　③SpO_2↓
　④動脈血液ガス分析（ABG）で代謝性アシドーシス（＋）
　⑤乏尿
　⑥意識レベルの変化（たいていは低下する）

- それからもう1つ，shaking chillは回数も聞かなくちゃいかんのだよ．なぜなら**菌の種類によって回数が違う**特徴があって，*Pneumococcus*や*Moraxella*は1回，それ以外の菌は複数回であることが多い．この人は何回shaking chillがあったんだ？ ちゃんと聞きましたか？

- …．

> 例えば，特に基礎疾患のない健康な大人が「4日前からの黄色痰を伴う咳と，その間に1回だけshaking chillを伴う発熱」を主訴に来院すれば，この主訴だけから急性呼吸器感染症が最も考えられ，「1回のshaking chillを伴う発熱」から*Pneumococcus*を起炎菌とする菌血症の併発を疑います．というのは他の菌による急性呼吸器感染症では多くの場合，反復するshaking chillを自覚することが多いからです．

- バイタルサインは大切なので，最後にもう1つ教えておこう．急性心不全（acute heart failure）なら一過性に放出されるカテコラミンが末梢血管のα1受容体に作用し，末梢血管が収縮するために血圧が上昇して，心拍数も増加し，さらに脈圧はさほど開かない．慢性心不全（chronic heart failure）なら，経過が慢性だから末梢血管のα1受容体がいつもカテコラミンに暴露されているので，α1受容体のdown regulationが働くために，血圧は上昇しないし，心拍数も増えない．これをcompensated CHFと呼んでいる．一方，呼吸不全（respiratory failure）の場合はどうかというと，この場合もカテコラミンは放出されているのですが，この放出されたカテコラミンが末梢血管のβ2受容体に作用することがわかっている．だから末梢血管は開くために，血圧上昇はなく，脈圧も大きくなる．

> 私が沖縄県立中部病院の救急室でまず最初に教えられたことはバイタルサインでした．いつもまずカルテを開いたときに年齢，性別，主訴とバイタルサインを見て一瞬だけでも間をおいて考えてから，問診と身体所見に入っていく癖をつけると，大きな見逃しや失敗は少なくなります．

細菌性肺炎の疑い！ 原因菌を絞り込む

- 次，身体所見にいってみよう．この人の咽頭を見ましたか？

- はい．見ました．赤かったです．

- 見たんだったら，その所見をどうして言わなかったんだ？ あまり気にしてなかったのかい？ この人のように喫煙者は皆，咽頭が発赤しているんです．感染症でも咽頭は発赤する．じゃあ，どこで区別するのかな？

🧑 ….

👨‍⚕️ **感染症で咽頭が赤くなっている場合は，咽頭痛も伴うんです．**

> 👍 私は正直いいことを聞いたと思った．こんな何気ないところにもいろんな臨床上のヒントが隠されていることが多いんです．

👨‍⚕️ この人の首の回りを見たんだね．まあこの所見から言えることはひどいCOPD（慢性閉塞性肺疾患）はないということです（CASE1，参照）．ゴルフもしているんだから，COPDはないんじゃないか？ どんな体型をしていますか？

🧑 えっと，かなり筋肉質でいい体をしてます．

👨‍⚕️ ふんふん…，この人はかなりのヘビースモーカーだったねえ．しかし，タバコを吸っても4人に1人くらいしか肺がぼろぼろになったり，COPDになったりしないんです．**タバコを吸っても各個人個人で感受性に違いがある**ということです．

👨‍⚕️ 背側から聴診してholo crackleが聴こえるんだね？ ということはそこに**肺胞性の病変，すなわち心不全か細菌性肺炎のどちらかしかない**ということです．まあ，バイタルサインからは血圧も高くないし，頻脈もないから心不全ではない．ということは細菌性肺炎です．そのすぐ上で打診上 incomplete dullness があるということか…．じゃあ，そこは**肺炎による炎症か，何らかのmass（膿など）がある**ということです．holo crackleの聴こえるところでvocal fremitusが亢進しているということは，そこに**肺炎による肺の硬化がある**ということです…．はい，わかりました．この人はおそらく *Klebsiella* による塊状肺炎でしょう．まあ，あとで説明します．

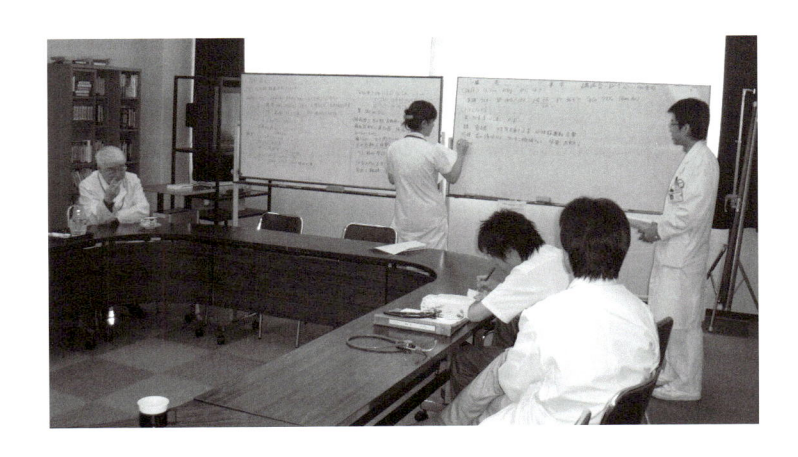

Case3 起炎菌の手がかりを見逃すな！ 43

🧑‍⚕️ 腹部所見いってみよう．

👨 肝臓は約1.5横指くらい触れました．圧痛はありません．

🧑‍⚕️ まあ，お酒もよく飲むし，よく食べるみたいだから，まあ脂肪肝でしょう．

🧑‍⚕️ ほかにどんな所見がありますか？

👨 あのう，最初は痰をなかなか出してくれなかったんですが，しばらくして茶褐色の喀痰を出してくれました．

🧑‍⚕️ ふんふん．**痰の色は信用できないという人もいるが，とても参考になることもあるんです．**グラム染色してみましたか？

👨 はい．macro（肉眼所見）では茶褐色，粘調痰で腐敗臭はありませんでした．micro（顕微鏡所見）ではhaloを伴うグラム陰性大桿菌が多核白血球（PMNs）に貪食されていました．

🧑‍⚕️ これは *Klebsiella* 肺炎です．***Klebsiella* の痰はオレンジ色で粘調**です．これはorange-jellyとかcurrant-jellyと言ったりする．君達，痰や尿，髄液など染められるものはなんでも染めないといかんよ．さっきも少し言ったが，*Pneumococcus* と *H. influenzae* は例え血液培養で生えたとしても，喀痰培養では生えにくい．だから最初の塗抹検査（グラム染色）が重要なんです．一方で，*Acinetobacter*，*Moraxella*，*Klebsiella* は喀痰培養に生えやすい特徴があります．

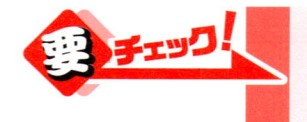

> **要チェック！**
> *Pneumococcus*，*H. influenzae*：血液培養で生えやすく，喀痰培養では生えにくい
> *Acinetobacter*，*Moraxella*，*Klebsiella*：喀痰培養で生えやすい

👉 喀痰，便，尿，髄液などをまず塗抹検査（特にグラム染色）するのはとても大切で，初期研修のときに，感染を疑ったら必ずまず自分で染める癖をつけて，マスターしてしまいましょう．グラム染色などの塗抹検査は「OCH初期研修ERマニュアル」（沖縄県立中部病院卒後臨床研修委員会／著，医療文化社）や「感染症レジデントマニュアル」（藤本卓司／著，医学書院）にとてもわかりやすく書かれています．

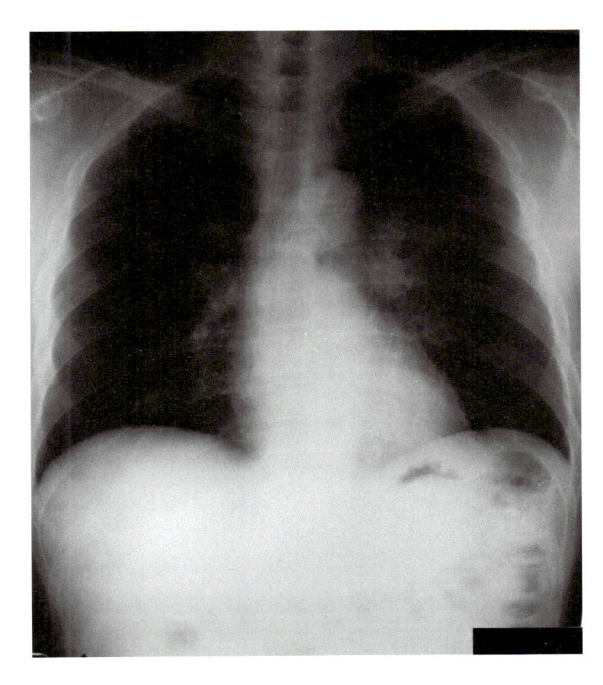

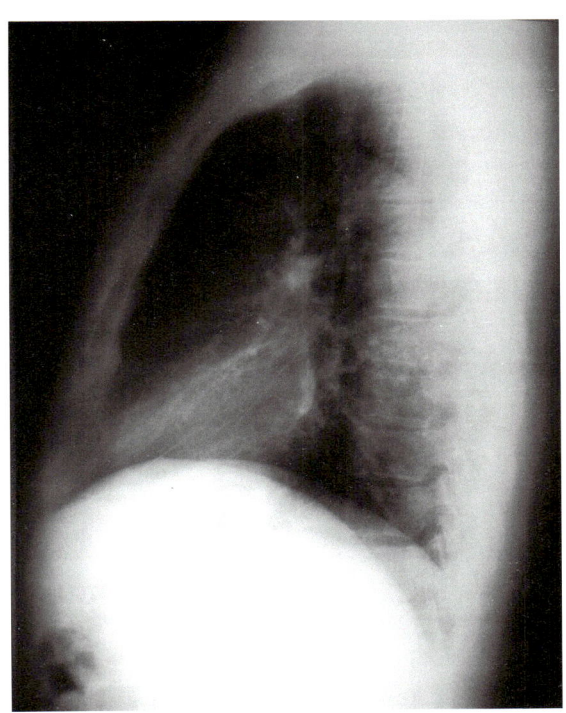

図1　胸部X線写真：正面（左）と側面（右）

🧑 それでは胸部X線写真見てみましょう…（図1）．正面からははっきりしないが，側面から見ると左の中肺野に陰影がある．なぜならここの脊椎がはっきり見えなくなっている．ところでこの人にCTはいりますか？

🧑 え…，一応確認でいると思いますが….

🧑 じゃあ質問を変えて，肺炎の合併症は何か？

🧑 敗血症ですか？

🧑 それもあるが，今聞きたいのは敗血症以外で何があるかということです．

🧑 ….

🧑 膿胸（empyema）と膿瘍（abscess）です．これになっていないかどうかを見るのにCTは必要なんです．合併症のない細菌性肺炎は抗生物質をIV（静脈注射）で1週間です．しか

Case3　起炎菌の手がかりを見逃すな！　45

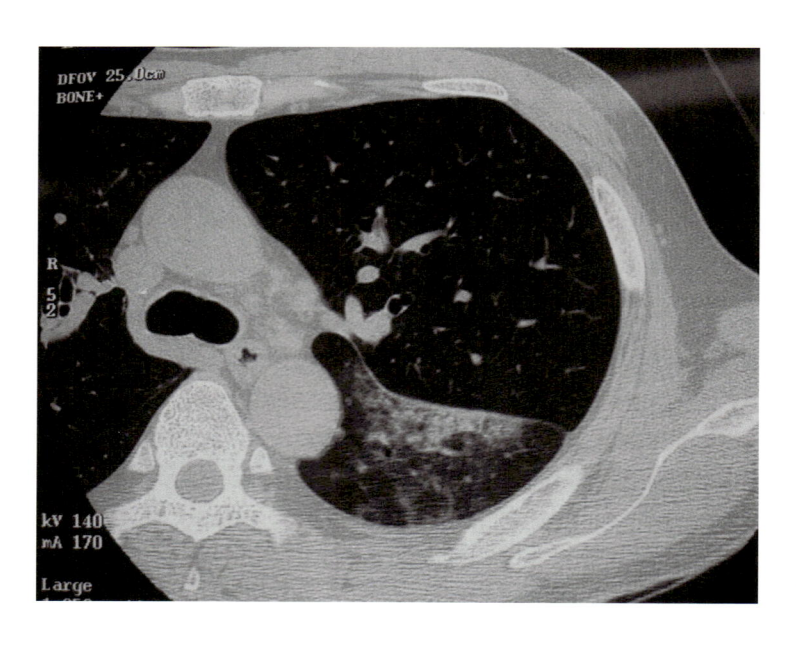

図2　胸部CT写真

し，膿胸は抗生物質をIVで最低2〜3週間，膿瘍は抗生物質をIVで最低4〜5週間です．これはアメリカのCecilとかHarrisonといった教科書に書いてあります．それから合併症のあるなしはCRPではなく，バイタルサインの熱で追いかけるんです．経静脈的に抗生物質を使用中に熱が上がれば，上記合併症を考えてCTを撮るんです．だからCTが必要です．それじゃあ，CTを見せてください（図2）．

気管支透亮像（air bronchogram）を伴った肺炎がここにあります．

うん，確かに細菌性肺炎です．今のところ膿胸や膿瘍にはなっていないです．

さてKlebsiella肺炎についてもう少し言っておくと，これは君達のような人はかからない．これはちょうどこの人のように中年以上の男性の酒飲みとかタバコを吸う人がかかる．それはなぜかというと，糖尿病（DM）や尿毒症（uremia），アルコールをたくさん飲む人やステロイド使用中の人は好中球機能低下（neutrophil dysfunction）になっていて感染症に弱いんです．ここで感染に対する肺のdefense mechanismを言っておくと，まず細菌が肺胞に入ってくると，肺胞のマクロファージ（alveolar macrophage）が対処する．これをafferent mechanismと言っている．普通はalveolar macrophageで処理が終わってしまうが，KlebsiellaやAcinetobacterはalveolar macrophageでは対処できず，そこをすり抜けてしまうので，次の好中球の対処が必要になる．これはefferent mechanismと呼ばれ，いわゆる免疫機能が必要になってくる．ところが糖尿病，尿毒症，アルコール多飲，ステロイド使用中の人は好中球機能低下になっているために，Klebsiella肺炎にかかってしまうんです．

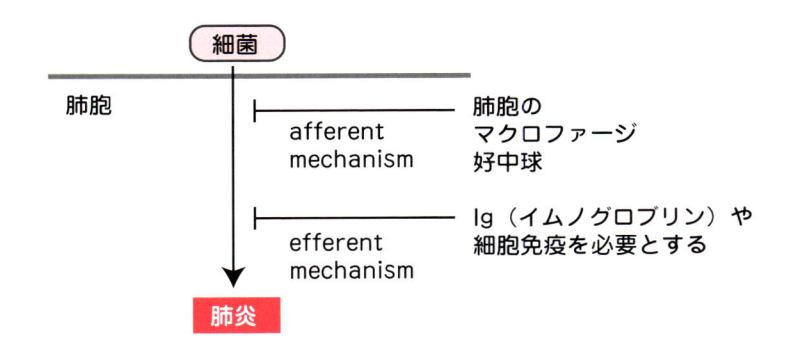

```
            ┌─────┐
            │ 細菌 │
            └──┬──┘
               │
肺胞 ──┬── afferent ──── 肺胞の
       │   mechanism     マクロファージ
       │                 好中球
       │
       └── efferent ──── Ig（イムノグロブリン）や
           mechanism     細胞免疫を必要とする
               │
               ▼
            ┌─────┐
            │ 肺炎 │
            └─────┘
```

> "糖尿病やアルコール多飲の人は *Klebsiella* の感染を受けやすい体質" になっていて，"*Klebsiella* 肺炎はこういう人たちに特有の肺炎" と覚えましょう．また，**ステロイド使用中の人は，さらにTリンパ球の機能も低下している（＝lymphocyte dysfunction）**のも覚えておきましょう．

診断に必要な最小限の検査は？

それでは次，ABG 見てみましょう．

room air，呼吸数21で，pH 7.429，pCO_2 39.7mmHg，pO_2 54.9mmHg，HCO_3 25.7mmHg，SpO_2 89％でした．

呼吸性アルカローシス（respiratory alkalosis）も代謝性アシドーシス（metabolic acidocis）もないから，大丈夫だろう．**敗血症というのは例えば肺に影がなくても低酸素血症（hypoxia）になることがある**．これを覚えておきなさい．この人は確かに低酸素血症があるが，これは敗血症によるものでなく，肺炎によるものでしょう．

じゃあ，最後にCBCと生化学くらいは見ておこう．

WBCが12,000，CRPは31.3でした．

ほ〜…，結構炎症反応が上がってるねえ．WBCの分画を教えてください．

多核白血球が85.5％，リンパ球が9.5％，単球が4.4％，好酸球が0.3％，好塩基球が0.3％でした．

👨 ふんふん，CRPからも分画からも細菌性肺炎に矛盾しないです．生化学言ってください．

🧑 Na 138，K 4.1，Cl 99，血糖値149です．

👨 血糖値が高いねえ．糖尿病があるんじゃないか？

🧑 はい．2年位前から検診で血糖は高いと言われていたそうなんですが，特に治療はしていないそうです．HbA1cは6.1でした．

👨 ふんふんそうか…．まずは食事療法だな，これくらいなら．他に異常はないですね？ 今回はシンプルです．それではプロブレムと思われるものを丸で囲んでいきなさい．

そこで担当研修医はプロブレムを丸で囲んで以下のようになった．

症例のレジメ （○は問題点）

① 58歳　男性

主　訴 ② 入院3日前からの発熱，全身倦怠感および咳

既往歴 胆摘

ライフスタイル
* 職業：元市議会議員
③ * ゴルフが大好きで3カ月前に市議会議員を引退して以来，昼間は毎日のようにゴルフ三昧の生活．食事は外食中心で毎晩寿司などを食べてはお酒を飲み，たまに意識がなくなってそのまま寝てしまうこともあるとのこと．
④ * 喫煙：3箱／日×30年間＝90pack・years
⑤ * アルコール：ビール大びん0.5本／日×30年間

現病歴
⑥ * 入院3日前から発熱（39℃台），咳，関節痛，全身倦怠感あり
⑦ * 入院2日前から寝返りすると左背部に鈍い5/10の痛みを自覚．放散痛なし．体動（寝返り）時に痛みを自覚するも動かなければ痛みなし．呼吸による増悪なし．夜は眠れた．悪心・嘔吐なし．冷汗なし．呼吸苦なし
* 上記症状が持続するために当院受診．⑧ 痰はあるが出しにくいとのこと

身体所見

来院時，血圧 120/62，体温 38.6℃，心拍数 70，呼吸数 21，SpO$_2$ 89％（room air） ⑨

　目：貧血なし／黄疸なし

　頸部：気管短縮（−），胸鎖乳突筋の活動性亢進・肥大（−），

　　　　吸気時の鎖骨上窩の陥凹（−），

　　　　呼気時に怒張し吸気時に虚脱する頸静脈の動き（−），中斜角筋の発達（−

　胸部：左右対称に動く，左中肺野に holo crackle（＋）⑩

　背部：

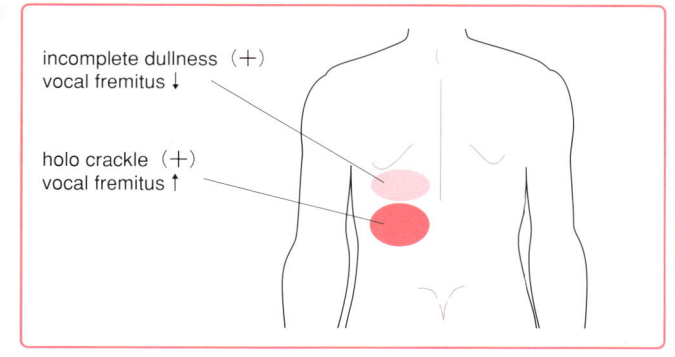

⑪
- incomplete dullness（＋）
  vocal fremitus ↓
- holo crackle（＋）
  vocal fremitus ↑

　腹部：軟，平坦，肝臓─肋骨弓下に 1.5 横指触知 ⑫

　四肢：hot hand（−），浮腫（−），ばち指（−）

喀痰塗抹標本

⑬　肉眼所見：茶褐色，粘調痰，腐敗臭（−）

　　顕微鏡所見：多核白血球（＋），halo を伴うグラム陰性大桿菌（＋）
　　　　　　　　貪食（＋）

検査値

⑭ WBC 12,000（多核白血球優位），CRP 31.3

　Na 138，K 4.1，Cl 99，血糖値 149，HbA1c 6.1 ⑮

さらに Problem list は以下のように作った．

Problem list

\#1　s/o 細菌性肺炎：① ② ③ ⑥ ⑧ ⑨ ⑩ ⑪ ⑬ ⑭
\#2　ヘビースモーカー：④
\#3　大酒飲み：⑤
\#4　s/o 糖尿病：⑮
\#5　左背部痛（s/o 筋肉痛）：⑦
\#6　肝腫大（s/o 脂肪肝）：⑫

Case3　起炎菌の手がかりを見逃すな！

う〜ん…，＃1，2，3，4は *Klebsiella* 肺炎としてくくれるでしょう．背部痛に惑わされたかもしれないが，これは深呼吸で痛くなるわけではないから，胸膜炎ではなくて，ゴルフによる筋肉痛でしょう．それで今どういう治療をしてるんだ？

　抗生物質はセフォタキシム（CTX）を使っています．糖尿病についてはまず食事・運動療法で様子をみています．

　Klebsiella は今は第3世代セフェム（CTX）でないと効かないのか？ セフォチアム（CTM）は今はもう効かなくなっているのか？

　いいえ．効きます．

　まあいいが，第3世代の方が安全なんです．しかし，CTXが効かない *Klebsiella* は聞いたことがないです．それで今はどんな状態ですか？

　熱も下がっています．

　音も聴きましたか？ 細菌性肺炎はよくなると前回も言ったが，holo crackle → early-to-mid crackle → late crackle → 消失と変化してくるんです．ああ，それから血液培養が必要かどうか確認しておこう．この人には血液培養はいりますか？

　ええっと…，必要です．

　じゃあ，どうして君，必要と考えるのか？

　WBCが12,000以上あるし，IVで抗生物質を使うし，それからSpO$_2$が89％と低いからです．

　そうです．まあABGで呼吸性アルカローシスも代謝性アシドーシスもないから，この人はたとえ菌血症になっていたとしても，敗血症性ショックにはなってないです．SpO$_2$が89％と低いのは肺炎自体によるんでしょう….それではベッドサイドに行ってみましょう．

ベッドサイドにて

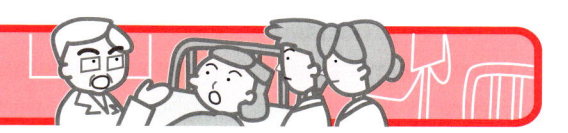

- 医：う〜ん，ずいぶんいい体をしてるねえ．

- 患：はい，ありがとうございます（笑）．

- 医：スポーツマンです．この人はゴルフなどの運動をこんなに一生懸命しているので，糖尿病もこの程度で済んでいるのかもしれない…．（患者さんの方を向いて）なんだか生活が乱れてるようだが，お酒もほどほどにしないといかんよ．糖尿病もあるんだから…．

- 患：あ，ええ，もう今回入院して，自分がこんな肺炎になるとは思ってなかったです．担当のA先生からもお酒の飲みすぎで叱られました…．

- 医：（研修医の方に向いて）聴いてみなさい．この左背部はもうlate crackleになっている．この肺炎はもう治りかけてます．

回診後のまとめ

* *Klebsiella* 塊状肺炎
* s/o 脂肪肝
* s/o 左背部筋肉痛（疲労）
* 耐糖能異常

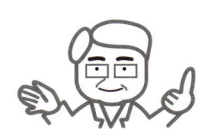

Dr宮城の 覚えておきなさい！

- ☐ severe high fever と呼ばれる6つの熱を忘れずに！
- ☐ shaking chill はその回数も聞きなさい．
- ☐ IV（静脈注射）で抗生物質を使用する場合は血液培養をとるのは global standard！
- ☐ 呼吸性に痛い→胸膜痛
- ☐ 喀痰のグラム染色は忘れずに！

Case3　起炎菌の手がかりを見逃すな！

Case 4

喘息患者さんの対応には自信をもとう

喘息発作が収まらない（49歳　女性）

　沖縄も夏真っ盛りの時期でした．とても不安げな表情をした女性が紹介状を持って日中，徒歩で来院されました．紹介状には「喘息発作がブレイクしないのでよろしくお願いします」という内容が書かれてありました．研修医の先生方はこの3カ月間に救急室で診てきた患者さんとは少々趣きが違っているので戸惑っています…．さあ，それでは皆さん一緒に考えていきましょう！

カンファレンスルームにて

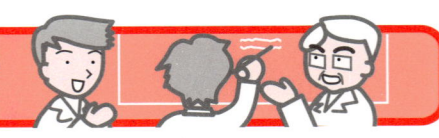

症例のレジメ

49歳　女性

主訴　喘息発作が収まらないということにて近医より紹介
（referral from LMD d/t s/o refractory asthma attack）

現病歴
* 1カ月前に鼻汁，流涙，咽頭違和感あり，この頃よりいつもの咳とゼーゼー自覚．近医受診し，プレドニン®処方されていたが，薬に対する恐怖心強く，2回飲んだだけで，以後飲んでいない
* この1カ月間，昼間はややましだが，夜になると咳と喘鳴強くなることをくり返し，改善みられないため，近医より紹介となる．痰（−）．Hugh-Jones Ⅲ〜Ⅳ度？

既往歴
* 職業：事務職
* 喘息：35歳時（14年前），第二子を出産後，咳が止まらなくなり近医受診．咳喘息（cough variant asthma）と診断された．このとき，胸部X線写真にて右第7肋骨骨折が判明し，咳のし過ぎによるものと言われた．この時期，プレドニン®をしばらく飲んでいた．その後，おそらく半年位してから咳喘息から，発作のたびに喘鳴も伴う気管支喘息に発展

＜気管支喘息に関して本人から聞いたこと＞
- 入院歴（＋）
- 誘因：風邪，天候の変化，悪天候，気温の変化，タバコの煙，人ごみ，嫌な匂い，アスピリンなど．いつも何か体が熱くなってきたと思うと咳とゼーゼーが始まるとのこと
- ステロイド使用歴（＋）
- 挿管歴（－）
- state of control（コントロール状況）：
  点滴治療を受けるような発作は月に1回程度．小発作はほぼ毎日あり，自宅の吸入器でベネトリン®＋ビソルボン®＋生理食塩水を吸入して対処．それでも収まらないときはテオドール®を内服しているが，内服するといつもむせる？のであまり飲みたくないので我慢することが多い．2年前にフルタイド®（400μg/日）を始めるように言われたが，薬に対する恐怖が強く自己判断で200μg/日だけ行い，発作はあるがややその回数が減ってはいる

＊アレルギー：マンゴーを食べると咽頭違和感（＋）
＊副鼻腔炎（－）
＊不安神経症（panic syndrome）？：
  10年前に喘息発作で当院救急室受診．ネオフィリン®を点滴するために静脈ライン（IV line）をとったとき，血圧70まで低下し，ショックバイタルとなる．輸液負荷のみでバイタルは戻ったが，このあとから点滴や薬に対して極度の不安・恐怖を覚えるようになり，近医で「不安神経症」と診断され，それ以来，デパス®（ベンゾジアゼピン系向精神薬）を服用
＊喫煙：なし
＊アルコール：なし

家族歴
＊家族親戚でアレルギーや気管支喘息の人はいない
＊そのほか特記事項なし
＊家族構成：数年前に離婚．現在は中学生と高校生の娘2人と母の4人暮らし．認知症のある母の介護でストレスが多いとのこと

身体所見
バイタルサイン：血圧118/80，体温37.8℃，心拍数120（→本人によると以前ネオフィリン投与時にショックになって以来病院に入っただけで心拍数上昇するとのこと），呼吸数22

顔貌：浮腫なし
  目：眼脂（－），貧血（－）／黄疸（－），充血（－）
眼瞼：浮腫なし
  鼻：鼻水／鼻つまりなし，鼻茸（－）
咽頭：充血（－），後鼻漏（post-nasal drip：PND）（－）

> 頸部：リンパ節腫脹（−），副呼吸筋の活動性亢進・肥大（−），気管短縮（−），
>   　　吸気時の鎖骨上窩の陥凹（−），
>   　　呼気時に怒張し吸気時に虚脱する頸静脈の動き（−），CV wave（−）
> 胸部：呼吸運動の左右差なし，変形なし，wheeze−0度（ただし呼気の延長あり），
>   　　ピークフロー（PEF）＝190（この後しばらくむせこんだ）
> 心臓：リズム不整，心雑音なし
>   　　心尖拍動−第5肋間鎖骨中線上，parasternal heave（−）
> 腹部：平坦，腸音正常，圧痛なし
> 四肢：浮腫（−），hot hand（−），手指振戦（−），ばち指（−）
> 皮膚：茶色（日焼け？）

ショックを起こす6つの病態は？

今回はかなりたくさんのプロブレムがありそうです．まあ，皆さんもそのうち必ずこういう症例に出会います．そのときのために今回しっかり覚えておきなさい．35歳で喘息（asthma）を発症したということだが，喘息は何歳で発症してもいいんです．私は106歳で発症した喘息を見たことがある．またこの人は第二子を産んでから喘息を発症しているが，妊娠と喘息の発症は関連があると思いますか？ 実は妊娠と喘息について，約12,000人の喘息をもつ妊婦を調べたデータがあるんだが，これによると約30％が妊娠を契機に喘息が改善し，約30％が悪くなり，約30％が不変となっている．そして同じ妊婦であっても，妊娠の度に今後その喘息の状態がどうなるのかが違ってくる．すなわち同じ人でも1回目の妊娠で喘息がよくなったと思ったら，2回目の妊娠を契機に再び悪くなったりするんです．面白いだろう？ 君達，なんで僕がこんなことを知っているのか？ と思うかもしれないが，それは興味なんです．興味があって，知りたかったから調べたんです．すべては好奇心です．好奇心がなかったら医者は何歳になっても成長しないんです．

それからもう1つ，この人は最初，cough variant asthmaと診断されていて，このとき咳のし過ぎで肋骨が折れたと言われたということだが，咳で肋骨が折れるのは筋骨隆々のたくましい人に多いんです．この人の体形はどうですか？

そんなにがっしりしているというわけではないです．どちらかというと，やせているかもしれません．

ふんふん，それは珍しいですねえ．かなり我慢強い人なのかもしれんなあ．ついでにcough variant asthmaについて説明しておくが，喘鳴（wheeze）のない咳だけの喘息で，このうち約30％がこの人のように喘鳴を伴った気管支喘息（bronchial asthma）に移行していくと言われている．そしてこの人はs/o refractory asthma attackということで来院されているが，refractory asthmaというのは「最大・最強の治療を行っても，喘息発作（asthma attack）

が収まらない」ことを言っている．それじゃあ，あとでどんな治療が最大・最強なのかを説明しよう．

この人は既往歴で，ネオフィリン®を点滴するために，針を刺したときに血圧が70まで下がってショックになって，そのときに輸液負荷だけでバイタルが戻っているが，これは何ですか？呼吸苦も全身発赤もなかったんだろう？

はい．

それならアナフィラキシーショックではないです．これは神経原性ショック（neurogenic shock）でしょう．ところでショックを起こす病態を6つあげてください．

え〜っと，心原性と…．

ちゃんと覚えていないようだなあ．あとで調べておきなさい．

（著者より一言）ショックを起こす6つの病態は私が県立中部病院のインターン時代に救急室で暗唱させられました．これは「OCH初期研修ERマニュアル」（沖縄県立中部病院卒後臨床研修委員会／著，医療文化社）にも載っているのですが，それぞれの病態の頭文字をとってSHOCKと覚えるんです．そして最後に内分泌性（endocrine）を付け加えます．内分泌性といえば急性副腎不全のことです．

ショックを起こす6つの病態

S：spinal（脊髄性），sepsis（敗血症性）

H：hypovolemic（循環血流量の減少）
- hemorrhage（出血性）：外出血，内出血
- non-hemorrhagic（非出血性）：火傷，膵炎，脱水など

O：obstructive（閉塞性）
- tension pneumothorax（緊張性気胸）
- cardiac tamponade（心タンポナーデ）
- pulmonary embolism（肺塞栓）

C：cardiogenic（心原性）

K：anaphylactic（k）（アナフィラキシー）

そしてendocrine（内分泌性）：急性副腎不全

ではどうしてこの人のショックは神経原性ショックとわかるんですか？

え〜っと…，そのとき頻脈（tachycardia）になってなかったら，神経原性ということですか？

🧑‍⚕️ よろしい！ それでそのとき脈拍は測られていたんですか？

👨 いいえ．カルテに記載はないです．

🧑‍⚕️ そうか，まあいいだろう…．そのときに脈拍数を計っていたら，徐脈になっていたはずです．ふつう，血圧が下がってショックになると，代償性に頻脈になるんだが，このように血管迷走神経反射（vasovagal reflex）だと逆に徐脈になる．そこでショックなのに徐脈になる場合の2つ覚えておきなさい．1つは神経原性ショックすなわち，血管迷走神経反射，ほかには心原性ショック（cardiogenic shock）の一部です．こうしていつもバイタルサインを注意して見ないといけない．いつもバイタルサインに注意していると救急室で大きな間違いは起こさなくなるんです．

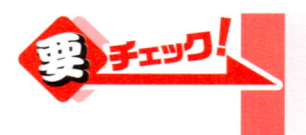

要チェック！

血圧低下でショック→通常，代償性に頻脈
※ショックなのに徐脈になる場合：神経原性ショック（血管迷走神経反射）
　　　　　　　　　　　　　　　　心原性ショック

👍 この人のショックは一番最初のSでいいと思われます．神経原性はspinalとして代表して書かれているが，ここにはこの人に起こった血管迷走神経反射も含めて覚えたらいいと思います．

🧑‍⚕️ マンゴーを食べたら，咽頭に違和感が出ると言ったが，ほかに症状を聞きましたか？

👨 いいえ…．

🧑‍⚕️ **食物アレルギーは，アレルギーがどこに出るのか，つまりどこに症状が出るのかを聞く**んです．まず，①下痢はあるのか？ 喘息発作のたびに下痢するのか？を聞きなさい．このように消化器に症状が出ればeosinophilic gastroenteritisの可能性があります．確定診断には胃粘膜生検を行います．それで確定診断できたらクロモリンの内服か経口ステロイドです．次に，②気道症状が出るのか？ すなわちこの人のように咽頭違和感とか，ほかに喘息発作などです．もう1つ，③皮膚に出るのか？ です．"マンゴーでアレルギーが出ます."と単に言うんじゃなくて，それが一体どこに出るのかを必ず聞かないといかんのだよ．

食物アレルギーで聞くこと
①下痢はあるのか？
②気道症状がでるのか？
③皮膚に出るのか？

🧑 家族・親戚には喘息の人はいないんですね？ついでに言っておくが，**喘息の家族歴は skipped generation（1世代飛び飛びに出る）が多いん**です．例えば自分が喘息なら，両親はそうでなく，おじいちゃんが喘息だったりする．また自分，父，祖父の皆が喘息というふうに連続していたら，これは相当濃厚な遺伝性を示唆しています．

🧑 今回はコントロール不良の喘息ということだが，喘息の重症度は発作の頻度で分けるんです．これを聞かないといかん．1年に1回以上なら軽症，1カ月に2回以上なら中等症，1週間に1回以上なら重症，1日に1回以上なら最重症です．

呼気延長に気付こう！

🧑 それではバイタルサインにいってみよう．

👦 来院時ですが，血圧118/80，心拍数120，体温37.8℃，呼吸数22回でした．

🧑 ずいぶん頻脈（tachycardia）だねえ．

👦 はい．本人に聞いたら，昔ネオフィリン®を点滴するときにショックになってからは，病院に入っただけですごく緊張するようになってドキドキするそうなんです．

🧑 ふ〜ん…，かなり問題がありそうだねえ…．

🧑 身体所見にいきましょう．君は喘息ということで鼻茸（nasal polyp）があるかどうかなど，何気なくプレゼンテーションしているように見えるが，みんな気づいているか知らないが，君のプレゼンテーションはすばらしいんだよ．まだ医者になって3カ月ちょっとだろ？普通はこれだけのプレゼンテーションはできないです．君のとった首の所見から結局，慢性閉塞性肺疾患（COPD）はないということを言いたいんだろうが，**気管支喘息の患者さんには普通はこうしたCOPDの所見は表れない．喘息患者にこのような所見が出たとしたらそれは慢性慢性閉塞性肺疾患を合併した場合だけ**です．

🧑 胸部の所見で，wheezeなく，呼気延長はあると言ってるが，要するに喘鳴が聴こえないで，かつ呼気相の時間延長があることだが，普通の呼吸では吸気と呼気の時間の関係はどうなっているか知っていますか？

👦 **吸気時間：呼気時間＝1：2**ですか？

そうです．それで呼気延長というのは普通に呼吸してもらうと，呼気相が吸気時間の2倍よりも延長しているということです．それからもう1つ参考に言っておくと，**呼気時間が6秒以上だったら，普通はFEV$_{1.0}$（1秒量）が1,000mℓ未満**です．

ピークフロー（PEF）が190ですか．測ったわけですね．むせこんだんだったら，もう一度計ってみましたか？

え，あの，1回してむせこんだんで，"もう絶対やるのは嫌です！"と言われました．だから測っていません．

まあ，不安神経症もあって仕方がないだろう．実はPEFは聴診器代わりにもなるんです．県立中部病院では救急室や外来で調査して，**Wheeze-Ⅰ度だったら，PEFがその人のベスト値の約70％，Wheeze-Ⅱ度は約50％，Wheeze-Ⅲ度は約30％，Wheeze-Ⅳ度は約20％**と大まかにわかっている．そして，PEFがその人のベストの75％以上あれば，ERから入院しないで帰宅してもらっていい．ただし発作時用にプレドニゾロン®30 mgを5回分ほど渡しなさい．これをrescue steroidと呼んでいる．そうすれば再来する確率が少なくなる．

　また**PEFが本人のベストの50％以下なら最初からステロイドの点滴**を行いなさい．普通はステロイドの点滴を3日間使用し，最後の3日目からプレドニゾロン®30 mg/1を5日間経口でかぶせて使用するんです．tapering（漸減）はいらないです．そして最後の5日目には吸入ステロイドをかぶせて使い始めます．退院するときは，発作時用にプレドニゾロン®30 mgを5回分ほど渡しておきなさい．これもさっき言ったようにrescue steroidと呼ばれている．これを渡しておけば再び戻ってくることは少なくなる．また入院しているんだったらプレドニゾロン®は5日間よりもむしろ1週間ほど内服させます．ステロイドの使用は1週間以内だったらreboundはないんです．ただし，2週間以上ならreboundが出るので，taperingが必要になってきます．よろしいですか？

はい．そうなんですか．

心臓の所見でparasternal heaveがないとのことだが，誰かに教えてもらったのかい？　これは皆さん知っていますか？heaveというのは日本語にすると"地面などが隆起してくる"こと，para-sternalというのは"傍胸骨"ということです．**呼吸不全で右心不全を伴ってくると，心尖拍動（PMI）が胸骨側に触れる**ようになってくる．すなわち右心側が心尖拍動をリードする．そしてさらに進行すると**胸骨がビンビンと触れてくるんだが，このことをparasternal heave**と呼んでいる．これは一般に肺が小さくなる病気，すなわち肺線維症や間質性肺炎などの拘束性肺疾患が悪くなったときによくみられる所見です．

今回はたくさんプロブレムがあるので最初にまずポイントを言っておこう．君，まず書きなさい．

そう言って宮城先生は7項目を述べ，担当研修医が板書した．

Problem list

♯1　s/o refractory 喘息発作
♯2　妊娠と喘息
♯3　poor compliance
♯4　不安神経症
♯5　喘息発作に対する治療法
♯6　cough variant asthma（咳喘息）
♯7　マンゴーアレルギー

上のなかで♯2，7については触れられたので，それ以外を順次説明していくことになった．

喘息発作が収まらないのは理由がある

先ほど言ったが，refractory asthma というのは，最大・最強の治療を行っても，喘息発作が収まらないことです．それでは，最大・最強の治療とはなんですか？

え～っと…，まずはβ-刺激薬を1時間に3回ですか？

はい，そうです．まずは first choice として β-刺激薬の吸入を1時間に3回，すなわち20分おきで行うんです．次に second choice にソル・メドロール®40 mg を6時間ごとで点滴します．それではなぜソル・メドロール®は40 mg なのか知っているかね？ 10 mg ではどうしていけないのか？ それに100 mg は40 mg とどう違うのか？

いいえ…．

それはこれまでいろいろな検証の結果，10 mg よりは20 mg，20 mg よりは30 mg の方が効果があることがわかっているんだが，**40 mg 以上使っても発作の寛解には差がないことがわかっているからです．そして first choice と second choice の治療，要するに最大・最強の治療を行うと，もし合併症がなければ，24時間以内に必ず break（発作消失）することになっ**ている．ここで今，合併症がなかったらといったが，気管支喘息発作のときの合併症ってなんですか？

ええっと，感染症と…．

それから出てこないですか？ たいていみんな感染症くらいしか出てこないんです．じゃあ覚えておきなさい．まずは，①薬の間違いです．例えば種類はあっているか？ 量は間違っていないか？ ルートは大丈夫か？ などです．えっ？ と思うかもしれないが，まずはこういうこ

とを1つ1つ確認していくことが大切なんです．それから，②感染症．感染症があるとなかなか break しない．それから，③気胸（pneumothorax）．軽い気胸だけでもあれば，asthma はなかなか break しないんです．それから，④痰詰まり（sputum block）．痰詰まりがあってもなかなか break しない．⑤無気肺（atelectasis）．⑥縦隔気腫（pneumomediastinum）．縦隔気腫があってもなかなか break しないんです．それでは質問だが，縦隔気腫はどうやって見つけますか？

え？ 身体所見からですか？

はい，そうです．じゃあ言っておこう．air というのは縦隔からまず頸部の皮下に逃げるんです．だから頸部が痛いかどうかをまず聞きなさい．または聴診器で頸部を押したら，聴診器を当てるだけでプチプチと crackle が聴こえるんです．これは軽い縦隔気腫でもわかります．いいですか？ 覚えておきなさい．

　それから⑦声帯機能不全（vocal cord dysfunction）がある場合です．

気管支喘息発作時の合併症

①薬の間違い	⑤無気肺
②感染症	⑥縦隔気腫
③気胸	⑦声帯機能不全
④痰詰まり	

それでは声帯機能不全はどうやってわかるのかというと，軟骨と胸骨上のくぼみが吸気時にボコッと大きくへこみ，また stridor（ストライダー）が聴こえるんです．声帯機能不全の人は wheeze（喘鳴）よりもむしろ stridor が聴こえる特徴があるんです．panic disorder に合併する率が高く，asthma の大体10％くらいの人が声帯機能不全をもっていると言われている．逆に声帯機能不全の人の40％が気管支喘息をもっていると言われている．この7つの合併症がなかったら，さっき言った最大・最強の喘息治療を行えば必ず break することになっている．**もしもこれらの合併症がないのに24時間たっても break しない場合，refractory asthma と言っている．**これは steroid unresponsive asthma（ステロイド無反応性喘息）とも言っている．そしてこういう人は遺伝的にステロイド受容体をもっていないことが多いんです．また喀痰好酸球（sputum eosinophil）が陰性で，喀痰好中球（sputum neutrophil）が陽性になっていることも多い．

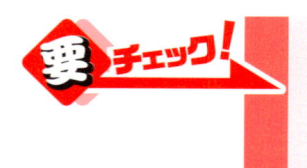

要チェック！
wheeze と stridor の違いを簡単に言っておきます．
＊wheeze → 呼気時に主に聴こえるが，吸気時でも聴こえる polyphonic and musical sound（多重性でミュージカルな音）．下気道に狭窄や痙攣があることを示唆します．表記するとき，Johnson の分類（以下）がよく使われます．

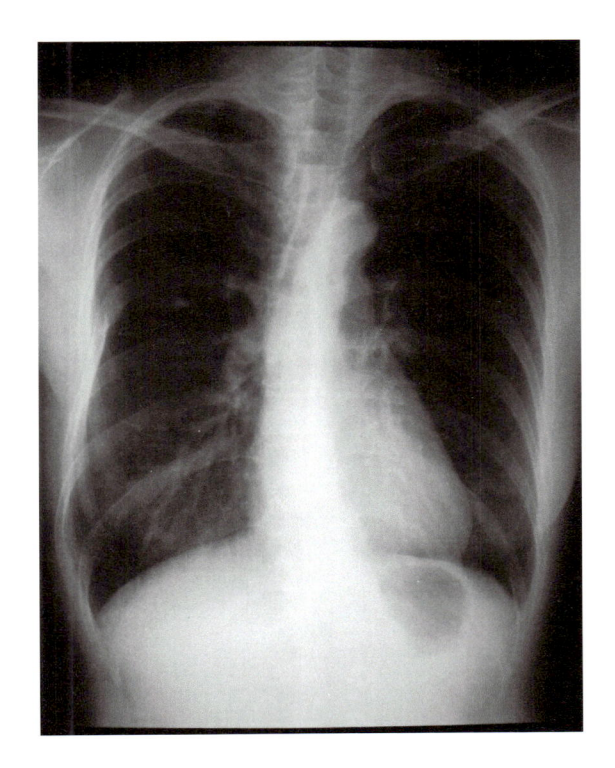

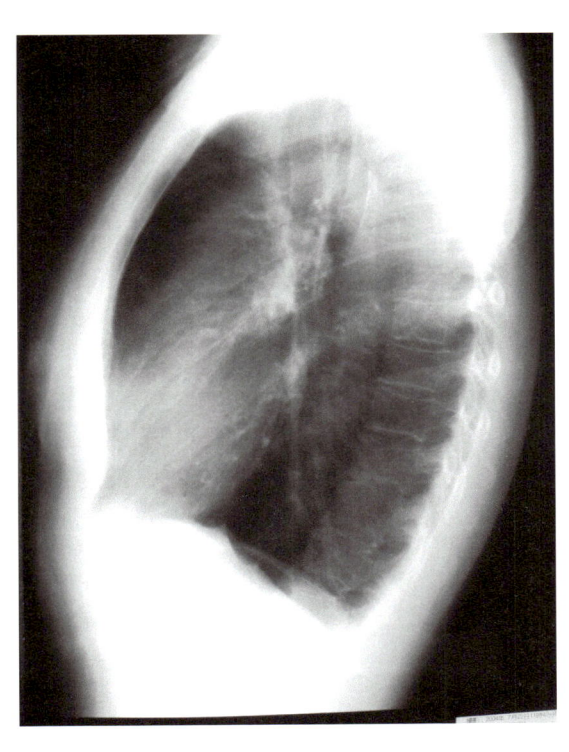

図　胸部X線写真：正面（左）と側面（右）

Grade 0：聴取しない
Grade 1：強制呼気時でのみ呼気喘鳴
Grade 2：平静呼気で喘鳴
Grade 3：平静呼吸で吸・呼気喘鳴
Grade 4：呼吸音減弱（silent chest）

*stridor → 吸気時だけ聴こえる．結構離れていても聴こえることが多い．monophonic sound（単音性）で，普通小児のクループなどでよく聴かれます．「研修医当直御法度・症例帖」（寺沢秀一／著，三輪書店）によると，上気道に70％以上狭窄があるときに聴こえると書いてあります．

やっぱり自信をもって接しないと！

はい，それではまず胸部X線見せてください…（図）．う～ん，かなり苦しそうだな．これは来院したときですか？

Case4　喘息患者さんの対応には自信をもとう　　61

🧑 はい．

🧑 肺が過膨張している．この右の7番目の肋骨が骨折の痕ですね．本当に折れたんだなあ．それではどういう治療を行いましたか？

🧑 β-刺激薬の吸入を1時間に3回行ってもらおうとしたら，嫌がられてしまって，苦しくなったときだけしてもらうことになっています．それとソル・メドロール®40 mgを6時間ごとで注射（IV）しています．

🧑 ソル・メドロール®を注射しているのかい？ 普通，ソル・メドロール®は点滴（DIV）の方がいいです．**ソル・メドロール®にはコハク酸という防腐剤が入っているので，アレルギーとか起こさないように普通は注射でなく，点滴で落とす方がいいです．**デカドロン®だったら注射でも構わない．この人はよくなっていますか？

🧑 あ，少しはよくなっているんですが，まだときどきゼーゼーがあります．

🧑 こういういろいろな要因から喘息発作を起こしているコントロール不良の人で，不安神経症もあるような人は難しいです．（にこっと笑いながら重森の方を向いて）こういう人に対しては，**絶対の自信をもって患者さんに対応しないといかんのだよ**．少しでも自信がなさそうに説明をしていたら，絶対に治療に従ってくれない．どうして僕の患者がいつもよくなるのか，それはこういうことです．

🧑 ふふふ…（笑）

👉 まさか，突然自分に矛先が向けられるとは，全く予想していなかった．しかし，今回は私が標的となったが，この症例を通して研修医の先生方もいろいろと知ることができたようで，大変よかったのではないかと思う．

喘息の正体は炎症

🧑 最後に治療についてもう少し言っておこう．**かゆみというのは1番軽い痛覚刺激で，咳は喘息の一番軽い刺激と覚えなさい．しかし，喘息としての炎症の本態は同じです．**だからcough variant asthmaの人でも，気管支喘息の人と同じで，①気道過敏性が亢進していて，②喀痰好酸球が陽性なんです．そしてこの2つで診断して，吸入ステロイドで治療します．それと，喘息のコントロールに関して，最近は吸入ステロイドに長時間作用型β-刺激吸入薬（long-acting β-stimulant inhaler）と言われているセレベント®の吸入を併用してもよいと言われている．それかあるいはキサンチン誘導体，要するにテオドール®を加えてもいいです．キサンチン誘導体は気管支拡張剤（bronchodilator）としては弱いんだが，喘息に関しては抗炎症作用も有していると言われているからです．

もう 1 つ，短時間作用型 β-刺激吸入薬（short-acting β-stimulant inhaler），要するにみんながよく知っているサルタノール®を頻回に使用する人は，喘息死の危険があるんです．この人は違うが，**特にアトピーの人はサルタノール®がすぐに効いてしまうから吸入ステロイドをしないで，サルタノール®ばかり使う傾向がある**んです．そこで β-刺激薬は気管支をすぐに開き，症状をすぐにやわらげてくれるのだが，喘息発作時に頻回に使っていると気管支がどんどん開いて，どんどんと抗原が入ってくる．だからいつまでもよくならない．しかし，**喘息の本態は"炎症"なので，炎症を抑えなくてはいけない**んです．

　ステロイドが出てきたので言っておくが，この人は違うだろうが，特に閉経後の女性に控えなければいけない薬はステロイドとラシックス®（furosemide）の 2 つです．ラシックス®はカルシウムを尿中に出してしまいます．だからこれらの薬は骨粗鬆症（osteoporosis）を誘発するんです．それと，ステロイドの量の覚え方を言っておこう．ステロイドを治療に使う病気には RA（リウマチ性関節炎）や SLE（全身性エリテマトーデス）などの膠原病（connective tissue disease）と喘息があって，量は RA が 1 番少なくて，SLE は多量で，asthma がその中間くらいです．それではベッドサイドに行ってみましょう．

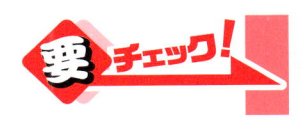

要チェック！ ステロイド使用量の覚え方：RA（少量）＜喘息＜SLE（大量）

ベッドサイドにて

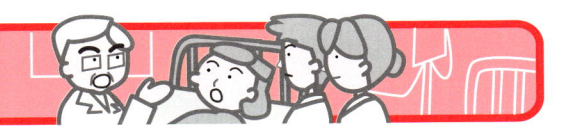

　（脈を触診しながら）うん，この人の脈は確かに irregularly irregular です．要するに不整なリズムが，不整に出ている．PVC（心室性期外収縮）じゃないか？ どんな心電図だった？

　PVC が単発に出ていて，あとは，肺気腫性の心電図（emphysematous ECG）でした．

　ちょっと心電図見せてください．**PVC は ECG（心電図）をとらなくてもわかる**んです．なぜだかわかりますか？

　….

　PVC はとう骨動脈を触知して，リズムが irregular irregularity であり，かつ脈がとんだあとの次の脈が大きくなっているからです．逆に PAC（心房性期外収縮）は不応期がないのでそうはならない．

（患者さんに向かって）少し胸の音を聴かせてください．

….

（担当研修医に向かって）うん，あなたの所見は正しい！ wheeze はないが，呼気が延長しています．たいしたもんだなあ．しかし，今わりと落ち着いているんじゃないか？（患者さんの方に向いて）担当の先生の治療はうまくいってます．喘息発作は必ずコントロールできますから，この先生方を信用してください．必ず退院できます．

そうですか．ありがとうございます．

> いつもそうなのですが，回診で宮城征四郎先生はあせったり，また怒っているような雰囲気は少しも出さず，非常に落ち着いた自然体で，担当研修医がよくできたことは患者さんの前でしっかり褒め，患者さんが引き続き安心して治療を継続していけるように配慮しておられる姿勢をとても強く感じます．こういうところは上級医師として見習っていきたいと思っています．

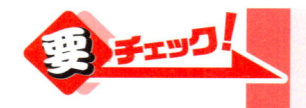

要チェック！

irregularity（不整脈）は，脈を触知して次のどちらであるかをまず考えます．
* irregular irregularity
  （不整なリズムが不規則に出現）：PVC, PAC, AF（心房細動）など
* regular irregularity
  （不整なリズムが規則正しく出現）：二段脈，三段脈など

病室の外で

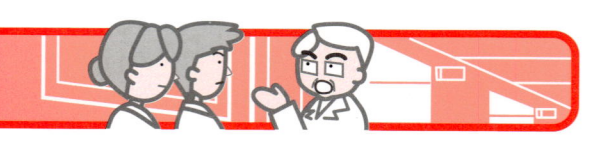

心電図をもう一度見せてください….うん，確かに emphysematous ECG です．喘息から肺気腫に発展していくのは2％未満と言われているが，その辺は未だに議論のあるところなんです．めずらしいです．興味深いですねえ．これは入院時のものですね？今，喘息はよくなってきているから，変化があるか，もう1度とってみなさい．

回診後のまとめ

＊refractory asthma というよりも，まずはステロイドをしっかり使えていない（poor compliance）が喘息発作のコントロール不良の要因？
＊poor compliance の原因：ネオフィリン®でショックになった過去の心の傷や不安神経症？

ちなみにこの患者さんには話し合いの時間を作り，しっかりとした信頼関係を作ったうえで，回診で述べられていた最大最強の治療を行ったところ喘息は break し退院となった．現在吸入ステロイド薬（フルタイド® 800μg/日）のみで外来通院しているが，発作は起きておらず，日常生活も普通におくれるようになっています．

Dr宮城の 覚えておきなさい！

- 喘息は何歳で発症しても構わない！
- 妊娠と喘息の不思議な関係
- ショックを起こす6つの原因は"SHOCK"と覚える！
- アレルギーはどこに出るかを押さえなさい
- 気管支喘息発作の7つの合併症

Case 5

判断材料は一通り洗い出す
乾性咳と微熱（32歳　女性）

　夏も真っ盛りの頃，夕方の外来にやや体がきつそうな若い女性が入ってこられました．重症感はないようですが，ほんとに体がだるそうです．問診して身体所見をとったら，ある所見の確認のため胸部X線写真が必要だと研修医は言っています．少しずつ推理小説を紐解くかのような診察技法に慣れてきたようです．さあ，何を予想して胸部X線写真を撮ったんでしょう？？？　今回のような症例でも1回経験するだけで，次からはかなりの自信を持って臨めますよ！

カンファレンスルームにて

症例のレジメ

32歳　女性

主訴　入院2週間前からの乾性咳と入院1週間前からの微熱
（dry cough since 2wks. prior to admission & mild fever since 1wk. prior to admission）

既往歴
小児期にアトピー（＋），喘息（－），アレルギー（－）

社会歴
＊職業：看護師
＊結婚歴：独身
＊喫煙（－）
＊アルコール：ビール1本/日 程度
＊看護師であり勤務先の病棟で2カ月前に結核患者（Gaffky6号）1名と，1カ月前に結核患者（Gaffky1号）1名が出た．そして後者の方と薄い紙マスク1枚で看護の際に接触した既往あり

家族歴
祖母：心臓病？
　　　膠原病（－）

現病歴

* 3カ月前の当院で受けた人間ドックでは特に異常を指摘されなかった
* 入院2週間前から乾性咳とRt. flank-to-back pain（右側胸部から右背部痛）あり

＜右側胸部〜右背部の痛みに関して＞
①場所：前述
②発症時間とその持続時間：2週間前から持続
③発症の仕方：突然
④特徴：打撲様
⑤強さ：10/10
⑥重大度：眠れない
⑦放散痛：なし
⑧増悪因子：深呼吸・咳・右側臥位
⑨寛解因子：体動
⑩関連因子：冷汗（−），悪心・嘔吐（−）

* 入院1週間前から微熱（37.5〜38℃），倦怠感あり
* 食欲低下なし，体重減少なし
* 市販の感冒薬・鎮痛薬で軽快しないため当院受診

身体所見

血圧140/80，体温37.2℃，心拍数101，呼吸数22
顔貌：浮腫なし
HEENT：特に目立った所見なし
頸部：リンパ節腫脹（−）
　　　慢性閉塞性肺疾患を示唆する所見（−），中斜角筋発達（−）
胸部：呼吸運動の左右差なし，変形なし

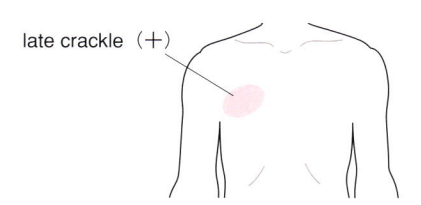

late crackle（＋）

背部：

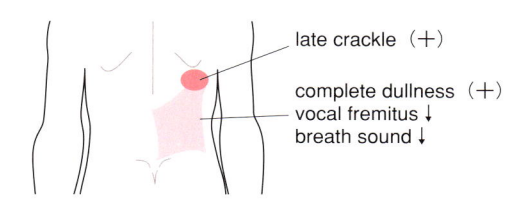

late crackle（＋）
complete dullness（＋）
vocal fremitus ↓
breath sound ↓

心臓：リズム整，心雑音なし

> 心尖拍動は第4肋間鎖骨中線上
> 腹部：軟，平坦，腸音正常，圧痛（−）
> 四肢：浮腫（−），hot hand（−），手指振戦（−），ばち指（−）

ゴールだけを見つめた tunnel vision はいけない

今回は，特に基礎疾患のない若い女性が，入院2週間前からの乾性咳と，入院1週間前からの微熱で来たわけですね．痛みの10カ条をちゃんと聞いていて非常によろしい．

> （著者より一言）CASE2で大いに反省してから研修医はすべての痛みに関してこの10項目をルーチンで聞くようにしていた．

右側胸部から右背部は，2週間前から持続的に痛いわけですか．突然発症の10/10ですか？10/10というのは英語で言ったらworst in your lifeで，この世のものとは思われないくらいの痛みを言うんです．痛みでほとんど眠れないで，放散痛はなくて，そこだけに限局しているんですね．呼吸によって痛みが増悪したということは，胸膜痛（pleuritic pain）ということです．まずは少なくとも胸膜炎（pleuritis）はあるということです．

それから言い忘れたが，既往歴で気管支喘息やアトピーを聞いているのはいいが，**呼吸器疾患に関しては必ず「ペットの有無」と「旅行歴」を聞くこと！**

（目の前に置かれた紙マスクを見ながら）看護師さんでその紙マスク1枚で排菌していた患者さんと接触したんだな．まあ，その紙マスク1枚だったらほとんど意味はないです．おまじない程度でしょう…．今回はhistoryからは非常に結核を疑わせます．しかし，そうとは決めつけないでいきましょう．ではバイタルから言ってください．

血圧140/80，体温37.2℃，心拍数101，呼吸数22回でした．

体温のわりにはやや心拍数が多いですが（CASE2，参照），まあ緊急性のあるバイタルではなさそうです．

頭から咽頭までをまとめて君のようにHEENTと言うんです．これはHead, Eyes, Ears, Nose & Throatの頭文字をとってまとめたものです．君はこの人に結核を疑っているんだろう？それだったら，髄膜炎はないかどうかの所見を必ずとらないといけない．すなわちneck stiffness（首の硬直）〔nuchal rigidity（項部硬直）〕の有無やhead jolt testです．このhead jolt testのjoltという語は"揺する"という意味があって，首を左右に振ってもらって，頭をすごく痛がるかどうかをみる検査です．県立中部病院で調べたデータがあって全髄膜炎患者の97％でhead jolt testが陽性だった．これはnuchal rigidityよりも感度がいいんです．これが陰性だったらまず髄膜炎ではありません．

> このhead jolt testというのはjolt accentuationとも言われていて，首を1秒間に2，3回左右に揺すった（jolt）ときに頭痛が増強（accentuate）するかどうかをみる検査で，県立中部病院でのデータから，非常に感度は高いと言えます．しかし，これは風邪を引いたときでも，当直明けで寝不足の朝でも陽性に出ることもあるでしょう．実際，あるデータによると特異度は60％に落ちるようです．一方，皆さんがよく知っているnuchal rigidityは髄膜炎患者の多くに出るわけではないのですが（感度5〜56％），特異度は（手技のうまい下手も関係しているのか？施設によって幅がありますが）56〜100％と比較的よいと言われています．これらから，**nuchal rigidityが陽性だったら，髄膜炎を疑って腰椎穿刺をすべきでしょう．また，jolt accentuationが陰性だったら，まずは髄膜炎ではないだろうと考えることができます**．しかし，jolt accentuationが陽性だったとしても，髄膜炎とは限りません…．

case 5

胸水貯留してるじゃん…

前胸部の所見で，右側胸部でlate crackleが聴こえたんですね．それは興味深いです．それで背部の身体所見では，まず打診で右下肺野〜右中肺野でcomplete dullnessだということは，そこは水ということです．以前言ったように（CASE2，参照），水があれば，そこでbreath soundは減弱して，vocal fremitusも低下します…．はい，ということはどういうことかわかりました．それじゃあ言っておこう．

宮城先生はそう言って立ち上がり，前に出て以下のような絵を描き，再度話し始めた．

背側：

Scoda's zone：
① vocal fremitus ↑↑
② tactile fremitus ↑↑

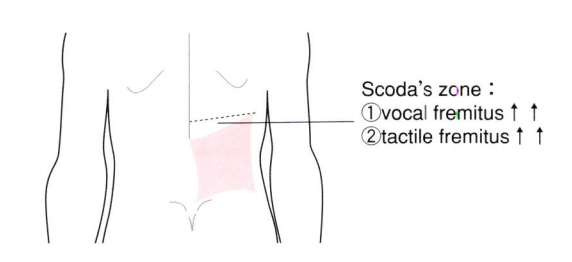

この絵でこの〔　〕のところ，要するに背中側から見て右下肺野〜右中肺野で打診上complete dullnessがあると言うんだろう．君のとった所見が正しければ，そこは水です．この水面のところでは，胸水が肺を圧迫していて，そこに微小無気肺（micro-atelectasis）が生じていて，そこで肺の間質由来の音，すなわちlate crackleが聴こえるんです．それからこの**水面**

Case5 判断材料は一通り洗い出す

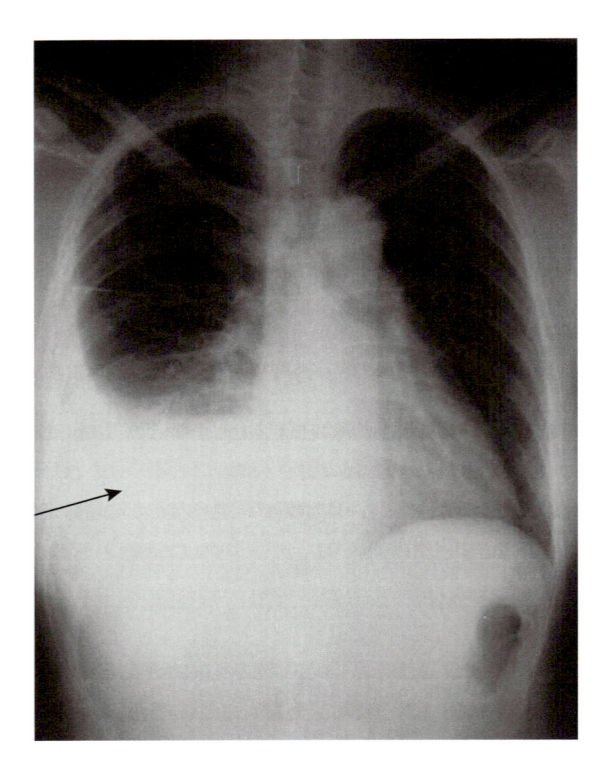

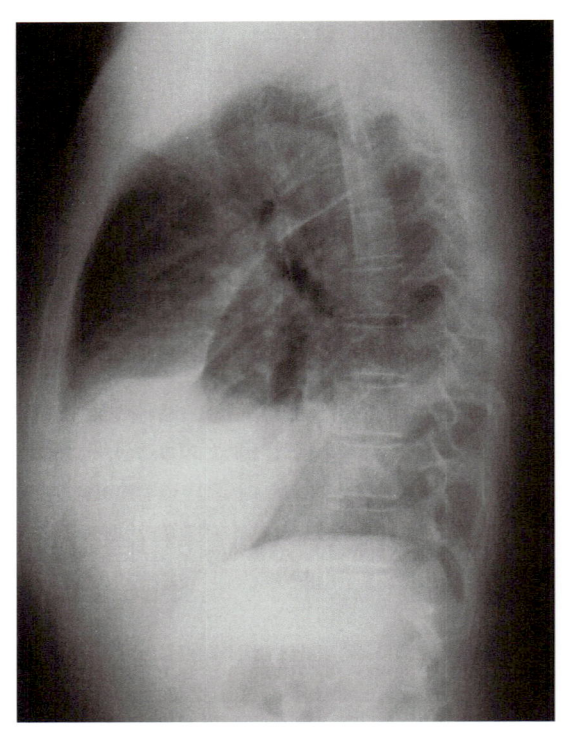

図　胸部X線写真：正面（左）と側面（右）

より上の部分，ちょうど三角形の形をしたところでは，vocal fremitus や tactile fremitus が亢進していて，Scoda's zone（Scodaの鼓音帯）と呼ばれている．そしてこのScoda's zoneの存在がその下に自由水（free fluid）があることの証明になるんです．いいですか？　今日はこれをしっかり覚えておきなさい．あとでベッドサイドでScoda's zoneを確認しよう．

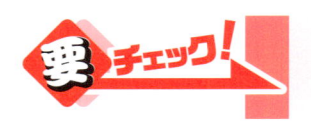

要チェック！　Scoda's zone の存在→その下に自由水（free fluid）

　それでは少しだけ検査結果を見ましょう．教えてください．

　WBCが7,800でCRPが5.1でした．

　うん，たいした値じゃないですねえ．胸部X線写真を見せてください．

　これが来院時の胸部X線写真です（図）．

やっぱり右に胸水がかなりたまっていますね（→）．胸水穿刺はしましたか？

はい．

胸水分析の ABC は何だっけ？

君が打診で complete dullness と判断した部分だけを刺すんです．これができれば，エコーはいらないんです．まあ慣れないうちはエコーを使いなさい．

胸水穿刺（tap）したら，黄色透明で無臭の胸水が引けました．動脈血液ガス（ABG）の機械で pH を測ったら 7.463 で，胸水のグラム染色では多核白血球も細菌も特に認められず，抗酸菌染色でも陰性でした．

ほ〜，ちゃんと自分で染めたんだね．よろしい．胸水 pH が 7.463 ということは膿胸ではないということです．pH が 7.2 未満だったら，膿胸と診断して，ドレナージです．この人にその必要はありません．

胸水中の白血球はリンパ球が優位で，Light's criteria（ライトの分類）では 99％の確率で浸出液でした．

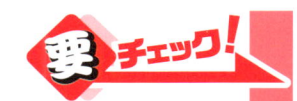

> **要チェック！**
>
> The Washington Manual of Medical Therapeutics（31st ed.）の p207 によると Light's criteria は，
> ①胸水蛋白/血清蛋白が 0.5 以上
> ②胸水 LDH/血清 LDH が 0.6 以上
> ③胸水 LDH が血清 LDH の正常値上限の 2/3 以上
> ①〜③のいずれかを満たせば浸出液（exudates）と書かれています．
> また，このうち 3 つ，2 つ，1 つを満たしたとき，それぞれ 99％，95％，85％の確率で浸出液とも言われています．

細胞数は出しましたか？

細胞数は 2,500/μℓ で，リンパ球多数，好中球少数，組織球（＋），中皮細胞少数，異型細胞（−）という結果が返ってきました．きっちりした数がわからなかったんで，取った胸水を CBC の管に入れて出したらよかったと思いました．

まあ，この人は膿胸（empyema）ではないです．膿胸だと普通，白血球数が 2 万 5 千以上になるんです．この人はそうじゃないということです．そして，**リンパ球優位の胸水は胸膜生**

case 5

Case5　判断材料は一通り洗い出す

検（pleural biopsy）の適応です．その場合，鑑別疾患は結核（Tb），悪性腫瘍（malignancy），膠原病（connective tissue disease）などがあげられます．しかし，悪性腫瘍といってもこの年齢では考えにくいし，仮に悪性腫瘍でこれくらいの胸水のたまっている人なら普通は血性胸水です．膠原病はこの年齢の女性なら考えられる．そこでこれくらいの胸水のたまる膠原病と言えばRAやSLEやMCTD（混合性結合組織病）くらいがあげられるが，もしこういう病気だとすると，普通はもっと熱が上がります．そしてESR（赤血球沈降速度）も100以上です．またこういう病気は膠原病性血管炎（vasculitis）なので，検尿で蛋白質が出てきて，沈査に顆粒円柱が出てきます．この人の一般尿検査（U/A）はどうでしたか？　蛋白質とか顆粒円柱は出ていますか？

え〜っと，尿検査では蛋白質が（±）ですが，沈査は硝子円柱だけで，顆粒円柱はありませんでした．

vasculitisはないでしょう．

胸膜生検，一度は経験しよう！

ところで，リンパ球優位の胸水ならどうして胸膜生検が必要だと思いますか？

えっと…，結核を診断するためですか？

うん，まあそうだ．第1に（癌性胸膜炎や結核性胸膜炎などの）組織診断，第2に結核菌培養検査を出すためです．胸水の結核菌培養を出してもほとんど陰性になって返ってくるんだが，胸膜生検の検体を培養に出したら，60〜70％の確率で陽性になるんです．だから出さないといけない．

検体はいくつくらい出したらよいですか？

いくつ出せばいいのかというはっきりした決まりはないんです．ただ1つより2つ，2つより3つの方が陽性率は高くなると言われています．しかし，5つ以上は変わらないとも言われています．ですから普通は病理検査に3つ程度検体を出します．この人の胸水ADA（アデノシンデアミナーゼ）はいくらでしたか？

え〜っと，120.9でした．

はい，この人は結核です！　ADAが40以上だったら，結核性胸水です．ただし，結核でも膿胸を伴っている場合があって，その場合は例外です．ところがこの人は膿胸を合併していな

いです．排菌はしていますか？

いいえ．喀痰の抗酸菌染色は陰性で，胃液の抗酸菌染色も陰性でした．

はい，**喀痰から出ていないということでGaffky0号**です．

それじゃあ，この人と接触するときにマスクはいりますか？

いいえ．Gaffky0号だったら，特別な感染対策をする必要はないです．そこで君たちに質問です．Gaffky1号の人は感染力がありますか？

え？あるんじゃないでしょうか….

はい，そうです．Gaffkyが1号でも感染します．だから隔離したり，マスクをしっかり着用するなどの感染対策がいります．しかし，喀痰から結核菌が出てこなくて，胃液や気管支鏡検査で出ただけだったら，**感染対策はいらない**です．

> 実は最近Gaffky号数表示が，−，±，+，++，+++に変更となったようです．理由は同じ喀痰でも，どの部分を鏡検するかによってGaffky号数が大きく違ってくるからのようです．そこで新しく採用されたものはGaffkyで言えば以下のように対応します．（−）= 0，（±）= 1～2，（+）= 3～6，（++）～（+++）= 7～10号
> （「感染症レジデントマニュアル」（藤本卓司／著，医学書院）p212に詳しいです．）

それで，ツベルクリン反応（以下ツ反）はしましたか？

はい．今朝，判定したんですが，発赤も硬結もあって，その大きさですが（手に持っているメモを見ながら）…

実はメモには発赤の長径6cm，短径5cmで，硬結の長径3.5cm，短径2cmと記してありました．

それは陽性です．ツ反ではリンパ球の浸潤を見たいわけです．そして硬結がリンパ球の浸潤を表していて，これが大切なんです．**WHOの基準は硬結の有無だけで陽性か陰性かを決めます．すなわちツ反の判定には硬結だけのsingle number**です．そして硬結は触ってわかるんです．それでわからなかったら，**ボールペンで皮膚の上に線を引いてきて，段差があってボールペン先が止まったところが硬結の始まるところです．両端からそうやって引いていって，**

硬結の長径を測るんです．あとでベッドサイドで見てみましょう．それから，この人は入職時にPPD（精製ツベルクリン）をしているはずです．そのときのツ反の結果を聞かないといけないです．たぶん陰性だったはずです．おそらく今回，患者さんとの接触で感染したんでしょう．それではこの人の採血結果に行きましょう．WBCとCRPはいくらだった？

> WBCは7,800でCRPは5.1です．

そうでしょう．結核では白血球もCRPも増えないんです．CRPもせいぜい4～5程度のことが多いんです．ところがESRは上昇する傾向がある．ESRはいくらですか？

> え～っと…，ESRは40でした．

はい，そうなんだ．上がっているだろう．この人は抗結核薬を使って治療することになるが，治療の効果はこのESRに反映するからこの値を追っていくんです．今回はわりとシンプルです．プロブレムと思われるものを丸で囲みなさい．

そこで担当研修医は以下のようにプロブレムをあげ，Problem listを作った．

症例のレジメ （○は問題点）

32歳　女性

主訴　①入院2週間前からの乾性咳と②入院1週間前からの微熱
（dry cough since 2wks. prior to admission & mild fever since 1wk. prior to admission）

既往歴
小児期にアトピー（＋），喘息（－），アレルギー（－）
最近の旅行歴？，ペットの有無？

社会歴
＊職業：看護師
＊結婚歴：独身
＊喫煙：（－）
＊アルコール：ビール1本/日 程度
③＊看護師であり勤務先の病棟で2カ月前に結核患者（Gaffky6号）1名と，1カ月前に結核患者（Gaffky1号）1名が出た．そして後者の方と薄い紙マスク1枚で看護の際に接触した既往あり

家族歴
祖母：心臓病？
　　　膠原病（－）

現病歴

* 3カ月前の当院で受けた人間ドックでは特に異常を指摘されなかった
* 入院2週間前から乾性咳とRt. flank-to-back pain（右側胸部から右背部痛）あり

④ ＜右側胸部〜右背部の痛みに関して＞
①場所：前述
②発症時間とその持続時間：2週間前から持続
③発症の仕方：突然
④特徴：打撲様
⑤強さ：10/10
⑥重大度：眠れない
⑦放散痛：なし
⑧増悪因子：深呼吸・咳・右側臥位
⑨寛解因子：体動
⑩関連因子：冷汗（−），悪心・嘔吐（−）

↓

胸膜炎

* 入院1週間前から微熱（37.5〜38℃），倦怠感あり
* 食欲低下なし，体重減少なし
* 市販の感冒薬・鎮痛剤で軽快しないため当院受診

身体所見

⑤ 血圧140/80，体温37.2℃，心拍数101，呼吸数22
顔貌：浮腫なし
HEENT：特に目立った所見なし
頸部：リンパ節腫脹（−）
　　　慢性閉塞性肺疾患を示唆する所見（−），中斜角筋発達（−）

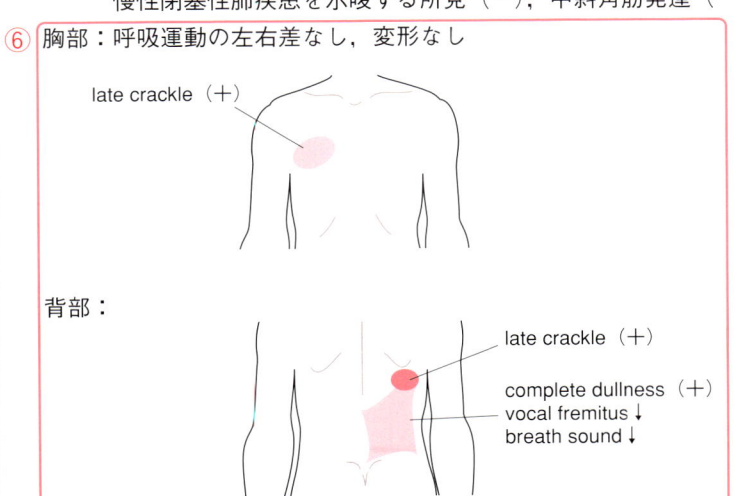

⑥ 胸部：呼吸運動の左右差なし，変形なし

late crackle（＋）

背部：
late crackle（＋）
complete dullness（＋）
vocal fremitus ↓
breath sound ↓

　　　　心臓：リズム整，心雑音なし
　　　　　　　心尖拍動は第4肋間鎖骨中線上
　　　　腹部：軟，平坦，腸音正常，圧痛（－）
　　　　四肢：浮腫（－），hot hand（－），手指振戦（－），ばち指（－）

検査値

⑦
WBC 7,800，CRP 5.1，ESR 40
入院時のツ反：硬結（＋）→ ツ反陽性 ⑧

胸水分析

⑨ 胸水：黄色・透明・無臭
＊胸水pH（ABGの機械で測定）＝ 7.463
＊胸水のグラム染色所見：多核白血球（－），細菌（－）
＊胸水の抗酸菌染色所見：陰性
＊胸水分析結果（細胞分画）：リンパ球優位（ただし具体的な数は測定されておらず）
＊胸水の蛋白5.1，LDH 600であり，血清蛋白7.0，LDH 233
　→ Light's criteria より浸出液
＊胸水ADA ＝ 120.9

抗酸菌染色

⑩ ＊喀痰：抗酸菌染色は陰性
＊（N-Gチューブより採取した）胃液の抗酸菌染色：3日連続陰性

Problem list

#1　結核性胸膜炎，胸水貯留：① 〜 ⑩ まですべて

抗結核薬を覚えないとね…

まあ，いいだろう．非常にシンプルです．ただし，この人は pleuritic chest pain を 10/10 で表現しているが，結核性胸膜炎だったら普通はこんなに痛みを訴えることはないです．この点は，少し話があわないですが．それではベッドサイドに行く前に少しだけ，治療について言っておきます．どういう治療をしたらいいですか？

あの…，INH（イソニアジド）とか RFP（リファンピシン）とか，SM（ストレプトマイシン）とかを4種類くらい使うんですか？

まずこの患者さんにはINHとRFPの2剤だけでいいでしょう．あなた方がよく言っている4剤併用による治療法というのはGaffky5号とか10号の患者さんに対する治療法です．この患者さんはGaffky0号ですから，そういう場合はまずこの2剤で始めて十分でしょう．そして治療に反応しているのなら，ESRが下がっていきます．また貯留していた胸水が自然になくなっていきます．それでは普通，細菌性肺炎とかだと抗生物質は最初は1剤でいくのが普通だろう？しかし，どうして結核だと最初から複数使用するのか，説明できますか？

え〜っと…，耐性菌がいるからですか？

そうです．**結核菌というのはどんな抗生物質を使っても，必ず100万匹に1匹は突然変異を起こして何かに耐性な菌がいるんです．**覚えやすいから覚えておきなさい．1剤だけ使用したときは，100万の1乗分の1の割合で耐性菌が生き残るんです．2剤使用したときは100万の2乗分の1，3剤使用したとき100万の3乗分の1，4剤使用したとき100万の4乗分の1の菌が耐性菌として生き残ります．だから結核治療で多剤併用を行う理由は，このように耐性菌がいるからで，できるだけ生き残る菌数を減らしたいからです．それでは抗結核薬のなかで何が最も強力ですか？

INHですか？

そうです．INHとRFPが最も強力です．じゃあどうして強力と言っているのかというと，この2剤は細胞内の結核菌にも，細胞外の結核菌にも効くからです．普通，細胞内はacidemia（酸性）で，細胞外はalkalemia（アルカリ性）なんだが，この2剤はその両方の環境でもpotencyがあるんです（効くんです）．ところがSMはalkalemiaの環境下でしか効かず，PZA（ピラジナミド）はacidemiaの環境下でしか効かない．それでは抗結核薬の使用量はどのくらいですか？

….

この人の体の大きさはどのくらいですか？ 体重は50 kgくらいありますか？

はい．

じゃあ，INHは体重が50〜60 kgあるような大人なら通常は5 mg/kgあるいは300〜400 mg/日使います．あとRFPは10 mg/kgとして450〜500 mg/日程度でしょう．それではINHとRFPの副作用は何があるか知っていますか？

末梢神経障害ですか？

Case5 判断材料は一通り洗い出す

違う．それはまず第1には出てこないです．INHには末梢神経障害があると教科書にはよく書かれているんだが，実際のところ，日本人にはほとんど起こらないんです．この機序を言っておくと，INHとビタミンB6は構造が似ているので，神経細胞が間違ってビタミンB6の代わりにINHを取り込んでしまうのだが，日本人にはこのINHを分解する酵素が非常に多いため，末梢神経障害はほとんど起こらない．しかし，西洋人は別であり，INHを分解する酵素をほとんど持っていないので，神経障害が生じるんです．じゃあ，一番多い副作用は何だと思うか？

….

肝炎（hepatitis）です．どのくらいの頻度で起きるか知っていますか？

いいえ．

どのくらいの頻度で起きるかRFPに関してはわかっていないが，INHはどの程度の頻度で肝炎（INH-induced hepatitis）を起こすかわかっているんです．それは1960年代に2万人に投与して得たデータがあって，もうこのときからわかっている．**患者が16歳未満なら0％，16歳以上35歳未満なら0.3％，35歳以上50歳未満なら1.3％と徐々に増えていって，50歳以上65歳未満なら2.3％で最もriskyな年齢層になります．そして65歳以上は1.3％と再び減少**します．この人は32歳だから，0.3％の確率でINH-induced hepatitisになるということです．それでは肝障害の程度は何でフォローするのか？ どの程度の基準でRFP・INHの使用を中止して，他の抗結核薬に切り替えなければいけなくなるのか？ それは，次の4つのうち1つでも満たせば中止にするんです．しかし，それまでは我慢して使用しなさい．①GOT/GPTが400を超えた場合．INH，RFPを使用していると例外なくGOT/GPTが上がってくるんです．②ひどい食欲低下になった場合．③PT（プロトロンビン時間）が延長してきた場合．④腹水（ascites）がたまってきた場合．以上のうち1つでもみられれば，仕方なく切る．しかし，それ以外は我慢しなさい．切らなくてよい．

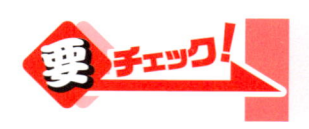

要チェック！　日本人におけるINHとRFPの最も多い副作用→肝炎

それからもう1つ，RFPを使用したら，汗・涙・尿などすべての体液が赤くなるんです．だからこれにびっくりしてRFPを飲むのを止めてしまう患者さんがいる．だから必ず服用前に「あなたの体液のすべてが赤くなります．しかし心配はいりません．」としっかり説明しなくてはいけない．昔は結核の治療と言えば，①きれいな空気，②栄養，③安静の3つと言われ

続けた．しかし，RFPが世の中に出てきてから，③の安静がなくなってしまった．別にRFPを飲んでラグビーをしても構わないんです．なぜならそういうスタディーが実はあって，結核患者でRFPを飲ませてラグビーをさせた群と安静を保った群で治療効果に差がないというデータを得たスタディーで証明されたからです．だから結核患者は，早期離床（early ambulation）です！

どのくらいの期間飲んだら，いいんですか？　まずは6カ月くらいですか？

はい．抗結核薬による治療はまず6カ月行いなさい．

はい，今日の夜からさっそく抗結核薬を飲ませます…．

そうしなさい．胸膜生検は抗結核薬を始めてからでもいいです．胸膜生検はCope針というのを使うんだが，原法というのは胸壁と直角に刺してそのまま引いてCope針の内套の中に胸膜の組織を食い込ませて外套管で捻るように回しながら胸膜を取ってくる方法です．しかし，これだと取れる組織が小さいんです．それで県立中部病院では安谷屋法というのを開発したんだ．これはCope針を胸膜とできるだけ平行になるまで接線方向に押し付けて，挿入した内套管が胸膜を鉋（かんな）で削るようにしてとってくるんだが，これだと平均1.3×3.3 mmくらいのとても大きな組織が取れる．だから組織の診断率も原法に比べてずっといいんです．

この安谷屋変法については「実践内科臨床指針―沖縄県立中部病院―」（徳田安春・宮城征四郎／著，中外医学社）p342〜344に詳しく書かれています．

CDC（米国疾病対策予防センター）はINH耐性率が4％を超える地域では4剤併用を推奨していたのですが，年々，日本の結核菌の薬剤耐性率は上昇し，1997年の時点でINH初回耐性率は4％を超えてしまいました．その結果2001年4月，日本結核病学会総会でその病型や排菌の如何にかかわらず，初回治療ではINH＋RFP＋PZA＋SM（or EB）の4剤で始めるか，または副作用でPZAが使えない場合だけINH＋RFP＋SM（or EB）の3剤で始めることが原則であると取り決められました．そしてINH＋RFPの2剤だけで初回治療を開始する方法は標準的な治療法から削除されてしまいました．このあたりのことは「感染症レジデントマニュアル」（藤本卓司／著，医学書院）に少し書かれています．

ベッドサイドにて

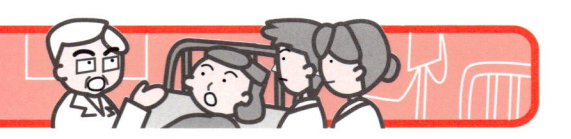

🧑‍⚕️ それでは Scoda's Zone を調べてみましょう….（打診しながら）かなり水面が下がっているようだが，水を抜きましたか？

👨 あ，はい．胸水穿刺したときに，注射器で，500 mℓ くらいはとったと思います．

🧑‍⚕️ うん，水面がもう横隔膜近くまで来てしまっているから，Scoda の鼓音帯ははっきりしなくなってきているなあ．胸水はそんなにとらなくてもよかったです．結核薬が効き始めたら，水は自然になくなってくるんです．また少し胸水がたまって息苦しいと言うんなら，注射器で 50 mℓ とか 100 mℓ とってあげるだけでも息苦しさはとれるんです．

🧑‍⚕️ ツ反を見てみましょう．ボールペンでこうして書いていくと，ひっかかって止まるところからが硬結です．反対方向からも書いてきて，はい，硬結の長径は 3～4 cm です．（患者さんの方を向いて）胸水が少なくなっているから，だいぶ楽になったでしょう？

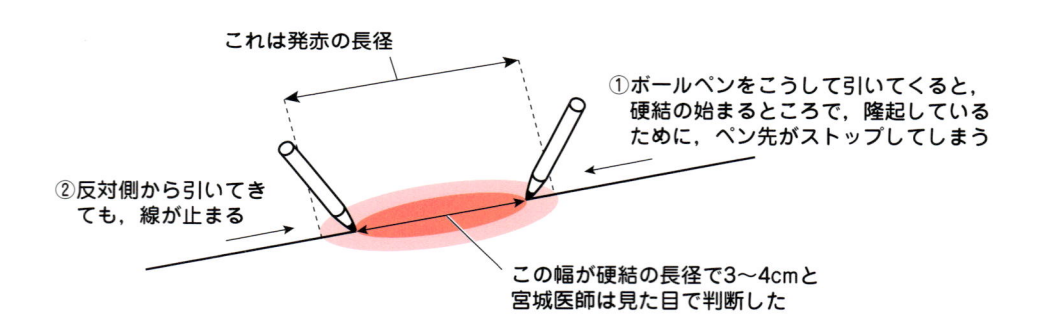

これは発赤の長径

①ボールペンをこうして引いてくると，硬結の始まるところで，隆起しているために，ペン先がストップしてしまう

②反対側から引いてきても，線が止まる

この幅が硬結の長径で3～4cmと宮城医師は見た目で判断した

患 はい

🧑‍⚕️ 結核にかかってしまったのは少し残念だったけど，少し元気になったみたいだねえ．お薬が効いてるんでしょう．まあ，一生懸命治療しますから，ご心配なさらないでください．必ずよくなります！ 今の抗結核薬をまずは 1 カ月ほど続けてみましょう．

患 （笑顔で）はい

と言ってうなずかれた．

回診後のまとめ

* 結核性胸膜炎→胸水貯留
* 排菌している患者さんとの，過去1～2カ月間での接触が感染の原因と思われた

今回は割りとシンプルでしたが，胸水貯留でもこれだけの身体所見があって，診断の手順があるんです…．面白いですね．私の経験から言っても，担当研修医の先生はこの1例を経験しただけで，次回からは全く見違えるほどに胸を張って診察していけると思いますね．

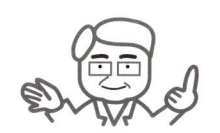

Dr宮城の 覚えておきなさい！

- ☐ 紙マスク一枚では結核菌感染を防げない！
- ☐ head jolt test 陰性ならまず髄膜炎は考えにくい
- ☐ 胸水貯留を疑ったら Scoda's zone を確認しなさい！
- ☐ 胸水の水面では late crackle が聴こえる
- ☐ 胸水分析→ Light's criteria
- ☐ リンパ球優位の胸水は胸膜生検の適応

Case 6

その熱はどこからくるのか
高熱および悪寒（73歳　男性）

　読者の皆さんも少しずつ慣れてきたでしょうか？ 夏も終わりかけの頃，研修医の先生方も少々自信がついてきたようです．そんななか，熱がぜんぜん下がらず冷汗した今回の症例は，その自信を揺るがすのに十分でした．そしてこういう経験を通して，問診と身体所見に忠実であることの大切さを改めて認識できたと思います．

カンファレンスルームにて

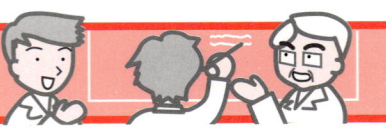

症例のレジメ

73歳　男性

主訴　入院2日前からの高熱（38℃）および悪寒

現病歴
* 入院1週間前から乾性咳，微熱（37℃台），倦怠感．このとき2日連続で他院を受診．X線検査・採血検査せず，診察にて感冒と言われ点滴後帰宅
* しかし，その後症状持続
* 入院2日前から高熱（38℃台），悪寒，黄色痰，左腰痛あり，当院受診．血痰（−），排尿時痛（−），消化器症状（−），いびき（−）

＜左腰痛について＞
① 場所：左背下部（本人は左腰部と言っている…）
② 時間：入院2日前の38℃台の高熱時から自覚
③ 発症の仕方：徐々に
④ 特徴：筋肉痛様
⑤ 強さ：3〜4/10
⑥ 重大度：睡眠可．寝返り可
⑦ 放散痛：なし
⑧ 増悪因子：歩行
⑨ 寛解因子：なし
⑩ 関連因子：悪心／嘔吐（−），呼吸苦（−），冷汗（−）

既往歴

* 糖尿病（＋）：30年以上前から
* 高血圧（＋）
* アレルギー（－），喘息（－）
* 結核（－）：周囲にも結核と言われた人いない
* 喫煙（－）
* アルコール（－）

内服薬

カルスロット® （10mg）1錠/1→カルシウム拮抗薬
オイグルコン® （2.5mg）2錠/2→スルホニル尿素薬
メルビン®　2錠/2→ビグアナイド薬

社会歴

* 職業について
　○○島（沖縄県内の離島）生まれ
　15～22才：同島で農業（稲作・芋作）
　22才～：沖縄本島移住．米軍基地内で軍雇用員として勤務（最初の18年間：調理師，その後の25年間：各米軍家庭の電気製品修理のエンジニア）
　現在は無職
* ライフスタイル：毎日ジョギング（入院1週間前まで）
* 家族：妻，息子2人，娘2人
　現在二世帯住宅に妻と長男夫婦の4人暮らし．二階に息子夫婦が住み，6～7年前から室内犬を飼う．鳥の飼育（－）．家族で同じ症状の人（－）

家族歴

父：4年前に多臓器不全で死亡．詳細不明
そのほか特になし

身体所見

身長168 cm，体重75.6 kg（BMI 26.8）
血圧150/80，体温38.9℃，心拍数85，呼吸数22，SpO_2 89％
* HEENT：特記事項なし
* 頸部：項部硬直（－），頸静脈怒張（－），胸鎖乳突筋の活動性亢進・肥大（－），気管短縮（－），吸気時の鎖骨上窩の陥凹（－），リンパ節腫脹（－）
* 胸部：変形（－）
　　　　呼吸運動の左右差（＋）→深呼吸時，背中側から見ると左肩の上がりが若干右肩よりも遅く見えた
　　　　（メジャーで測定したところ）深呼吸で胸郭は2.5～3 cmしか広がらない（乳輪の高さ）

＊背部：

vocal fremitus ↑

holo crackle（＋），しかし
ところどころ late crackle ?
vocal fremitus ↓

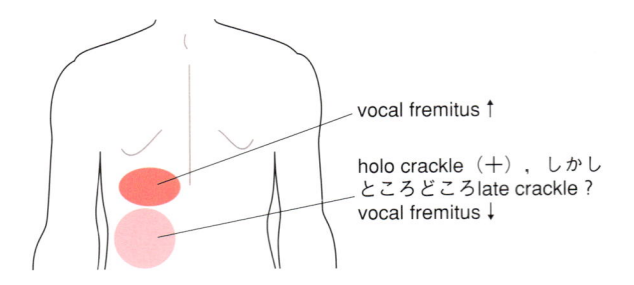

＊心臓：リズム整，心雑音なし
　　　　心尖拍動は第5～6肋間鎖骨中線上
＊腹部：軟，肥満，腸音－正常，圧痛なし／反跳圧痛なし
＊四肢：浮腫（－），hot hand（－），ばち指（－），真菌感染（－）

倦怠感の持続期間も大切な情報源

今回は糖尿病（DM）と高血圧をもった73歳の男性が，入院1週間前からの微熱と乾性咳，全身倦怠感を訴えてきたわけだ．この1週間前のときに近医を2日連続で受診して，風邪と診断されていると言ったが，風邪と診断するには何が必要か知っていますか？

鼻水とか，咳とかですか？

ちょっと違うなあ．それじゃあ，覚えておきなさい．**風邪と診断するには鼻水と咽頭痛の2つがないと診断できないんだ．**逆に，これら2つが揃っていたら，風邪と診断しても何も非難することはできない．ここで鼻水と咽頭痛について君は触れていなかったので，風邪じゃなかった可能性があるなあ…．もう1つ，全身倦怠感も続いていたようだが，これは経過によって3つに分けるんです．①1週間以内なら急性（acute）で，ほとんどがウイルス感染（viral infection）です．②1週間以上は持続性（persistent）で，いろいろな原因があり，③1カ月以上なら慢性（chronic）です．また日内変動がなくて，朝から晩までずっと倦怠感がある場合はうつ病（depression）であることも多いです．まあ全身倦怠感が出てきたから，ついでに言っておこう．心不全の3徴を言ってください？

あとは頻脈とか呼吸苦ですか？

はい．**心不全の3徴は，①全身倦怠感（malaise），②頻脈（tachycardia），③呼吸苦（dyspnea）**です．覚えておくこと．

> （著者より一言）私は何気ない現病歴だと思いながら聞いていたのだが，「倦怠感」という症状1つとってもその罹患期間で3つに分類しながら聞いていく，臨床家としての姿勢にいつもながら感心してしまいます…．

今回はまず微熱と乾性咳がしばらく続いて，そのあとで悪寒，38℃以上の熱，左腰痛が出てきたんだね．本当に腰を痛がっていたのか？

はい，一応，痛みの10カ条を聞いたんですが，場所はやっぱり左腰の辺りだと言うんです．そして深呼吸したら痛いというよりも，歩いたりしたら痛くて，はじめは軽い筋肉痛じゃないかと思ったそうです．それが入院2日前から痛みが増してきて3〜4/10くらいになったそうです．同時に悪寒や38℃以上の発熱も出てきたようです．

その経過は面白いですね．

低酸素血症の原因を考える

この人は米軍基地で長年働いていたそうだが，軍雇用員ということで気をつける点は，昔，建物にアスベストを多く用いていたので，アスベストに暴露されていたかどうかに注意することです．昔，県立中部病院もアスベストが多く用いられていたので，私が院長になってからかなりお金がかかったがすべて取り払い，改装したんです．

> ちなみにアスベストなら呼吸苦が主症状で，身体所見では両側下肺野の late crackle が聴取されますので，どうやらアスベストとは違うようです．

バイタルサインにいってみよう．

来院時ですが，体温が38.9℃，血圧150/80，心拍数85，SpO_2 89％でした．

普通，体温が0.55℃上がったら，心拍数は10上がると以前言ったね．そこでこの人の平熱を36.5℃としたら，それよりも約2.5℃上がっているから，普段の心拍数を仮に70とすると，70＋2.5÷0.55×10＝120で，計算上は熱で120回まで心拍数は上がっていいことになるんです．この人はそれ以下だから特に問題はないでしょう．SpO_2が下がっている．89％ということは，以前教えたと思うが，PaO_2はいくらくらいか？

Case6 その熱はどこからくるのか

えっと，"40-50-60/70-80-90" rule（CASE1，参照）からSpO₂ 90％でPaO₂ 60 mmHgくらいで…，それからSpO₂が88％だったらPaO₂は55 mmHgだったから，55〜60 mmHgくらいですか？

うん，そのくらいになるだろう．君たちこれはしっかり覚えておかんと救急室で慌てるよ．動脈血液ガス分析（ABG）とるまでわからないということになってしまう．"40-50-60/70-80-90" ruleと，それからSpO₂が88％ならPaO₂は55 mmHg，50％で27 mmHgを覚えておくんです．そうすると，この人は低酸素血症があるということです．あとでABGの結果教えてください．

次，身体所見いってみましょう．胸部でまず視診から始まっていることは非常によろしい．どの部位でも視診，打診，そして最後に聴診の順序です（CASE2，参照）．変形はないんですね．呼吸運動で左肩の上がりがやや遅いように見えたということは左肺の広がりがやや悪いかもしれないということです．またメジャーで計ったら胸郭が2.5〜3 cmしか広がらなかったと君は言っているが，君たちのような**何も基礎疾患がない健康な人だったら，普通は深呼吸したら4 cm以上広がるんです．2 cm以下だったら，普通は拘束性肺疾患です**．この人はそこまでじゃないが，さっきの左肩の上がりがやや遅かったこととあわせて考えると，左肺で何らかの広がりを抑えようとする原因があるということです．

ふんふん….

打診はしなかったのかい？ しなくちゃいかんよ．みんな研修なんです．背中側から聴診したらholo crackleがあってそこで同時にvocal fremitus低下というのは少し話があわない．肺に浸潤性の炎症があればそこでは普通，vocal fremitusが亢進するんです．それからその辺りでlate crackleが聴こえるところもあるんですね…．ひょっとしたらかなりnecrotic（壊死性）なのかもしれんな…．そしてその直上ではvocal fremitusの亢進があるんですね？ ふん，おそらく，holo crackleが聴こえた場所はかなりnecroticになっている可能性がある．そしてvocal fremitusが亢進している場所はScodaの鼓音帯（Socoda's zone）のようになっているのかもしれん．まあ，あとの楽しみとしよう．

> 普通の細菌性肺炎というよりは，（necroticな）膿胸のようになっている部分があるために，そこでvocal fremitusが低下しているというわけですね．またlate crackleはmicro-atelectasisでしょうか…．私の経験から言うと，こうやって基本的な所見を毎回，患者さんから逐一とっていくなかで，今回のようなシンプルでない所見の解釈力・推理力も，上達してきます．

ばち指（clubbed finger）はないんですね．**ばち指は足のほうがsensitivityが高い**んです．だから例え手に出てなくても必ず足の指は見ないといけない．足の指もちゃんと見ましたか？

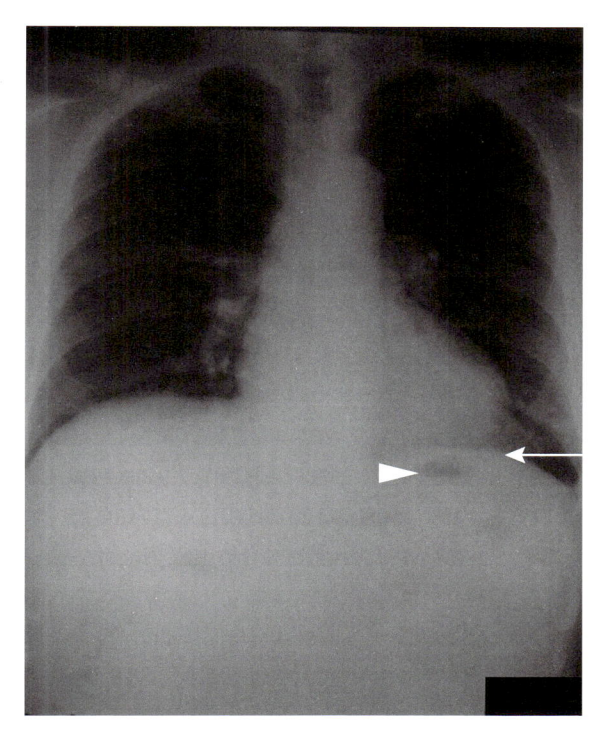

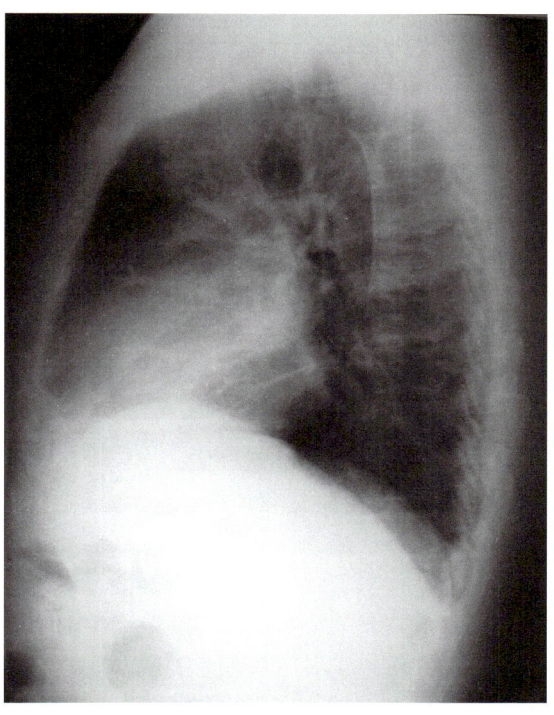

図1　胸部X線写真写真：正面（左）と側面（右）

　え，はい，一応足にもなかったです．

問診・身体所見で疾患を絞ればX線写真もよくわかる！

　それではどんな検査が見てみたい？

　ABGですか？

　ふん，そうですか．じゃあ，ABG教えてください．

　来院時ですが，room air，呼吸数22回の条件で，pH 7.522，pCO$_2$ 39.2 mmHg，pO$_2$ 49.8 mmHg，HCO$_3$ 31.4 mmHg，BE 8.1，SpO$_2$ 89％でした．

　少し呼吸性アルカローシスと代謝性アルカローシスがあるねえ．SpO$_2$は低下しているが，敗血症（sepsis）を疑うような所見ではないです．どうして代謝性アルカローシスがあるんだ？

Case6　その熱はどこからくるのか

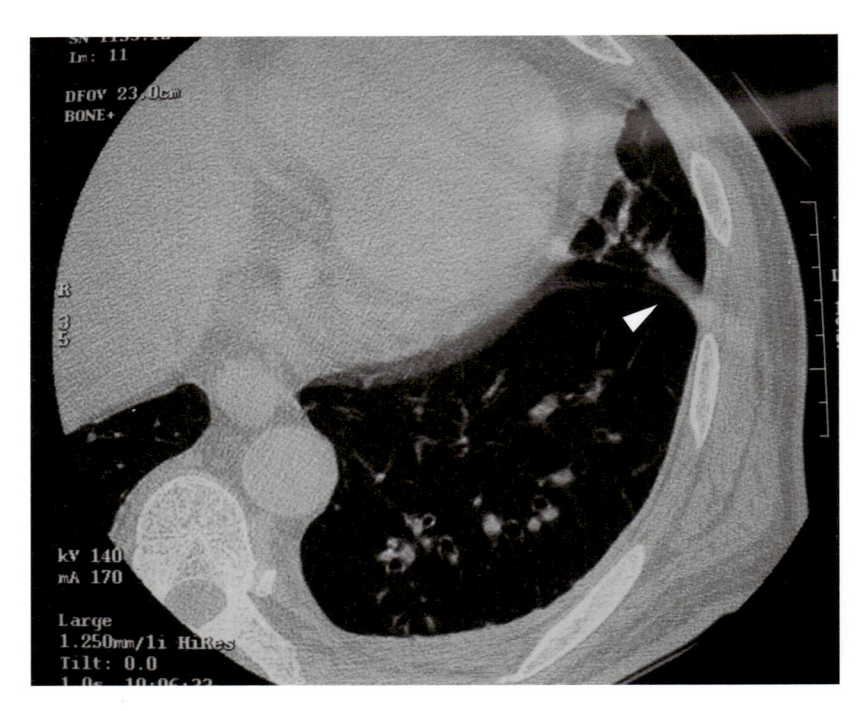

図2　胸部CT写真

脱水があるんじゃないか？　これはひとまず置いておいて次にいきましょう．（座って聞いている参加研修医に向かって）次に何を見たいですか？

🧑 胸部X線写真です．

👨 はい，じゃあ見てみよう（図1）．思ったほどじゃないなあ…．これのどこがおかしいですか？

🧑 え～っと，左の横隔膜が分厚いように思うんですが．

👨 そうです．ここに胃泡が見えていて（▷），その上が横隔膜なんだが，1cmくらいの厚さがあるが（▶），普通はこんなに分厚くないです．ここに膿胸（empyema）があるんでしょう．図2の写真がCTですか？　うん，左の横隔膜の上（▷），ここが膿胸になっている．これでは小さくて，胸水穿刺（tap）は難しいなあ…，他に何か見たいのがありますか？

🧑 CBCとかCRPを見たいです．

👨 じゃあ見ておこう．どうだった？

🧑 WBCが10,700，CRPは31.8でした．

👨 白血球数（WBC）から見た敗血症の徴候は12,000以上または4,000以下です．この人はそうじゃありません．しかし結構，炎症反応は上がっているねえ…．次に分画くらいは見ておこうか．

🧑 分葉核球（segmented form）が85％，リンパ球（lymphocyte）が7.3％，単球（monocyte）が5.0％，好酸球（eosinophilic granule）が2.0％，好塩基球（basophilic granule）が0.4％です．

👨 ふんふん．糖尿病もあるんだから，尿検査の結果も言ってください．

🧑 糖が（4＋），蛋白質が（2＋）でした．

👨 うん．もうかなり腎臓が悪くなっているようですね．はい，もうそろそろいいでしょう…．この人は膿胸です．このように横隔膜の直上に膿などの滲出液（effusion）を作りやすい菌の第1位は *β-hemolytic streptococcus*（β溶連菌），第2位は *anaerobe*（嫌気性菌）です．これら2つの菌のバイタルサインの特徴を言うと，*β-hemolytic streptococcus* はいきなりの高熱で始まることが多いんだが，*anaerobe* は微熱で始まることが多いんです．

横隔膜の直上に滲出液を作りやすい菌
1位：β溶連菌 ・・・・・・・・・・・・ 高熱で始まる
2位：嫌気性菌 ・・・・・・・・・・・・ 微熱で始まる

👨 この人は最初1週間，微熱が続いているので，どちらかというと *anaerobe* の可能性が高い．またこのように，嫌気性菌感染の可能性がある場合は口腔内衛生（oral hygiene）の状態を見ないといけない．そして口腔内衛生が悪い場合，口腔内の嫌気性菌は誤嚥（吸引）または血行性に散布されるんです．ちなみにこの人のようにはじめに腰の痛みから出る場合は血行性散布の場合が多いです．この人はかなり調子が悪そうですか？

🧑 いいえ．熱が上がると確かにしんどそうなんですが，そんなに重症感はないんです…．

👨 そうですか．この人のように，熱のわりには結構ケロッとしている場合は，嫌気性菌感染が多いんです．こういうことからも嫌気性菌が疑わしいです．

🧑 結核という可能性はないでしょうか？

あまり考えられないです．結核ならこの人のようにCRPが31.8のようには上昇しないです．せいぜい5〜6程度で，逆にESRが亢進するんです．

それじゃあ，真菌感染という可能性とかはどうですか？

可能性はないです．真菌性肺炎が起きるためには基礎疾患（underlying disease）がないといけないんです．すなわち白血球減少症（leukopenia）がないと起きないんです．じゃあleukopeniaについて少し言っておこう．**白血球数が1,500〜1,000をmild leukopenia，1,000〜500をmoderate leukopenia，500未満をsevere leukopeniaと3段階に分けて考えなさい．そしてこのsevere leukopeniaの場合に真菌感染症を起こすんです．** もしも仮にそれ以上の白血球数がある人の肺に真菌が感染しても，自分の免疫力で排除してしまって真菌肺炎を起こすことはないんです．それでは誰か出てきてプロブレムと思われるものを丸で囲んで，Problem listを作ってください．

すると研修医は以下のとおり丸で囲み，Problem listを作った．

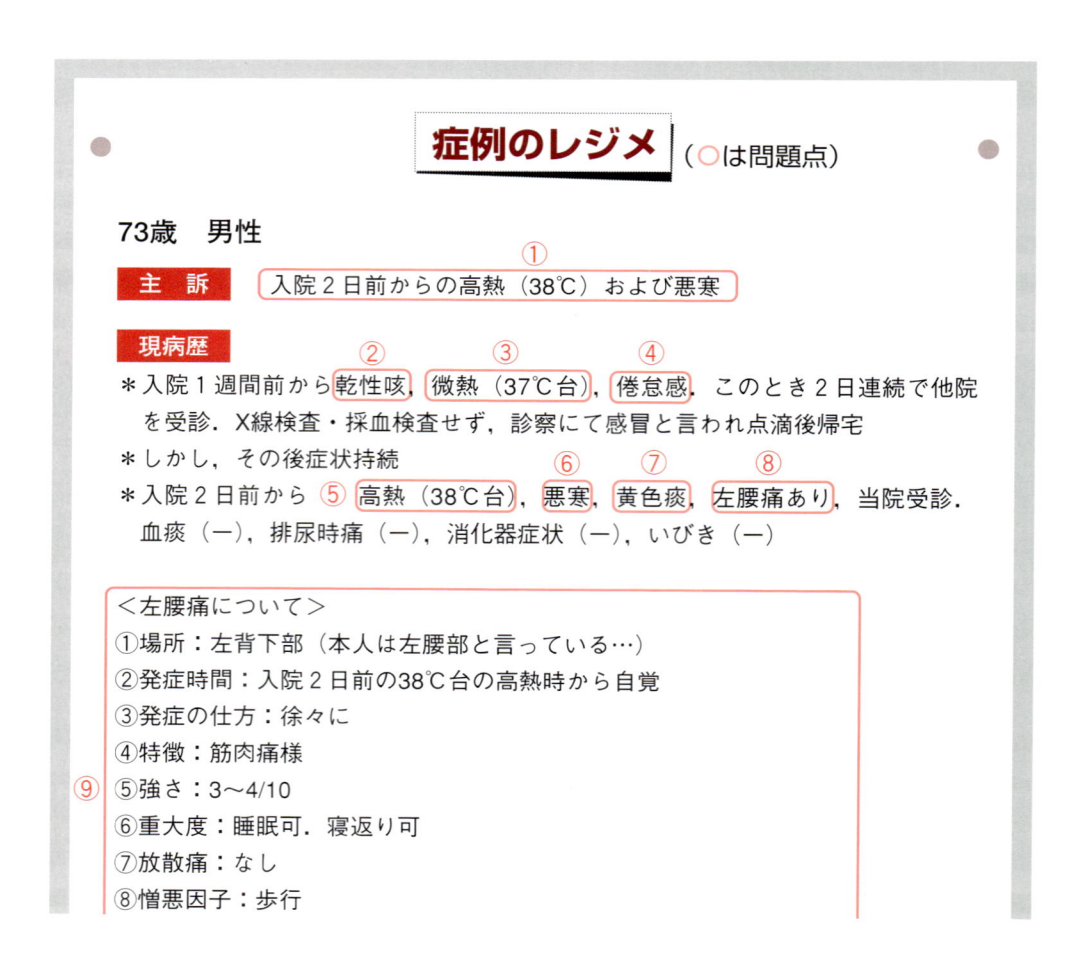

症例のレジメ （○は問題点）

73歳　男性

主訴　①入院2日前からの高熱（38℃）および悪寒

現病歴
* 入院1週間前から②乾性咳，③微熱（37℃台），④倦怠感．このとき2日連続で他院を受診．X線検査・採血検査せず，診察にて感冒と言われ点滴後帰宅
* しかし，その後症状持続
* 入院2日前から⑤高熱（38℃台），⑥悪寒，⑦黄色痰，⑧左腰痛あり，当院受診．血痰（−），排尿時痛（−），消化器症状（−），いびき（−）

＜左腰痛について＞
①場所：左背下部（本人は左腰部と言っている…）
②発症時間：入院2日前の38℃台の高熱時から自覚
③発症の仕方：徐々に
④特徴：筋肉痛様
⑨⑤強さ：3〜4/10
⑥重大度：睡眠可．寝返り可
⑦放散痛：なし
⑧憎悪因子：歩行

⑨寛解因子：なし
⑩関連因子：悪心／嘔吐（−），呼吸苦（−），冷汗（−）

既往歴
⑩ *糖尿病（＋）：30年以上前から
⑪ *高血圧（＋）
* アレルギー（−），喘息（−）
* 結核（−）：周囲にも結核と言われた人いない
* 喫煙（−）
* アルコール（−）

内服薬
カルスロット®（10mg）1錠/1→カルシウム拮抗薬
オイグルコン®（2.5mg）2錠/2→スルホニル尿素薬
メルビン®　2錠/2→ビグアナイド薬

社会歴
* 職業について
  ○○島（沖縄県内の離島）生まれ
  15〜22才：同島で農業（稲作・芋作）
  22才〜：沖縄本島移住．米軍基地内で軍雇用員として勤務（最初の18年間：調理師，その後の25年間：各米軍家庭の電気製品修理のエンジニア）
  現在は無職
* ライフスタイル：毎日ジョギング（入院1週間前まで）
* 家族：妻，息子2人，娘2人
  現在二世帯住宅に妻と長男夫婦の4人暮らし．二階に息子夫婦が住み，6〜7年前から室内犬を飼う．鳥の飼育（−）．家族で同じ症状の人（−）

家族歴
父：4年前に多臓器不全で死亡．詳細不明
そのほか特になし

身体所見
身長168cm，体重75.6kg　⑫ BMI 26.8
⑬ 血圧150/80，⑭ 体温38.9℃，心拍数85，呼吸数22，SpO₂ 89%
　　　　　　　　　　　　　　　　　　　　　⑮　　　⑯
* HEENT：特記事項なし
* 頸部：項部硬直，頸静脈怒張（−），胸鎖乳突筋の活動性亢進・肥大（−），気管短縮（−），吸気時の鎖骨上窩の陥凹（−），リンパ節腫脹（−）
* 胸部：変形（−）
  ⑰ 呼吸運動の左右差（＋）→深呼吸時，背中側から見ると左肩の上がりが若干右肩よりも遅く見えた
  （メジャーで測定したところ）深呼吸で胸郭は2.5〜3cmしか広がらない（乳輪の高さ）

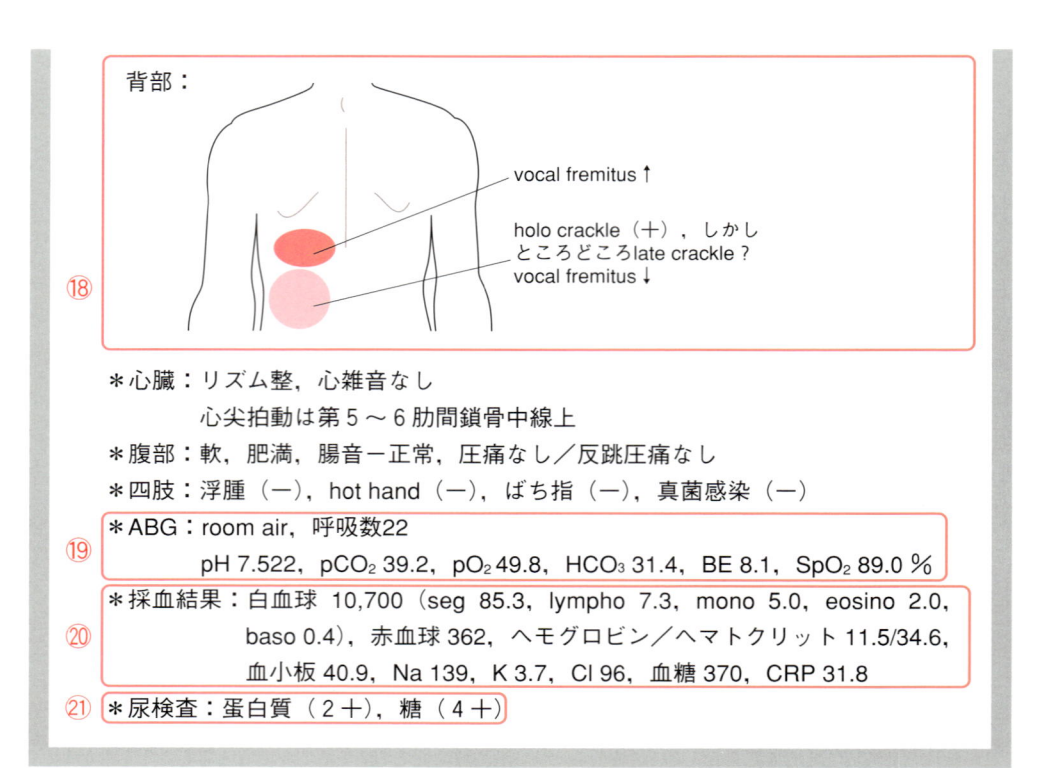

⑱ 背部：
vocal fremitus ↑
holo crackle（＋），しかし
ところどころlate crackle ?
vocal fremitus ↓

＊心臓：リズム整，心雑音なし
　　　　心尖拍動は第5〜6肋間鎖骨中線上
＊腹部：軟，肥満，腸音－正常，圧痛なし／反跳圧痛なし
＊四肢：浮腫（－），hot hand（－），ばち指（－），真菌感染（－）
⑲ ＊ABG：room air，呼吸数22
　　　　pH 7.522，pCO₂ 39.2，pO₂ 49.8，HCO₃ 31.4，BE 8.1，SpO₂ 89.0 ％
⑳ ＊採血結果：白血球 10,700（seg 85.3, lympho 7.3, mono 5.0, eosino 2.0,
　　　　baso 0.4），赤血球 362，ヘモグロビン／ヘマトクリット 11.5/34.6,
　　　　血小板 40.9，Na 139，K 3.7，Cl 96，血糖 370，CRP 31.8
㉑ ＊尿検査：蛋白質（2＋），糖（4＋）

Problem list

♯1　糖尿病，糖尿病性腎症：⑩ ㉑
♯2　高血圧，肥満：⑪ ⑫ ⑬
♯3　細菌性呼吸器感染症（s/o anaerobic empyema）：① ② ③ ④ ⑤ ⑥ ⑦ ⑧ ⑨ ⑭
　　　　　　　　　　　　　　　　　　　　　　　　　　⑮ ⑯ ⑰ ⑱ ⑲ ⑳
♯4　代謝性アルカローシス（s/o 脱水）：⑲

fever-pulse dissociation をきたす疾患

そうですか．まあ，そんな感じでまずはいいでしょう．

あ…，その，ちょっと見ていただきたいものがあるんですがいいですか？

はいどうぞ．

バイタル表なんですが，抗生物質を使って今日で 8 〜 9 日目ですが，熱がこんな感じで全然下がりません．

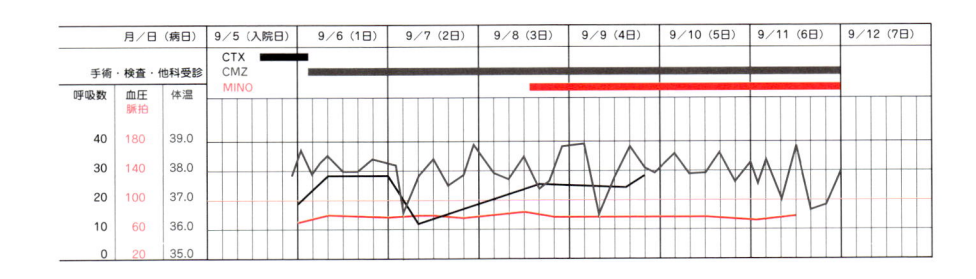

月／日（病日）		9/5（入院日）	9/6（1日）	9/7（2日）	9/8（3日）	9/9（4日）	9/10（5日）	9/11（6日）	9/12（7日）
手術・検査・他科受診			CTX CMZ MINO						

どれどれ…，この人のバイタル表で印象的なのは，熱（fever）と脈拍（pulse）が比例していない，要するに fever-pulse dissociation があるということです．同様に熱と呼吸数も比例していないということです．正常だったら熱が上がれば脈拍，呼吸数もそれに応じて上昇するんです．例えば熱が 0.55℃上昇するたびに心拍数は 10 回/分上昇すると言われている（＝fever-pulse association）．しかし，この人のように **fever-pulse dissociation をきたす疾患は消化器（GI）なら"チフス"，呼吸器（chest）なら"レジオネラ"や"嫌気性菌"**です．君はこの fever-pulse dissociation を見せたかったから僕にこれを見せたんだろう？

え…，あの…，いや…，熱が下がらないのをまず見せておこうと思っただけです…．

（笑）ははは，そうか…．ところでどういう治療をしているんだ？

あの，唾液にやや黄色で膿性の部分が混じっているような痰を出してくれたんでグラム染色したんです．そしたら，上皮細胞がやや多くて評価が難しかったんですが，他の菌に比べて GNcB（グラム陰性球桿菌）がやや多くて，貪食像があるようにも見えたんで，まずはインフルエンザ球桿菌による細菌性肺炎を考えました．それで糖尿病もあるし，最近の BLNAR（βラクタマーゼ陰性アンピシリン耐性 H. influenzae）が嫌で外したくなかったんで，ユナシン®（ABPC/SBT）よりはセフェム系が安全と考えて，第 3 世代セフェムの CTX を始めました．

ところが，夜中くらいから，入院時に染めた喀痰のことがとても気になってきて，結局あの喀痰の所見は polymicrobial infection（ポリマイクロバイアル）で，嫌気性菌による肺炎の可能性もあるんじゃないかと思って，やっぱり外したくなかったんで，同じセフェム系で嫌気性菌にも効く CMZ（セフメタゾール）に替えたんです．そして CMZ をまずは 3 日間使って，熱がぜんぜん下がらなかったんで，ある内科スタッフに相談して，"ミノマイシン®も加えてみたら"と言われて…，特別な理由もなく，納得いかなかったんですが，CMZ にミノマイシン®も加えてさらに 5 日間経ちましたが，ぜんぜん熱は下がりませんでした．でも呼吸状態は特に悪くはなっていないのですが．

> CMZを使うのは教科書的でなく，あまりカッコいい方法でないことは知っていたはずですが，担当研修医は熱が下がらなくて焦っていたんでしょう．冷静に考えてみれば，タバコを全く吸わないで，しかも慢性呼吸器疾患のないような人が *H. influenzae* にかかることはあまり考えられませんから，セフェム系よりもペニシリン系抗生物質を使う方が，問題整理しやすく基本に忠実ですね．

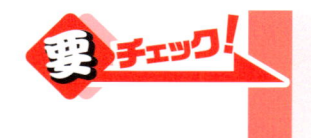

要チェック！
polymicrobial infection とは，グラム染色したら，さまざまな形態をしたグラム陽性菌とグラム陰性菌が見えることを言い，こういう所見が得られたら，嫌気性菌感染症を疑います．また嫌気性菌感染の50％は腐敗臭を伴っています．

ふんふん…，そうですか．**肺炎で熱が下がらないときは何を考えますか？**

え？ 抗生物質が当たってないということですか？

そうです．考えることは，**①抗生物質が当たっていない可能性**です．次は，**②合併症がある場合**です．肺炎の合併症って何ですか？

….

膿胸とか肺膿瘍とか敗血症です．合併症のない肺炎だったら，抗生物質は1週間でいいです．しかし，膿胸だったら2～3週間，肺膿瘍だったら5～6週間は必要です．そしてこの膿胸，肺膿瘍の診断にはCTがいるんです．君は膿胸を疑ったからCTを撮ったんだろう？

実は，よくわからなかったんで撮ってしまいました…．

それから最後に，**③薬に当たってしまった可能性**です．しかし，この場合は好酸球増多症（eosinophilia）になります．まあ，この人は *H. influenzae* じゃないです．まずは基本に戻ってペニシリン系でいいんじゃないか．ABPCとかユナシン®に替えてみなさい．それから先ほどfever-pulse dissociationをきたすのは呼吸器だったら嫌気性菌とかレジオネラと言ったが，この人は入院してから3日間はセフェム系だけで治療されているので，もしもこの人がレジオネラだったら効かないので普通は肺炎像はどんどん広がっていくんです．しかしこの人はその後の胸部X線写真を見てもほとんど変化がないので，この点からもレジオネラは考えられない．それにレジオネラだったら，生化学検査で低ナトリウム血症があります．大抵はNaが127～133くらいが多いです．また肝酵素（GOT/GPT）も上がっていたり，不穏といった精神症状も出てきたりと全身症状が出るのが特徴です．この人は違うでしょう．まあ，嫌気性菌感染です．

ベッドサイドにて

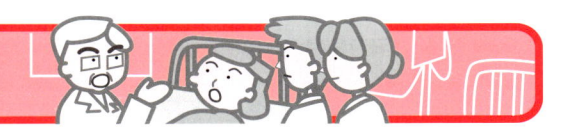

医：（患者さんに向かって）はじめまして，宮城と言います．少し研修医の先生方と診察させてください．

患：はいはい，いいですよ．

医：今，左腰の痛みはどうですか？

患：まだ違和感は残ってますが，痛みはよくなっています．熱が下がらなくてねえ・・・，困ってます．

医：そうですか．少し聴診させてください．

患：はい．

医：（研修医の方を向いて）うん，late crackle になっています．よくなってきています．（それから手足の指を見て）ばち指はないです．膿胸でも1カ月以上経過したらばち指が出てくるんです．この人はないです．（患者さんの方を向いて）よくなってきています．もう少しの辛抱ですからがんばってくださいね．

患：ああ，そうですか．わかりました．よろしくお願いします．

病室の外で

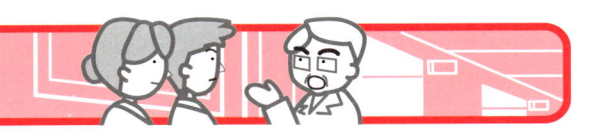

医：late crackle になっているから効いてきてはいるが，まずは基本に戻ってペニシリン系に替えてみなさい．それから，低酸素血症の原因は膿胸でいいでしょう．

回診後，担当研修医は CMZ とミノマイシンをやめて，ユナシン® 6g/日だけに変更しました．その1～2日後，急に熱は下がり微熱となった．そして平熱と微熱をいったりきたりする状態

が2週間ほど続いて，入院4週間目に退院となりました．別にCMZでももう少し我慢していれば熱が下がらなかったとは思わないが，いつでも基本に忠実でありたいものです．

回診後のまとめ

* 膿胸（嫌気性菌感染疑い）→低酸素血症
* 脱水→代謝性アルカローシス

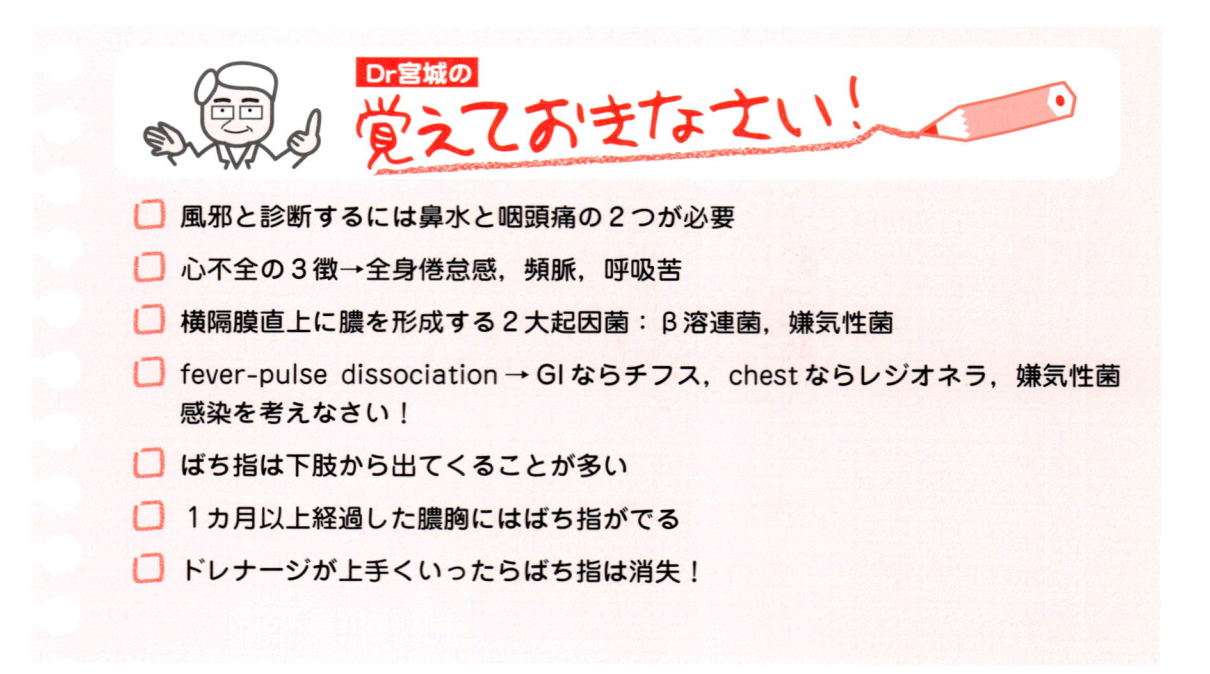

Dr宮城の 覚えておきなさい！

- [ ] 風邪と診断するには鼻水と咽頭痛の2つが必要
- [ ] 心不全の3徴→全身倦怠感，頻脈，呼吸苦
- [ ] 横隔膜直上に膿を形成する2大起因菌：β溶連菌，嫌気性菌
- [ ] fever-pulse dissociation→GIならチフス，chestならレジオネラ，嫌気性菌感染を考えなさい！
- [ ] ばち指は下肢から出てくることが多い
- [ ] 1カ月以上経過した膿胸にはばち指がでる
- [ ] ドレナージが上手くいったらばち指は消失！

Case 7

終末期医療に面して
安静時呼吸苦（76歳　女性）

夜中に一人暮らしの女性の方が救急車で来院されました．昨日からじっとしていても息苦しいそうです．研修医の先生も不安げに診察を始めています．まずはプレゼンテーションに目を通してこの方の状態を考えてみましょう．

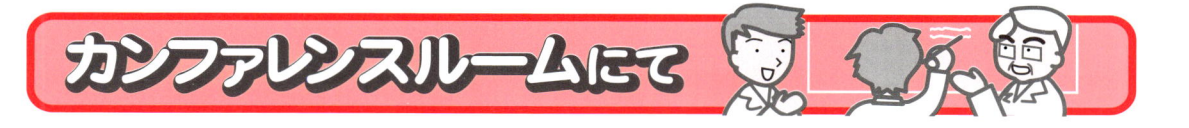

カンファレンスルームにて

症例のレジメ

76歳　女性

主訴　入院1日前からの安静時呼吸苦（dyspnea at rest since one day prior to admission）

既往歴
* 特発性間質性肺炎（現在在宅酸素療法 3ℓ/分）：4年半前から労作時呼吸苦を自覚し入院．このとき特発性間質性肺炎と診断され，在宅酸素療法導入された
* 喘息
* 糖尿病：去年インスリンの自己注射を勧められたが拒否
* 喫煙：1箱／日×40年間＝40pack・years（4年前に特発性間質性肺炎と診断されてからは禁煙）
* アルコール：なし

職業歴
* 沖縄本土復帰前（1972年）までは仕事せず
* 復帰後より，季節労働者としてサトウキビ収穫を約30年間．また約20年ほど家政婦．どういう家で，近くに工場があったか否かなどは不明
* そのほか職業歴なし．現在は無職

家族歴
旦那さんとは死別．家族親戚はいない．一人暮らし

内服薬

アルファロール®（0.25μg）1錠/1
テオドール®（200 mg）2錠/2
ダオニール®（2.5 mg）1錠/1
ベイスン®（0.3 mg）3錠/3
プレドニン®（5 mg）4錠/1
酸化マグネシウム 1.5g/3

現病歴

＊自宅で一人暮らし．トイレ歩行はつたい歩き．日ごろはトイレ歩行や着替えで息切れするが，5分ほど休んでいたら収まってくる（＝Hugh-JonesⅣ〜Ⅴ度）
＊毎日ヘルパーが自宅を訪問し，料理を作り，着替えも手伝っていた
＊入院2〜3日前から，日ごろよりも息切れが多い（労作時か安静時かは不明）と感じていた
＊入院前日より安静時での息切れを自覚
＊入院当日から喘鳴を伴った呼吸苦も自覚．救急車要請し来院
＊痰，熱，全身倦怠感，筋肉痛，関節痛などの感冒症状や先行感染症状なし

身体所見

血圧140/90，体温35.7℃，心拍数117，呼吸数30，SpO_2 80%（経鼻酸素3ℓ/分）
HEENT：顔に浮腫なし，咽喉一充血なし
頸部：気管短縮（−），中斜角筋の活動性亢進・肥大（＋）
　　　頸静脈怒張（−）
　　　頸静脈圧＝6.5cm
　　　CV wave（＋）？
胸部：変形なし，呼吸運動の左右差なし
　　　（メジャーで測ると）深呼吸時に胸郭は約1cm広がる（乳輪レベル）
　　　両側肺野でlate crescendo inspiratory crackle＆expiratory crackleを聴取
　　　wheeze—Ⅲ度
心臓：リズム整，心雑音なし
　　　right-sided gallop（＋）
　　　parasternal heave（±）
腹部：軟，肥満，肝臓—1横指触知
　　　hepato-jugular reflux（−）
四肢：浮腫なし，hot hand（−）
　　　ばち指—下肢に著明

間質性肺炎のバイタルを知る

入院前日からの安静時呼吸苦ですね．これだけじゃあ，いろいろあるからまずは既往歴から聞いてみましょう．

4年半前に労作時呼吸苦（SOBOE）があって入院したときに特発性間質性肺炎（IIP）と診断されました．このときから在宅酸素療法（HOT）を導入されています．現在は3 ℓ/分です．それから喘息（asthma）と糖尿病（DM）があります．DMの方はインスリンを去年から勧められているんですが，嫌がっておられて拒否しているみたいです．

ふんふん，かなり今回はいろいろとありそうです．それから既往歴ではアレルギーを聞かなくてはいけないです．そして，**アレルギーは薬（medication）に対するものと，自然界に対するものの2つに分けて聞くこと．**

この人はプレドニン®を20 mgも毎日飲んでいるんですか…．閉経前の女性の骨はどのようにして守られているか知っていますか？

いいえ…．

2つ機序があります．①エストロゲン・ホルモンによる作用と，②骨細胞は運動によって再生されるので運動です．この2つで骨は守られて，閉経前は骨粗鬆症（osteoporosis）にはならない．しかし，閉経後はエストロゲンの分泌がなくなり，さらに年齢から運動量も減ってきて，急激に骨粗鬆症になりやすくなるんです．この人は閉経していて，運動はもちろんしていないうえに，さらにプレドニン®を毎日20 mgも飲んでいるので，かなりの骨粗鬆症があるに違いないです．

閉経前の女性の骨はどのようにして守られているか
① エストロゲン・ホルモンによる作用
② 運動による骨細胞の再生

バイタルサインにいってみましょう．来院時，熱はなくて，心拍数は117回で，呼吸数も30回ですか．このように普通特発性間質性肺炎の人というのは呼吸数が多いんです．SpO$_2$は酸素3 ℓ/分でやっと80％ですか．かなり調子が悪そうです．間質性肺炎の人は1回換気量が少ないからこのように呼吸数が増えてくるんです．また呼吸数が多いから，SpO$_2$は例え低くても，末期にならない限り普通は炭酸ガスはたまってこない．

ここで1分間の心拍数から考えられる酸素取り込み時間（oxygen uptake time）を考えてみましょう．正常人の心拍数を80回とすると，酸素取り込み時間は60秒÷80回＝0.75秒/回です．ここで健常人の心拍数が例えば160回に増えて，酸素取り込み時間が縮んでも問題

Case7 終末期医療に面して　99

にならないんです．ところが，特発性間質性肺炎のように肺胞毛細血管（alveolar capillary）の壁が厚くなっている場合は，酸素の肺胞壁の通りが悪いのでPaO_2が低下している．こういう人が発熱したり，動いたりすると心拍数が上がるので，酸素取り込み時間が短くなって，さらに余分に必要な酸素が十分取り入れられなくなって，すぐにチアノーゼ（cyanosis）が出るんです．だから間質性肺炎の人というのは心拍数が多かったら下げてあげないといけない．この人の心拍数117というのは特発性間質性肺炎ではかなり苦しいです．

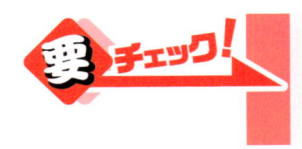

> **要チェック！** 間質性肺炎の人の特徴は，「5mでも歩いたり，トイレに行ったりするだけで，SpO_2が一気に下がる！」と覚える．これは肺胞壁の酸素の取り込みが悪いので，酸素需要が増えても対応できないためです．

間質性肺炎は身体所見の宝庫

首の所見で中斜角筋を見たのかい？ それはよろしい．胸鎖乳突筋の1つ後ろでクロスして走っている中斜角筋が普通は見えないんだが，こういう拘束性肺疾患の人は見えていたり，つまめたりするんだよ．ところが気管短縮（short neck）などもなくCOPDの所見はないわけだね．喘息（asthma）があるようだが，asthmaの人に普通COPD特有の首の所見は出ないです．もし出ていたらその人は慢性喘息（chronic asthma）の状態です．頸静脈圧（JVP）が6.5cmということは右心不全ということです．CV waveがあるように見えるわけですか？ これがあれば，以前も言ったが右心不全が進んで，平均肺動脈圧が30mmHg以上あって三尖弁閉鎖不全症（TR）が出てきているということです（CASE1，参照）．あとで一緒に確かめてみましょう．

胸郭がどれだけ広がるか見たのかい．よろしい！ 1cmしか広がらないのは拘束性肺疾患の肺です．吸気時にlate crescendo inspiratory crackleが聴こえるのか．これは吸気時の始めは聴こえないが，途中からラ音が聴こえ始めて，それが吸気の終わりになるほどどんどん大きくなっていく，要するにcrescendoになっていくラ音で，これが聴こえたら肺の間質に病変があるということです．そしてそれに加えて，呼気時にもラ音（expiratory crackle）が聴こえるとなれば，日本人の場合はほとんど，その間質性肺炎は通常型間質性肺炎（UIP）であり，なおかつ蜂巣肺（honeycomb lung）にまで進行していることを示唆しているんです．この人の肺はもう蜂巣肺です．expiratory crackleというのは，分泌物が貯留してこないと聴こえないラ音で，蜂巣肺の人は分泌物が細気管支拡張（bronchioloectasis）した部位にたまっていて吸収されないので聴こえると言われているんです．

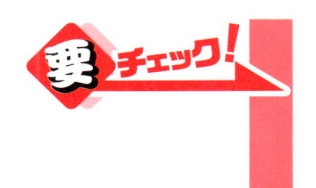

要チェック！
- late crescendo inspiratory crackle
  （吸気の途中から聴こえ始めてcrescendoになっていくラ音）
  →肺の間質に病変

- さらにexpiratory crackle（呼気時のラ音）
  →日本人の場合は，ほとんど通常型間質性肺炎，
   なおかつ蜂巣肺にまで進行

right-sided gallopを聴取したということだが，これはどういうことか一応説明しておこう．吸気時には胸腔内が陰圧になって静脈還流が増えるのは知っているだろう．そのとき，心尖部側すなわち左室側でなく，傍胸骨すなわち右室側でS3 gallop rhythmを聴取し，呼気時にはそれが聴こえないことを言っていて，これは右心不全の状態を表している．

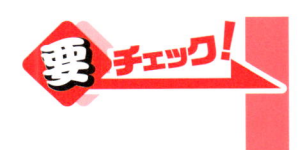

要チェック！
right-sided gallop：吸気時に右室側でS3 gallop rhythmを聴取し，呼気時にはそれが聴こえないこと（いわゆる右室側での呼吸性心音変化）

parasternal heaveがあったのかい？ よく覚えていたねえ．このparasternal heaveは肺が縮む病気，すなわち拘束性肺疾患（間質性肺炎）でよく見られる所見で，PMI（心尖拍動）が左室側よりもむしろ胸骨の近くでびんびん触れることです．すなわち，PMIを右室側がリードしているわけです．これがあると右室（RV）が相当大きくなっていることを示唆している．すなわちこの人は肺性心（cor pulmonale）の状態になっているということです．ちなみにCOPDの人のPMIは心窩部の近くで触れるんです．

この人の腹部の身体所見で肥満とあるが，この人はお腹が大きくて，その原因が肥満と言いたいなら，distended d/t（due to）simple obesity（単純性肥満による膨満）と言うんです．覚えておきなさい．

（著者より一言）腹部膨満があるとき，アメリカではその原因をよく5F'sといって覚えるようです．
5F's＝fat, flatus, feces, fluid, fetus（順に「脂肪」，「おなら・ガス」，「便」，「水」，「胎児」という意味で，これらの頭文字をとって5F'sです．担当研修医の先生はこの人の場合はfatと考えたんですね．

君のとった下肢の所見でばち指（clubbed finger）が著明とあるが，**特発性間質性肺炎のなかでUIPが最もばち指を呈しやすくて，UIPの約60％でばち指が出ます．**

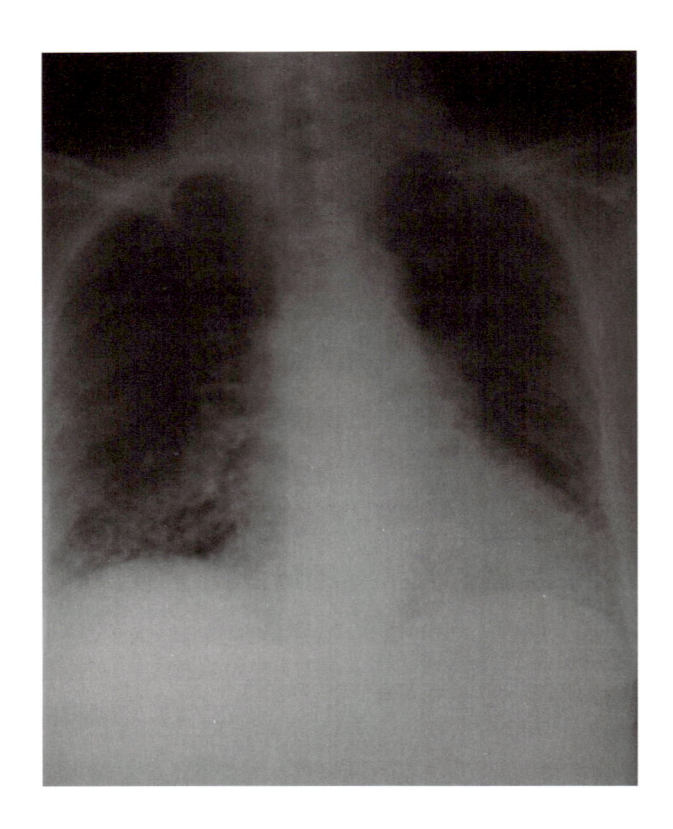

図1　胸部X線写真：正面

はい，それではこれくらいでいいでしょう．（他の研修医に向かって）どんな検査を見たいか？

ABGです．

来院時：O_2 3 ℓ/分，呼吸数 30 の条件で pH 7.473, pCO_2 38 mmHg, pO_2 41.5 mmHg, HCO_3 27.2 mmHg, BE 3.6, SpO_2 80.5％でした．

ふんふん…，これくらいでしょう．この人は顔がむくんでいないし，四肢にも浮腫がない．要するに anasarca（全身浮腫）はない．**もし間質性肺炎があって，それが悪くなって全身がむくんできたとしたら，ABG 所見で 2 通りの可能性しかないんです．すなわち，①PaO_2 が常時 40mmHg を切っているか，もしくは②感染など何らかの原因で一過性に $PaCO_2$ が上昇した場合**です．この人のABGは pO_2 41.5, pCO_2 38 で，この両者のいずれにもなっていないので身体所見と話はあいます．ところが，例えばこのような太った人のABGが PaO_2 = 50 mmHg 程度で，かつ炭酸ガスがたまっていない（$PaCO_2$ が 40 mmHg 未満）のに，下肢の浮腫があったら，この原因は呼吸器疾患によるものではないということを意味するわけです．そしてこういう肺性心の人は，深部静脈血栓症（DVT）などの慢性の静脈塞栓（chronic venous thrombosis）があることが非常に多いです．それからついでに言っておくが，仮にこの患者さんの全身がむくんできたからといって，さらにフロセミド（ラシックス®）を投与すると，

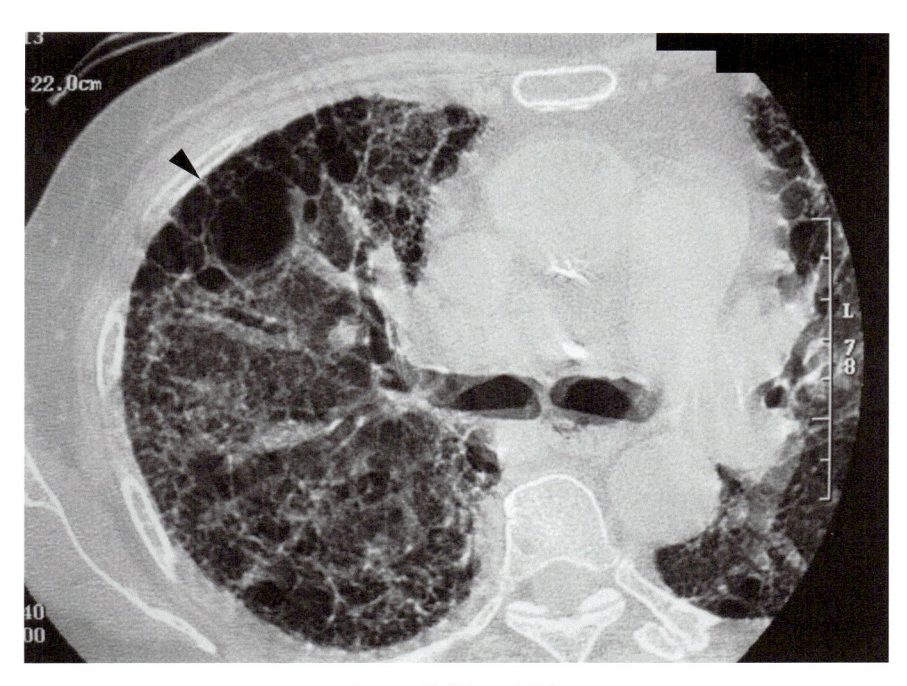

図2 胸部CT写真

体内Caを排泄させるため，さらに骨粗鬆症を進行させてしまうので注意しないといけない．じゃあ，次何が必要ですか？

胸部X線写真を見たいです．

じゃ見てみよう…（図1）．ふんふん，〔両側下肺野中心の網状（すりガラス）陰影の程度からすると〕かなりの間質性肺炎です．隣にあるのが胸部CTですか（図2）？ どうしてCTまで撮ったんですか？

え，一応撮って見たんですけど…．

いや別に撮ってはいけないといってるわけじゃなくて，その目的があればいいんです．

いや，ちょっと見たくなったんで…．

それじゃあいかん．じゃあ言っておこう．この人の胸部CTを見るとbullaがあるだろう（▶）．特発性間質性肺炎をCT写真上で分類すると2つに分けられる．①**A type が bulla（−）のもので**，②**B type が bulla（＋）のものです．そしてB type の方が予後が悪い**んだが，この人はbullaがあるからB typeということです．君はそれを見たかったと思ったんだが…．まあいいだろう．はい，じゃあ，次何を見たい？

Case7 終末期医療に面して 103

え？ CBCは見てみたいですが．

じゃあ，見てみようか．この人は低酸素状態が慢性的に続いているのだから，多血症（polycythemia）があるに違いないんです．RBC（赤血球数）はいくつですか？

RBCは561万です．

そうだろう．増加している．こういう多血症の人はそうじゃない人よりもすぐにチアノーゼが出るんです！ なぜかは知っていると思うが，もし知らないならチアノーゼの定義のところの教科書を読んでおきなさい．

> チアノーゼの定義はどんな教科書にも載っていると思いますが，「Problem-Oriented Medical Diagnosis（7th ed.）」（H.H.Friedman／著，Lippincott Williams & Wilkins）によると，「普通は末梢動脈血中の還元型ヘモグロビンが5g/dℓ以上で出てくる皮膚や粘膜が青くなる所見のこと」と書かれています．すなわち貧血や多量失血の患者さんよりは，多血症の患者さんで出やすいのがわかると思います．

間質性肺炎の問題整理は簡単

それでは誰か前に出てきてプロブレムを囲んでいきなさい．

そして研修医は以下のようにプロブレムを丸で囲み，さらにProblem listを作った．

症例のレジメ（○は問題点）

① 76歳　女性

主　訴　② 入院1日前からの安静時呼吸苦（dyspnea at rest since one day prior to admission）

既往歴

③ ＊特発性間質性肺炎（現在在宅酸素療法3ℓ/分）：4年半前から労作時呼吸苦を自覚し入院．このとき特発性間質性肺炎と診断され，在宅酸素療法導入された

④ ＊喘息

⑤ ＊糖尿病：⑥ 去年インスリンの自己注射を勧められたが拒否 →compliance不良？

＊喫煙：1箱／日×40年間＝40pack・years（4年前に特発性間質性肺炎と診断されてからは禁煙）
⑦

＊アルコール：なし

職業歴

＊沖縄本土復帰前（1972年）までは仕事せず
＊復帰後より，季節労働者としてサトウキビ収穫を約30年間．また約20年ほど家政婦．どういう家で，近くに工場があったか否かなどは不明
＊そのほか職業歴なし．現在は無職

家族歴

⑧ 旦那さんとは死別．家族親戚はいない．一人暮らし

内服薬

アルファロール®（0.25μg）1錠/1
テオドール®（200 mg）2錠/2
ダオニール®（2.5 mg）1錠/1
ベイスン®（0.3 mg）3錠/3
⑨ プレドニン®（5 mg）4錠/1
酸化マグネシウム 1.5g/3

現病歴

⑩
＊自宅で一人暮らし．トイレ歩行はつたい歩き．日ごろはトイレ歩行や着替えで息切れするが，5分ほど休んでいたら収まってくる（＝Hugh-JonesⅣ～Ⅴ度）
＊毎日ヘルパーが自宅を訪問し，料理を作り，着替えも手伝っていた
＊入院2～3日前から，日ごろよりも息切れが多い（労作時か安静時かは不明）と感じていた
＊入院前日より安静時での息切れを自覚
＊入院当日から喘鳴を伴った呼吸苦も自覚．救急車要請し来院
＊痰，熱，全身倦怠感，筋肉痛，関節痛などの感冒症状や先行感染症状なし

身体所見

⑪ 血圧140/90，体温35.7℃，心拍数117，呼吸数30，SpO$_2$ 80%（経鼻酸素 3ℓ/分）
HEENT：顔に浮腫なし，咽喉ー充血なし
頸部：気管短縮（−），⑫ 中斜角筋の活動性亢進・肥大（＋）
　　　頸静脈怒張（−）
　　⑬ 頸静脈圧＝6.5 cm
　　⑭ CV wave（＋）？
胸部：変形なし，呼吸運動の左右差なし
　　⑮ （メジャーで測ると）深呼吸時に胸郭は約1cm広がる（乳輪レベル）
　　⑯ 両側肺野でlate crescendo inspiratory crackle&expiratory crackleを聴取
　　⑰ wheeze−Ⅲ度
心臓：リズム整，心雑音なし
　　⑱ right-sided gallop（＋）
　　⑲ parasternal heave（±）

　　　　腹部：軟，肥満，肝臓-1横指触知
　　　　　　　hepato-jugular reflux（-）
　　　　四肢：浮腫なし，hot hand（-）
　　　⑳ ばち指-下肢に著明

Problem list

＃1　特発性間質性肺炎の急性憎悪：② ⑪ ⑫ ⑮ ⑯
＃2　喘息発作：④ ⑰
＃3　糖尿病：⑤ ⑥
＃4　元ヘビースモーカー：⑦
＃5　孤立した人間関係：⑧
＃6　骨粗鬆症：① ⑨
＃7　急性に進行する呼吸苦：③ ⑩
＃8　右心不全：⑬ ⑭ ⑱ ⑲ ⑳

間質性肺炎の終末期に面する

そうですか…，まあいいでしょう．ところでこの人に何をしましたか？

入院時はまずシンプルに気管支喘息発作と考えてβ-刺激薬の吸入とソル・メドロール®40 mgを1日4回点滴して，入院2日後には喘鳴を伴う呼吸苦（wheezy dyspnea）は軽減してきて，ソル・メドロール®の点滴は結局トータルで5日間使用したんです．
　ところが，この5日間に1度急変があって，入院3日目なんですが，ベッドを看護師さんが挙上させたとき突然呼吸苦が出てきてSpO$_2$が60％台まで下降したんです．酸素を5 ℓ/分まで増量したら徐々にSpO$_2$はアップしてきて94％となって呼吸苦はとれたんです．またこの日，入院時のKL-6の値が2,451とわかって，以前の値と比べて著明に上昇していたんで間質性肺炎の急性増悪の可能性もあると思いました．それでこの人の昔のカルテを見たら間質性肺炎の急性増悪で過去に2回入院していて，このときにエンドキサン®（cyclophosphamide：CPA）のパルス療法がそれぞれ1回ずつ行われていて，"若干効果が認められた"との記載もあったんで，翌日（入院4日目）エンドキサン®パルス（500 mgを1回点滴のみ）をしました．その後，本人の自覚からもやや呼吸苦改善傾向が見られたようで，よかったと思ってたんです．
　ところが，その翌日（入院5日目）の夜中，くしゃみをしたら突然呼吸苦が始まって，"SpO$_2$が50％以下です！"と連絡がきて呼ばれました．チアノーゼ著明で，聴診上 wheeze

入院から現在までの経緯

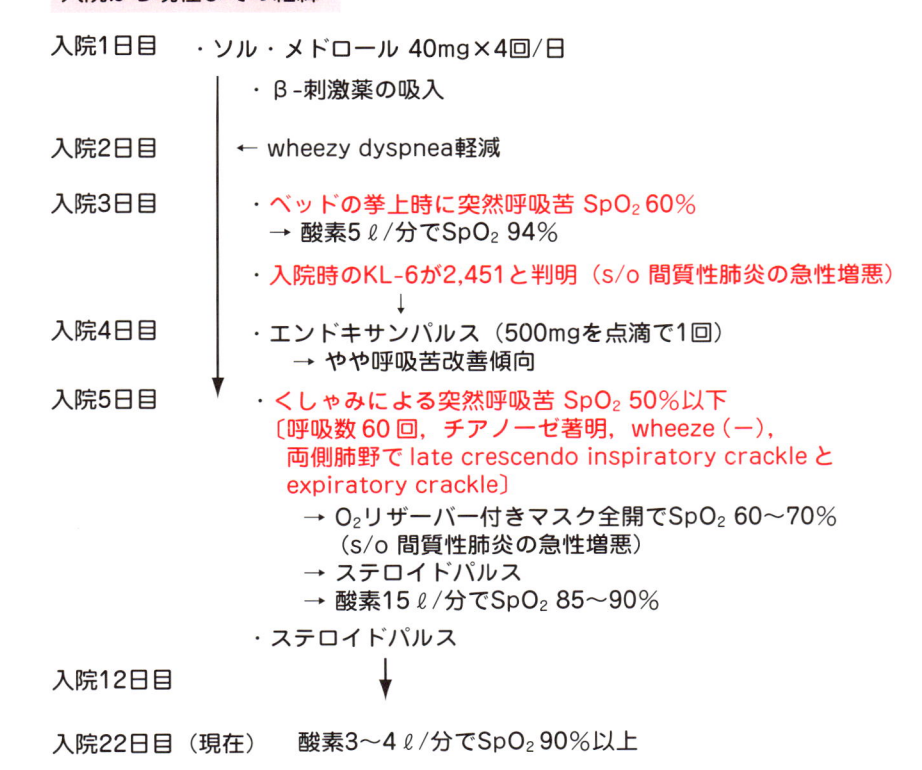

入院1日目　　・ソル・メドロール 40mg×4回/日
　　　　　　　　・β-刺激薬の吸入

入院2日目　　← wheezy dyspnea軽減

入院3日目　　・ベッドの挙上時に突然呼吸苦 SpO$_2$ 60％
　　　　　　　　　→ 酸素5ℓ/分でSpO$_2$ 94％

　　　　　　　・入院時のKL-6が2,451と判明（s/o 間質性肺炎の急性増悪）

入院4日目　　・エンドキサンパルス（500mgを点滴で1回）
　　　　　　　　　→ やや呼吸苦改善傾向

入院5日目　　・くしゃみによる突然呼吸苦 SpO$_2$ 50％以下
　　　　　　　　〔呼吸数60回，チアノーゼ著明，wheeze（−），
　　　　　　　　　両側肺野で late crescendo inspiratory crackle と
　　　　　　　　　expiratory crackle〕
　　　　　　　　　→ O$_2$リザーバー付きマスク全開でSpO$_2$ 60〜70％
　　　　　　　　　　（s/o 間質性肺炎の急性増悪）
　　　　　　　　　→ ステロイドパルス
　　　　　　　　　→ 酸素15ℓ/分でSpO$_2$ 85〜90％
　　　　　　　・ステロイドパルス

入院12日目

入院22日目（現在）　酸素3〜4ℓ/分でSpO$_2$ 90％以上

はないんですが，両側肺野で late crescendo inspiratory crackle と expiratory crackle が聴こえて，呼吸数は60回でSpO$_2$はO$_2$リザーバー付きマスク全開でも60〜70％程度しかなくて，くしゃみ刺激で誘発された間質性肺炎の急性増悪と考えました．そこで今度はステロイドパルス（1g/日）を開始しました．約30分から1時間してからようやく呼吸苦は落ち着き始めて，呼吸数も低下し，酸素15ℓ/分で85〜90％にまで回復しました．そしてこのステロイドパルスをトータルで7日間続けたんです．

　その後は日によって変動はあるんですが徐々に酸素を下げることができて，今日で入院22日目なんですが，酸素は3〜4ℓ/分でSpO$_2$ 90％以上です．ステロイドは入院前に飲んでいたプレドニン® 20 mg/日に戻っています．

ABG 教えてくれますか？

今朝のABGは酸素3ℓ/分，呼吸数28回の条件で，pH 7.48，pCO$_2$ 46.9 mmHg，pO$_2$ 80.6 mmHg，HCO$_3$ 34.1 mmHg，SpO$_2$ 96.5％でした．

炭酸ガスがたまってきているか…．**間質性肺炎はSpO$_2$が低下するのが特徴だが，はじめは炭酸ガスはたまらないんです．これがたまってきたら本当に最後のとき**なんです．それで，今後はどういう方針なんですか？

あの…，患者さんと話し合ってDNR（=do not resuscitate：心肺蘇生中止）になりました．

いい選択です．ここで治療について少し言っておこう．エンドキサン®パルスはやってもいいが，効果は現在のところcontroversialです．それから，UIPの人にステロイドは常時使うべきではないです．ステロイドというのはUIPの急性増悪期に7日〜14日間使用するだけです．さっきも言ったが，この人は閉経していてエストロゲン・ホルモンが分泌されていないうえに，運動もしていないわけだから骨粗鬆症になりやすいわけです．そこでプレドニン®を20 mgも毎日飲んでいるわけだから，かなりの骨粗鬆症があるはずです．この人の特発性間質性肺炎は蜂巣肺まで進行していて，Hugh-Jones V度で安静時の呼吸苦まで出てきているんだから，特発性間質性肺炎としてはterminal（末期）の状態で，この段階になったらステロイドパルスやエンドキサン®パルスはまず効果が望めない．すなわちそれらを行う時期はもうすでに終わっているんです．本当はステロイドの内服もいらないんです．

じゃあ，どういう治療をしたらいいんですか？

ステロイドの内服をするのではなくて，むしろ運動療法です．日光に当たって，できる限りの早期離床（ambulation）です．それからもう1つ聞いておこう．この人が急変して心肺停止にでもなったとき，心臓マッサージをしたらどうなるか？

….

多発肋骨骨折を起こして，逆に心臓マッサージしたことで泥沼に陥るんです．心臓マッサージが逆に命を奪ったなどと言われかねないんです．だからDNRというのはいい選択です．医療というのは病気の治療をする時期と，それを過ぎてしまったときの本人や家族の心のケアに重点が置かれていく時期があるんです．若いときはなかなかそういうふうに切り替えるのが難しいんだが．私もそういうことがわかってくるのに30年間も掛かりました．

　ここでステロイドが出てきたから，ついでにもう少し言っておこう．ステロイドには糖質コルチコイド作用があり，ここに抗炎症作用があるのは知っていると思うが，ステロイドには作用時間でshort-acting, intermediate-acting, long-actingの3通りに分けられるんです．**short-acting steroidがソル・コーテフ®，intermediate-acting steroidがソル・メドロール®，long-acting steroidがデカドロン®です．そしてintermediate-actingのソル・メドロール®だけに隔日投与が認められている．**隔日投与の機序を言っておくと，ソル・メドロール®を1回投与すると，12時間は体内に滞在する．しかし体内にはなくても，36時間は作用が持続すると言われている．これはphantom effect（「幽霊効果？」という日本語訳になりま

す）と呼ばれている．しかし，隔日投与にすると48時間（2日間）のうち最後の12時間は薬理作用が効いていないことになるが，連日投与することで副作用（side effect）を出すくらいなら，薬理作用のない12時間を耐えてもらった方がましだという考え方が隔日投与なんです．しかし，女性の骨粗鬆症に関しては，理由ははっきりわかっていないんだが，この隔日投与の考え方は通用しないで，全く抑えることはできないんです．だから例えば閉経後の女性に，仮にasthmaのコントロール目的で1日おきにプレドニン®を投与しても，骨粗鬆症は抑えることはできない．

　最後にもう1つ言っておこう．君は，この人の旦那さんは亡くなられていて，家族親戚とも交流がなくて，独り暮らしの状態だと言ったが，じゃあ，この人が急変したりすると誰にコンタクトをとるんだ？

はい．あのう…，子供さんとかは本土にいるようなんですが，理由はわからないんですが，絶縁状態で連絡先もわからないんです．それでいつもこの方をお世話している近所のおばさんがキーパーソンになっているんです．その方以外誰もいませんから….

うん…，大変だが，こういうことはきちっとしておかないと，遺体はだれが引き取るんだとかいろいろな問題が出てくるんです．いいですか？

あ，はい．

それではベッドサイドに行きましょう．

ベッドサイドにて

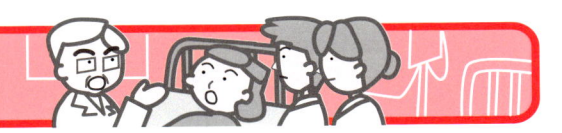

それではまず首を見てみましょう…．うん，そうです．収縮期に圧が増大して頸静脈が浮き上がる逆転現象です．これがCV waveです．TRがあるはずです．（聴診しながら）うん，これは典型的なlate crescendo inspiratory crackleです．そして呼気時の真ん中くらいで，確かにexpiratory crackleも聴こえます．蜂巣肺の状態です．

あれ，どうしてこの人は酸素マスクをしているのか？

本人に3ℓなので経鼻酸素を勧めたんですが，いつ増悪するかわからないという恐怖心と不安感から，看護師さんをすぐ呼んで，経鼻からマスクに換えてもらっているようです．

それで炭酸ガスがたまっていたわけだ…．炭酸ガスがたまっているわりにはそれほどsickに見えないから何かおかしいと思っていたが…，酸素3ℓくらいでマスクをしているから，吐いた息を吸いこんでしまって炭酸ガスがたまってくるわけです．酸素5ℓくらいまでは経鼻酸素にしなさい．

> この患者さんのCO_2貯留の原因は，酸素3ℓ/分をマスクで投与していたことにありました．もちろん，間質性肺炎自体は，身体所見から予測されたとおり，蜂巣肺でterminal stage（終末期段階）の肺ですが，例えばリザーバー・マスクで酸素を10～15ℓ/分与えていても，炭酸ガスがたまってくるほどの状態ではなかったです．

回診後のまとめ

* s/o 気管支喘息発作と間質性肺炎の急性増悪の合併
* 肺性心（右心不全）
* 間質性肺炎末期
* s/o 骨粗鬆症（d/t 閉経後，ステロイド内服）
* 家族・親戚が周囲にいない状態（孤立した人間関係）

この患者さんの経過ですが，その後ずっと酸素3～5ℓを行ったり来たりする状態が数週間続きました．そんなとき，夜中に看護師さんがバイタルサインをチェックしに行ったとき呼吸が止まっているとの連絡がありました．DNRでしたので，特に心肺蘇生（CPR）は行わず，診察し死亡確認となりました．

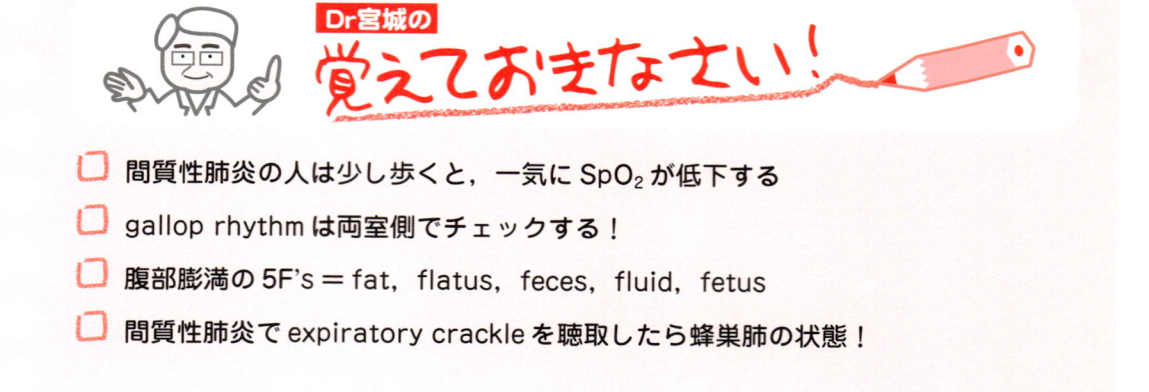

Dr宮城の 覚えておきなさい！

- 間質性肺炎の人は少し歩くと，一気にSpO_2が低下する
- gallop rhythm は両室側でチェックする！
- 腹部膨満の5F's = fat, flatus, feces, fluid, fetus
- 間質性肺炎でexpiratory crackleを聴取したら蜂巣肺の状態！

Case 8

1つの症例から多くを学べ
2階から転落（50歳　男性）

まず研修医1年目の某先生が，「50歳男性，2階から転落」という通報を受けて，救急室に呼ばれました．その後すぐにその某先生は当時救急室をローテーションしていた3年目内科研修医をコールしました．間もなくして「CPA（心肺停止）になりそうです！」ということでその日当直だった私もすぐに呼ばれました…．

カンファレンスルームにて

症例のレジメ

50歳　男性

主訴　2階から落ちたとのことで救急車で来院

既往歴

* 喘息：22年前，東京から沖縄に移住した際，風邪症状で病院受診し，気管支喘息と診断された．そのあとから風邪をひくとゼーゼーし，市販の感冒薬にて対処していた．特に定期通院はしていなかった．
17年前，風邪からゼーゼーが収まらず当院入院．そのあとは当院に20回以上の入院歴あり．特に約2年前からは毎月2～3回の頻度で当院ER受診し，2～3カ月に1回入院をくり返す

＜気管支喘息に関して＞
* 入院歴（＋）：これまで20回以上
* 誘因：感冒，悪い天気，気圧の変化，ほこり，疲れ
* ステロイド使用歴（＋）：ER受診時，ステロイド点滴し，帰宅時にプレドニン®処方されることが多い
* 挿管歴（−）
* 定期薬：テオフィリン 400 mg/2
　　　　　ホクナリンテープ® 1枚/日

フルタイド®（フルチカゾン）：主治医より800μg/日を勧められていたが，最近は自己判断で400μg/日にしていた．（仕事中に忙しくなったら，調理場で予防的にサルタノール®を1 puff吸入する．）

*後鼻漏（－）
*副鼻腔炎（－）
*糖尿病疑い：4〜5年前から血糖が高めと言われ，食事に気をつけている（特に治療せず）
*喫煙：3年前にやめた（それまでは1箱/日 × 32年間 ＝ 32 pack・years）
*アルコール：泡盛2〜4合/日 × 32年間

職業
調理師（寿司や洋食など何でも料理しているとのこと）

家族歴
母：喘息にて52歳で死亡
父：脳卒中

現病歴
*最近少し疲れていた
*入院3日前から，喘鳴を伴う呼吸苦（wheezy dyspnea）あり．サルタノール®を2〜3回吸入/日 使用し対処していた．入院当日の朝も自宅にてサルタノール®を2回吸入．先行感染症（－）

〈ここから本人が入院時に話してくださったこと（①）と，入院後しばらくして話してくださったこと（②）が違うので，その2通りを以下に記す〉

①入院当日午後，少し息苦しいので外の新鮮な空気を吸おうとして2階のベランダに出たとき，手すりに捕まったまでは覚えている．それから記憶なし．次に1階の地面で倒れているとき，大家さんが走ってくるのが見えた．それから再び記憶がない．次は（おそらく約20分後）当院ER到着時から覚えている．このとき，いつもの喘息発作のときのゼーゼーを感じて息苦しかった．

②入院当日午後，2階のベランダに出て，1階の隣家の犬にえさをあげようと身を乗り出し，バランスを崩し，4メートルの高さから転落．大家さんに発見された．（それ以後は上記①と同じ）

*本人によると…，救急室でサルタノール®をボルマチック使用で2〜3 puff吸入，ステロイドとキサンチン誘導体の点滴，ボスミン®皮下注されたらゼーゼーからの呼吸苦（wheezy dyspnea）はやや改善したとのこと
*しかし，約15分後，突然，「呼吸ができない」と訴え始めた．（→あとで本人に聞くと，喉に何か黒い物を詰め込まれたような窒息感と息が吸えない感覚だったとのこと）
*観察上，吸気時に右肩の上がりが弱く，息をしっかり吸えていない印象

身体所見

身長163cm，体重60kg（BMI 22.5）
来院時バイタルサイン：血圧 160/80，体温 発汗多量にて測定できず，心拍数 178，
　　　　　　　　　　呼吸数 60，SpO$_2$ 82％（room air）

頭部：外傷なし
皮膚：多量に発汗
顔貌：チアノーゼ，あごから出血（したたる程度で少量）
　眼：（左眼もあるが）右眼優位で全周性に軽度の腫脹（＋），打撲痕（－）
頸部：ネックカラー装着されておりよくわからず
胸部：呼吸運動で右肩の上がりが弱い．flail chest（動揺胸郭）（－）
　　　聴診上，wheezeⅢ度
心臓：聴診はされておらず
腹部：肥満？
骨盤部：尿失禁（＋）
四肢：最初の所見は記載なし．ばち指（－）

＜15分後，突然呼吸苦を訴えたとき＞
意識レベル：不穏
顔貌：腫れている（＋）
胸部：（気胸を疑い鎖骨の打診を行おうとしたが）鎖骨見えず，そのため鎖骨の
　　　打診不能．聴診器を胸壁に当てただけでcrackle（＋）．前胸部押すと握雪感．
　　　心尖拍動はわからず
心臓：聴取できず
背部：両肩あたりを押すと握雪感（＋），右肩甲骨外側に約5mmの刺創あり．胸
　　　腔へは達していなかったが，約5cmの深さ
四肢：hot hand（－），聴診器当てるだけで上肢優位にcrackle（＋），ばち指（－）

意外に多い日本の喘息死

この病院にもこういう患者さんが来るんだね．県立中部病院ではしょっちゅういたが，この病院にも運ばれてくるようになったのは非常にいいことです．君たち，この患者さんからたくさんのことが学べます．**気管支喘息の病歴聴取で挿管歴を聞くのは大切です．1回挿管歴のある患者さんは，2回目もありうるからです．**県立中部病院では昔，26歳の女性で18回挿管歴のある人がいたんだよ．

タバコは3年前まではよく吸っていたと言ったが，それからやめたわけだね．**タバコというのは吸入ステロイドの作用を打ち消**すんです．そのうえ，タバコをやめても，その後2年間はその影響が続いているんです．この人は3年前にやめているからそろそろタバコの影響が

なくなってきているわけです．それからもう1つ言っておこう．**タバコを吸わない人は25歳をすぎたらFEV$_{1.0}$が1年間に25mℓずつ低下すると言われているんだが，喫煙者の場合はなんと80mℓずつ低下していくんです．**恐ろしいことだろう？

タバコはやっぱり恐ろしいですね…（笑）

アルコールと喘息の関係についても言っておくと，**体質によってはアルコールによって喘息発作が誘発される人がいるんです．**

フルタイド®を自己判断で半分に減らして，仕事中に忙しくなっただけでサルタノール®を予防的に1 puffするようなコンプライアンスの悪い人は喘息死の危険があるんです．喘息死は一時，多かったんだよ．喘息死は年間何人か知っていますか？

いいえ．

5年前までは年間6,000人だった．現在は年間4,000人に減っている．これは吸入ステロイドの普及によってよくなっていることを表しているんです．喘息死の多い国の順位を知っていますか？

え？ いいえ．

第1位がニュージーランド，第2位がオーストラリア，第3位がウェールズ，そして第4位がなんと日本なんだよ．日本が4位なのは，日本の内科医の恥です．

既往のところで後鼻漏（PND）や副鼻腔炎（sinusitis）の有無を聞いたんだね．これはどうしてですか？

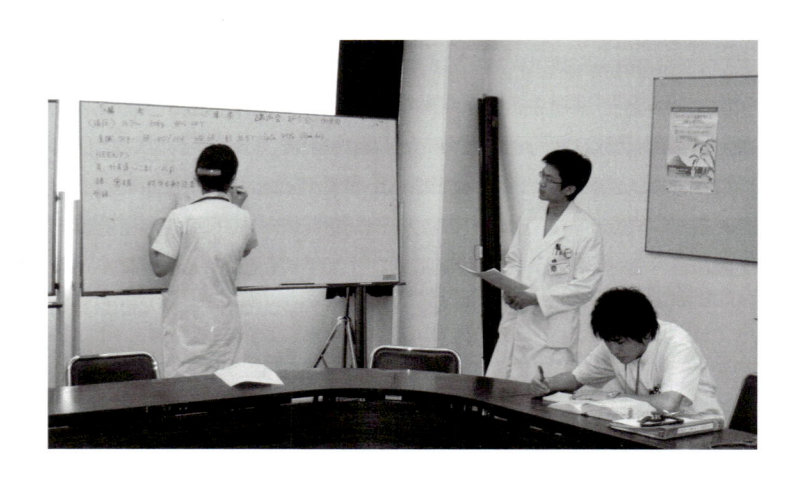

何だかこの人はいつもゼーゼーしているかもしれないと思ったんで，以前，**2カ月以上続く慢性の咳の3大原因は慢性喘息（chronic asthma），後鼻漏，胃食道逆流症（GERD）で，この3つで90％以上を占める**というアメリカのデータを教えてもらったことがあるんで，一応聞いてみようかと….

よろしい．でもこの人はいつもゼーゼーはしていないだろう？ 気管支喘息の患者には普通，この人のように頸部に慢性閉塞性肺疾患（COPD）の身体所見が出てこないんです．もしも喘息患者で出てくればその人は慢性喘息ということです．

はい，いつもゼーゼーはしていないようです．一応確認ということで….

> （著者より一言）いわゆるCOPDの頸部に関する身体所見（CASE1で既に説明）は普通は肺気腫（emphysema）と慢性気管支炎（chronic bronchitis）で見られます．

現病歴は途中から，来院時に話してくれたことと入院後しばらくして話してくれたことが食い違っていて，2つあるわけだ．苦しくなってベランダから落ちたか？ あるいは犬にえさをあげようとしてバランスを崩して落ちたのか？ う〜ん，その両方かもしれないぞ．まあ，いいでしょう．精神錯乱（mental confusion）しているかもしれないです．それから，**問診で「3日前からのゼーゼー（wheezy dyspnea）」というのは，気道の炎症がこの3日間続いていて，その炎症が増悪してきているのを意味するんです．だからよくないんです．**いいですか．

呼吸不全で脈圧が高かったら？

それではバイタルサインにいってみましょう．

来院時，血圧160/80，心拍数178，呼吸数60，SpO$_2$は82％，体温は発汗が多量だったんで測定できませんでした．

う〜ん，これはかなりいろいろありそうです．重症です．この人の血圧を見ると非常に脈圧が大きい．呼吸不全でこれだけ脈圧が大きくなる場合は2つの可能性しかないんです．①低酸素血症（hypoxia）か，②2型呼吸不全です．

呼吸不全で脈圧が大きくなる可能性
① 低酸素血症
② 2型呼吸不全

Case8 1つの症例から多くを学べ

それから心拍数は178回もあるが，**呼吸不全だけなら普通心拍数は130くらいまでしか上がらない**です．よってこの人は呼吸不全以外のものも合併していたと考えていいです．それからもう1つ．例え頻脈があっても，血圧がこれだけ高いということから，転落したとはいっても少なくとも体腔内に出血はないものと考えてよいでしょう．

症状でわかる低酸素血症

はい次，身体所見にいきましょう．

顔色はチアノーゼになっていて（cyanotic），呼吸運動で右肩の上がりが弱いように見えました．それからwheezeがⅢ度でした．それから尿失禁（urinary incontinence）がありました．

2階から転落しているわけだから，右の肋骨が折れているのかもしれんし，あるいは気胸になっているかもしれん．それから来院時に尿失禁が見られていることや，現病歴ではじめに言ったことと後で言ったことが食い違っていることからも，かなりの精神錯乱があったんじゃないか？ それと，この人は落ち着きがなかったんじゃないか？

はい．

低酸素血症の症状です．**低酸素血症の進行に従って出てくる症状は順にまず不穏になって，その次にdrowsy（うとうとする）になって，最後におとなしくなるんです．**ABGだけはじめに聞いておこう．いくらだった？

え～っと，O_2 6ℓ/分 呼吸数60回/分程度で，pH 7.148, pCO_2 54.9 mmHg, pO_2 57.9 mmHg, HCO_3 18.3 mmHg, BE －10.6, SpO_2 81.3％でした．

まず言えることはこの人は2型呼吸不全の状態です．ということは，相当な気管支喘息発作か，あるいは外傷による胸郭変形による呼吸運動不全か，または軽い気管支喘息発作に胸郭変形からの呼吸運動制限を伴っていると考えてよいでしょう．また代謝性アシドーシス（metabolic acidosis）が加わっています．しかしなぜ代謝性アシドーシスが加わっているのでしょう？

ええっと….

> CASE1のときに紹介しましたが，2型呼吸不全（type 2 respiratory failure）になる疾患ベスト5は，1番目 post Tb，2番目 chronic bronchitis，3番目 SAS，4番目 胸郭変形，5番目 神経・筋疾患でしたね．

それではまずAG（アニオンギャップ）から計算していきましょう．

AGはNa－（HCO₃＋Cl）だから，141－（18.3＋108）＝14.7です（NaとClの値は後述の生化学検査結果にあります）．

代謝性アシドーシスがあってAGは開大しているわけですね．顔色もチアノーゼになっているということは，これは末梢性チアノーゼ（peripheral cyanosis）で，末梢循環がおかされている結果です．cyanosis（チアノーゼ）はもう少しあとで説明しよう．この人には必ずフォーリー・カテーテルを入れて，尿量を見ないといけないです．それではこの方にどういうことをしましたか？

はい，外傷の程度を見ながら，来院時は聴診でwheezeがⅢ度もあるので喘息発作（asthma attack）と考えてまずは気管支拡張剤を吸入してもらいました．それで，やや落ち着いたように見えました．ところが，しばらくして突然，患者さんが「喉が詰まって窒息する！」と訴えたとき，聴診したら右肺野の呼吸音が若干減弱していると思いました．そのとき右腋窩周辺から皮下気腫が上半身全体にみるみると広がるのがわかりました．3年目研修医の先生が右緊張性気胸を疑ったんで，その場にたまたまいた2年目研修医の先生がトロッカーを右側胸部から挿入してくれました．

　その後，聴診上ではまだwheezeⅢ度だったんですが，少し呼吸苦が改善して落ち着いているように見えました．ところが，15分位したらまた「喉が詰まる．窒息する！」と訴え始めました．そのときもう一度身体所見をとったんですが，意識レベルが不穏で，顔面は来院時は右眼だけ腫れてるなあと思っていたんですが，それがみるみるうちに広がり顔全体が腫れてきました．気胸とかも疑って鎖骨を叩こうとしたんですが，鎖骨が見えなくなっていてできませんでした．聴診器を胸壁に当てたら，当てただけでcrackleが聴こえました．それと前胸部を手で押したらキシキシと握雪感がありました．心尖拍動（PMI）は体がパンパンに張ってきてわかりませんでした．心音も聴取できなくて，両肩あたりを押したら握雪感がありました．また，右肩甲骨外側に約5 mmの刺創があって，ゾンデを入れたんですが，5 cmくらいの深さがあったんですが，胸腔には達していなかったです．四肢は上肢優位に握雪感がありました．

縦隔気腫ではまず首が痛くなる

うん，君たち，この患者さんからたくさんのことを学びましょう．まず**外傷で胸郭を打ったら必ず，①「縦隔気腫（pneumomediastinum）」と，②「気管の損傷（branchial rupture）」の2つの可能性を考えないといけない**です．この人の顔の腫れは縦隔気腫によるものと考えてよいでしょう．ついでに言っておくが，この人は「首が痛い」とは言わなかったみたいだが，**気管支喘息発作の患者さんが「首が痛い」という主訴で来たら，「縦隔気腫」をはじめに考えないといけない**です．なぜなら皮下気腫ができる順序は普通，縦隔気腫がまずできて，ここにある空気が首の皮下に漏れて，その後，全身の皮下に広がっていくんです．だからまず

Case8　1つの症例から多くを学べ　117

首の皮下に空気が漏れた段階で頸部痛を訴えるんです．それからもう一つ言っておくと，自然気胸ではほとんど皮下気腫を起こさないんです．覚えておきなさい．

皮下気腫ができる順序

縦隔気腫 → 首の皮下に空気が漏れる → 全身の皮下に広がる
　　　　　　↓
　　　　頸部痛

気胸を疑って3年目の研修医の先生は鎖骨を打診していますが，**気胸だった場合聴診で拾えないような段階でも，鎖骨を直接打診すると気胸側の肺の鎖骨ではよく響く（hyperresonance）**んです．これは私も県立中部病院の研修医時代に呼吸器内科をローテーションしているときに教えられ覚えたのですが，すごく簡単にわかりますので皆さんも日常診療で必ず覚えてくださいね．

この患者さんは来院時にcyanotic face（チアノーゼの顔色）をしていて，さっきもcyanosisについてちょっと触れたので，ここでしっかり説明しておこう．**cyanosisには，①中枢性チアノーゼ（central cyanosis），②末梢性チアノーゼ（peripheral cyanosis），③混合性の3通りがあるんです**．①の中枢性チアノーゼというのは呼吸不全が原因で，酸素を投与したら改善されるタイプです．②の末梢性チアノーゼは循環不全によるもので，酸素をあげても改善されないタイプです．③の混合性は中枢性チアノーゼと末梢性チアノーゼの2つの機序をもっているもので，原因は心原性（cardiogenic）です．この人のチアノーゼは酸素投与でもなかなか改善しなかったのだから，中枢性チアノーゼではないです．先ほど来院時のABGで代謝性アシドーシスがあってAGが開大していると言ったが，皮下気腫による末梢循環不全，要するに末梢性チアノーゼが原因だったら話が合います．それでは今日は長いので，まずはこの人の来院時まででいいですからのプロブレムを簡単に丸で囲んでみなさい．

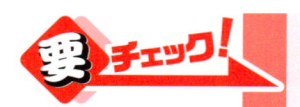

要チェック！

中枢性チアノーゼ（呼吸不全が原因）：
　　　酸素を投与したら改善されるタイプ
末梢性チアノーゼ（循環不全が原因）：
　　　酸素を投与しても改善されないタイプ
混合性チアノーゼ（心原性）：
　　　中枢性と末梢性の2つの機序をもっているタイプ

そうすると以下のとおり簡単に丸で記されました．

症例のレジメ （○は問題点）

50歳　男性

主　訴　①2階から落ちたとのことで救急車で来院

既往歴

②
* 喘息：22年前，東京から沖縄に移住した際，風邪症状で病院受診し，気管支喘息と診断された．そのあとから風邪をひくとゼーゼーし，市販の感冒薬にて対処していた．特に定期通院はしていなかった．
　17年前，風邪からゼーゼーが収まらず当院入院．そのあとは当院に20回以上の入院歴あり．特に約2年前からは毎月2〜3回の頻度で当院ER受診し，2〜3カ月に1回入院をくり返す

＜気管支喘息に関して＞
* 入院歴（＋）：これまで20回以上
* 誘因：感冒，悪い天気，気圧の変化，ほこり，疲れ
* ステロイド使用歴（＋）：ER受診時，ステロイド点滴し，帰宅時にプレドニン®処方されることが多い
* 挿管歴（−）
* 定期薬：テオフィリン 400 mg/2
　　　　　ホクナリンテープ® 1枚/日
　　　　　フルタイド®（フルチカゾン）：主治医より800 μg/日を勧められていたが，最近は自己判断で400 μg/日にしていた．（仕事中に忙しくなったら，調理場で予防的にサルタノール®を1puff吸入する．）

* 後鼻漏（−）
* 副鼻腔炎（−）
* 糖尿病疑い：4〜5年前から血糖が高めと言われ，食事に気をつけている（特に治療せず）
* 喫煙：3年前にやめた（それまでは1箱/日 × 32年間 ＝ 32 pack・years）
* アルコール：泡盛2〜4合/日 × 32年間

職業

調理師（寿司や洋食など何でも料理しているとのこと）

家族歴

母：喘息にて52歳で死亡
父：脳卒中

現病歴

＊最近少し疲れていた

③ ＊入院3日前から，喘鳴を伴う呼吸苦（wheezy dyspnea）あり．サルタノール®を2～3回/日 使用し対処していた．入院当日の朝も自宅にてサルタノール®を2回吸入．先行感染症状（－）

〈ここから本人が入院時に話してくださったこと（①）と，入院後しばらくして話してくださったこと（②）が違うので，その2通りを以下に記す〉

① 入院当日午後，少し息苦しいので外の新鮮な空気を吸おうとして2階のベランダに出たとき，手すりに捕まったまでは覚えている．それから記憶なし．次に1階の地面で倒れているとき，大家さんが走ってくるのが見えた．それから再び記憶がない．次は（おそらく約20分後）当院ER到着時から覚えている．このとき，いつもの喘息発作のときのゼーゼーを感じて息苦しかった

② 入院当日午後，2階のベランダに出て，1階の隣家の犬にえさをあげようと身を乗り出し，バランスを崩し，4メートルの高さから転落．大家さんに発見された．（それ以後は上記①と同じ）

＊本人によると…，救急室でサルタノール®をボルマチック使用で2～3puff吸入，ステロイドとキサンチン誘導体の点滴，ボスミン®皮下注されたらゼーゼーからの呼吸苦（wheezy dyspnea）はやや改善したとのこと

＊しかし，約15分後，突然，「呼吸ができない」と訴え始めた．（→あとで本人に聞くと，喉に何か黒い物を詰め込まれたような窒息感と息が吸えない感覚だったとのこと）

④ ＊観察上，吸気時に右肩の上がりが弱く，息をしっかり吸えていない印象

身体所見

身長163cm，体重60kg（BMI 22.5）

⑤ 来院時バイタルサイン：血圧 160/80，体温 発汗多量にて測定できず，心拍数 178，呼吸数 60，SpO_2 82%（room air）

頭部：外傷なし
皮膚：多量に発汗
顔貌：チアノーゼ，あごから出血（したたる程度で少量）
　眼：（左眼もあるが）右眼優位で全周性に軽度の腫脹（＋），打撲痕（－）
頸部：ネックカラー装着されておりよくわからず
胸部：⑥ 呼吸運動で右肩の上がりが弱い．flail chest（動揺胸部）（－）
⑦ 聴診上，wheeze Ⅲ度
心臓：聴診はされておらず
腹部：肥満？
骨盤部：尿失禁（＋）
　四肢：最初の所見はなし．ばち指（－）

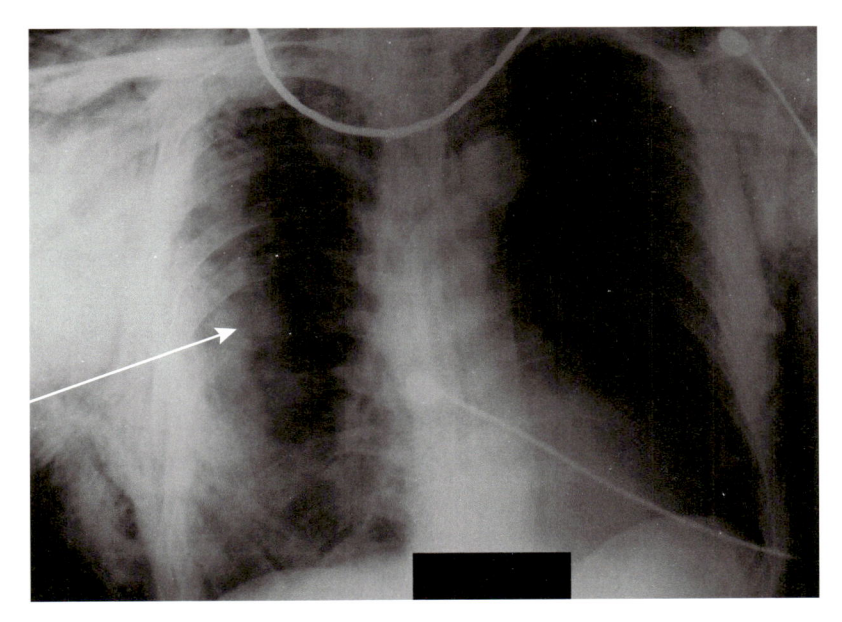

図1　胸部X線写真：正面

これから言えるのは，この人の来院時点でのProblem listは大きく分けて3つです．①外傷，②喘息発作，③バイタルサインの異常，言い換えたら呼吸不全と末梢循環不全の合併です．

宮城先生がそう言ったので，研修医は以下のようにプロブレムをまとめた．

Problem list

#1　外傷：① ④ ⑥
#2　喘息発作：② ③ ⑦
#3　バイタルサインの異常（呼吸不全と末梢循環不全の合併）：⑤

Hamans Cruntchを見逃さない！

それではどんな検査を見てみようか？

胸部X線写真を見たいです．

そうだろう．見てみよう．どこですか？

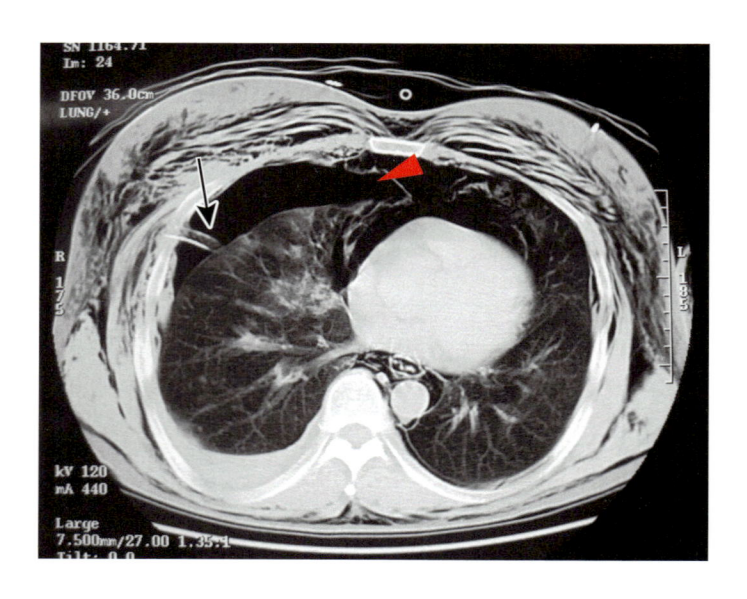

図2　胸部 CT 写真

🧑 これが来院時に救急室で撮った胸部 X 線写真です（図1）．

👨 ふんふん…，最初の胸部 X 線写真で右肺側に皮下気腫（─▷）はあっても，気胸が見えない．右肺にトロッカー（─▶）を入れたあとに撮った胸部 CT があるが（図2），右肺に大きな気胸（▶）が見られる．ひょっとしたらトロッカー挿入で気胸を作ってしまった可能性があるなあ．このようにトロッカーは，入れ方がまずいと気胸を起こしやすいんです．自分も若い頃は君達のように，トロッカーを入れて，よく気胸を作ってしまった．次に何を見たいですか？

🧑 えっと，CBC と生化学くらい見てみたいんですが…．

👨 CBC から言います．白血球 15,800　赤血球 614　ヘモグロビン 19.8　ヘマトクリット 59.8　血小板 34.0 でした．生化学は Na 141, K 5.4, Cl 108, BUN（尿素窒素）13.4, クレアチニン 0.9 でした．

👨 WBC は高く，多血症がありますが，いいでしょう．最後に患者さんのところに行く前に1つだけ皆さんに覚えておいてもらいたいことがあります．Hamans Cruntch（ハーマンズ・クランチ）というのを知っていますか？

誰も答えられる人はいなかった…．

👨 じゃあ，説明しよう．これは心音を聴診したとき，心音に連動してクチクチ・クチクチという音が聴こえることを言うんです．そしてこれは"縦隔気腫の徴候"を表しているんです．残

念ながらこの人の心音は来院時に聴取されてはいないんだが，来院時にこのHamans Cruntchが聴こえていた可能性がある．私は昔，県立中部病院で外科の患者さんの心音を聴診したとき，このHamans Cruntchに気付いて「縦隔気腫が出てきているから気をつけるように」と外科医に話したんです．そしたらちょうどその2時間後です．その患者さんはみるみる皮下気腫が出てきて全身に広がったんです．いいですか．これに気付けるようになりなさい．それではベッドサイドに行ってみましょう

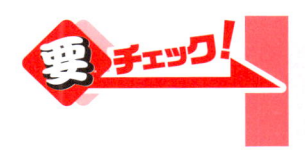

要チェック！
Hamans Cruntch（ハーマンズ・クランチ）
心音に連動してクチクチ・クチクチという音が聴こえること
→縦隔気腫の徴候

ベッドサイドにて

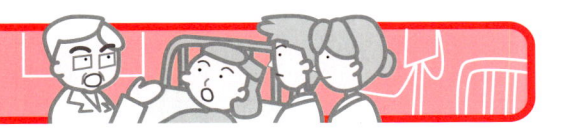

う〜ん，まだかなり皮下気腫があるなあ．皮下気腫というのはこうして聴診器を少し押すだけで，ラ音が聴こえるんです．この人は上半身でよく聴こえるが，両下肢からも聴こえている…．wheezeはもうないです．縦隔気腫や皮下気腫があったらなかなか喘息がbreakしないんだが，この人はもうwheezeがなくなっています．（患者さんの方を向いて）よくなってきています．安心してください．

患 はい，もう大変だったんですが…，ありがとうございます．

病室の外で

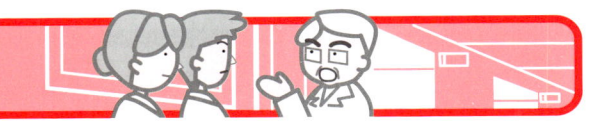

もう精神錯乱はしていないようです．来院時は2階から転落しているわけだし，喘息発作で低酸素血症もあったからでしょう．そのときの尿失禁が物語っている．…治療は，あと1週間くらいはトロッカーを挿入しておきなさい．それでも皮下気腫がなかなか引かないようだったら，気管損傷の可能性があるから気管支鏡検査をしなさい．…でもよくなってきているじゃないか．もう少しです！

はい，頑張ります．

回診後のまとめ

* 気管支喘息重積発作
* 転落→ s/o 気管の損傷＋縦隔気腫＋皮下気腫
    →気管支喘息発作が break しにくい要因（CASE4 参照）
* 呼吸不全（低酸素血症）→バイタル異常（呼吸数増加，脈圧増大），不穏
* 循環不全（皮下気腫）→チアノーゼ

この患者さんですが，その後なかなか皮下気腫が取れなかったので，気管の損傷がないかどうかを調べるために気管支鏡を行いました．幸い，気管支の損傷はなかったので手術にはならず，徐々に皮下気腫も取れていき退院となりました．しかし，現病歴のなかの「どうしてベランダに出たのか？」「いったいベランダで何をしていたのか？」は聞き出す機会を逃してしまい不明のままとなってしまいました．もしかしたら，人に言えないことだったのでは？？？

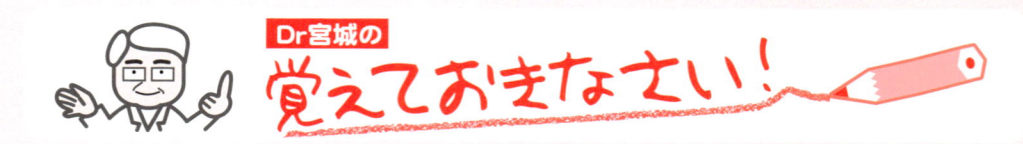

Dr宮城の 覚えておきなさい！

- 2カ月以上続く慢性の咳の3大原因：慢性喘息，副鼻腔炎，胃食道逆流症
- チアノーゼは3つのタイプ（末梢性，中枢性，混合性）に分類しなさい！
- 救急では Hamans Cruntch を見逃さない！

Case 9

大酒も10年続けば肝硬変を念頭におこう

肝硬変と腹水貯留の疑い（38歳　女性）

若い女性が来院されました．足がむくんで靴が履けなくなっていて，ズボンもボタンがとめられないようです…．研修医の先生は「どうしよう？」という顔で診察室に向かいましたが，なんと患者さんは近医からの紹介状を持っていらっしゃったのです．ほっと一息，まずは紹介状に目を通して…．

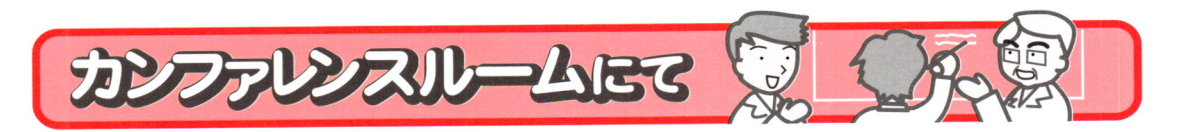

カンファレンスルームにて

症例のレジメ

38歳　女性

主訴　近医より肝硬変＆腹水貯留疑いにて紹介

既往歴
* 高血圧：約1年前，眼科にて高血圧（180/ー程度）を指摘され，近医内科受診し，降圧薬2種類（フルイトラン®，ブロプレス®）を1カ月ほど飲んでいたが，自宅の血圧計で140/ー程度に下がっていたので自己中断
* 不整脈：中学のとき指摘され，近医受診し，特に問題なしと言われた
* 心疾患（ー），腎疾患（ー），喘息（ー），薬物アレルギー（ー），食物アレルギー（ー）
* 輸血歴（ー）
* これまで地域の健康診断を受けたことなし
* 喫煙：1/2箱/日×12年間（＝ 6 pack・years）
* アルコール：泡盛5杯（3：7で水割り）/日×18年間（さらに昔は毎週土曜日は自宅に旦那の友人20名ほどが必ず集い，飲み会を開いていた．そして本人も一緒につぶれるまで飲んでいた

家族歴
父：糖尿病
母：子宮摘出（詳細不明）

兄弟姉妹：特記事項なし
　　　（家族・親戚に肝疾患・心疾患・自己免疫疾患なし）
夫：入院10日前に，痙攣重積状態が止まらず自宅にてCPA（心肺停止）となり，救急病院に搬送されるも心肺蘇生の甲斐なく死亡．心肺蘇生に携わった医師からアルコール性症候性てんかん疑いと言われた．（アルコールは泡盛半升/日を摂取．以前より，毎年1〜2回全身性の痙攣を起こしており，周りから病院受診を勧められていたが本人は頑として拒否し一度も病院受診したことがなかった）

社会歴

18歳ごろ居酒屋勤務して，お酒を覚えた．結婚後，居酒屋勤務は辞め，現在の職業（事務職）に就いたが，晩酌はやめられなかった

現病歴

＊約2カ月前から血圧がいつもよりも低めであるのに気付いた（普段140/一程度だったのが，100〜90/一程度になっていた）．同時に友人から太ったと指摘されることが多く，ズボンもきつくなってきていた
＊入院14日前から腹部膨満感，げっぷ，悪心，両下肢浮腫，体重増加（7 kg），便秘あり．両下肢は痛くて座れないほど腫れてきた
＊入院前日から寒気あり．また普段よりもより口渇を自覚
＊上記症状持続するため，近医受診し，上記疑いにて当院紹介となる

身体所見

来院時：血圧 94/50，体温 37.2℃，心拍数 88，呼吸数 20，SpO$_2$ 96％（room air）
HEENT：毛髪―やや乱れている（整っていない）？？？
　　　　眼―結膜黄染（＋）/結膜貧血（－）
　　　　眼瞼―上眼瞼の下方がややむくんでいるか？
　　　　口腔―口臭臭い，虫歯多数
　　　　咽頭―充血なし，特記事項なし
頸部：慢性閉塞性肺疾患や拘束性肺疾患を示唆する所見なし
　　　甲状腺腫（－）
　　　頸静脈圧：はっきりせず測定できなかった
胸部：変形なし，呼吸運動の左右差なし
　　　くも状血管腫（－）
　　　呼吸音正常
心臓：リズム整，心雑音なし
　　　S1（→），S2（→），S3（－），S4（－）
　　　心尖拍動は左鎖骨中線上でかつ第5肋間に位置する
腹部：軟，膨満
　　　shifting dullness（＋）―打診にて濁音界と鼓音の境界は，仰臥位で臍から11cm，右側臥位で3 cm
　　　腸音―亢進
　　　肝臓腫大―右季肋部下に2横指，やや辺縁がdullな肝臓を触知

　　　　　　脾腫（−），腎臓−触知せず
四肢：前脛骨部に slow edema −Ⅰ度
　　　ばち指（−），手指振戦（−）
　　　手掌紅斑（−）
皮膚：黄染

アルコール依存症の定義は？

今回はプロブレムが多そうに見えるかもしれないが，それほどではないでしょう．わりとシンプルです．まず，アルコール依存症の定義は何か知っていますか？

え？　どれくらい飲んだらアルコール依存症と言えるかということですか？

アルコール依存症というのは朝から酒を飲み始めて，社会生活に支障をきたしていることを言うんです．飲酒量では定義されていないんです．社会生活に支障をきたしているかどうかで決まるんです．面白いだろう？

はい….

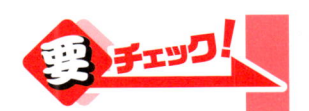

要チェック！　アルコール依存症：飲酒により社会生活に支障をきたしていること
　　　　　　　　　　　（飲酒量では定義されない）

この人の年齢は30代なのに，既往歴のところで他院で高血圧と診断されている．この年齢は高血圧の発症にしては若いです．ところで高血圧には本態性高血圧と二次性高血圧があるが，この鑑別はまずどう考えますか？

え…，年齢ですか？

本態性高血圧と二次性高血圧の最初の鑑別点はまず次の順で考えなさい．第1に年齢が40歳以下であること（age），第2に降圧薬に反応しないか？（resistant HT），第3に電解質異常（electrolytes disorder）がないかどうか？　要するに内分泌疾患の有無がないかどうかです．この人はまず年齢が30代で血圧 180/− というのはおかしいので，二次性高血圧の鑑別を考えなくてはいけないということです．

	本態性高血圧	二次性高血圧
年齢	40歳以上	40歳以下
降圧薬に	反応する	反応しない
電解質異常 （内分泌疾患）	ない	あり

肝硬変患者のバイタルサイン

🧑‍⚕️ 現病歴でこの人の血圧が2カ月前から低下したようだが，この人に肝硬変（LC）があるのならその原因として考えられるのは，門脈圧が上昇して血管から腹腔内に血漿がしみ出して，腹水（ascites）が増加し，その結果血管内容量（intravascular volume）の減少です．また普段より口渇を感じるというのもそのためでしょう．それからもう1つ，この人は入院前から体重増加があるが，体重増加に関してははっきりした定義はないんです．しかし，体重減少に関しては定義がある．何か知っていますか？

🧑 ….

🧑‍⚕️ 体重減少とは，6カ月以内に5 kg以上の体重減少または体重の5％以上が減少することを言います．覚えておきなさい．それではバイタルサインを言ってください．

🧑 来院時ですが，血圧が94/50と低めで，心拍数が88回，体温が37.2℃，SpO$_2$が96％です．

🧑‍⚕️ 思ったよりも悪くないです．SpO$_2$が80台とかを予想していたんだが…．ところでどうして肝硬変がひどくなったらSpO$_2$が下がってくるか知っていますか？

🧑 シャントですか？

🧑‍⚕️ うん，そうです．普通の人の体内でのシャント率では5％くらいです．ところが肝硬変の人はシャント率が30〜50％くらいで，その結果SpO$_2$は普通低下するんです．シャントというのはA-V communication（動静脈交通）で，これが身体所見に表れたものがくも状血管腫（vascular spider）などです．この人のSpO$_2$は96％と悪くないので，やはりさほどひどい門脈圧亢進症（portal hypertension）はなく，だからくも状血管腫などの身体所見もなく，シャント率が肝硬変症例のなかではおそらく低い方なのでしょう．それからもう1つ，肝硬変の人のバイタルサインは，体内のシャントのために，hyperdynamicになるんです．だから典型的には脈圧が高くなっている．しかし，この人のバイタルは典型的ではないので，やはりさほどひどい肝硬変ではない．すなわちそれほどひどい門脈圧亢進症ではない可能性があります．

眼球結膜に黄染がありますと言っているが，黄疸について言っておくと，**やや眼球結膜が黄色をしていたら T-Bil が 3 mg/dℓ 程度，一目見て眼球結膜が黄色だったら T-Bil は 5 mg/dℓ 程度，全身が黄色だったら T-Bil が 10 以上**です．このように ER や病棟でいつも意識して観察して，実際のビリルビン値（bilirubin level）と常に照らし合わせて，身体所見を取る力を伸ばしていかないといけないんです．

> （著者より一言）文献に書いていなくても，こうしていつも問題意識と興味をもって観察していく態度を宮城先生から学んだと思います．それからというもの，受け持ち患者さんが多くても少なくても，患者さんからいつも吸収できることがあるんだという認識ができ，毎日の診察の楽しさがわかりました．みなさんもこういう視点をもてば，診察の楽しさも倍増しますよ．

口臭のタイプで疾患を予測する

口臭が臭いということだが，どういう匂いだったんですか？

う～ん，歯磨きをあまりしていないような感じです…．虫歯も多いみたいです．

一体どういう匂いだったのかよくわからんが，このように覚えなさい．**小便臭い匂いだったら肝硬変です．りんごの匂いだったら糖尿病です．いわゆる口臭が臭いというんだったら嫌気性菌感染です．**この人は虫歯が多いと言うんだから嫌気性菌感染を思わせます．歯科口腔外科に見せないといけないでしょう．

腹部所見で，肝臓はやや大きめということですね．それから shifting dullness があるということは，腹水があるということでしょう．

> "Bate's Guide to Physical Examination and History Taking（9 th ed.）"（Lynn S. Bickley ら／著，Lippincott Williams & Wilkins）によると，shifting dullness とは，「仰臥位で腹部を打診したときの鼓音と濁音の境界線が，体位を側臥位にしても腹水のない患者さんの場合はその境界線が変わらないが，腹水のある患者さんの場合は移動すること」とあります．

この人にばち指（clubbed finger）は見られないようだが，ばち指は体内にシャントがある疾患に見られることが多くて，肝硬変にも見られるわけです．それではほかにばち指の見られる疾患を言ってください．

えっと…，気管支拡張症（bronchiectasis），肺線維症（pulmonary fibrosis），間質性肺炎（interstitial pneumonitis），悪性腫瘍（malignancy）とかです．

そうです．悪性腫瘍のなかで肺がんについて少し言っておくと，肺がんでもばち指が見られるんだが，県立中部病院で調べたデータでは扁平上皮癌（squamous cell carcinoma）の50％，小細胞癌（small cell carcinoma）の30％，腺癌（adenocarcinoma）の20％で陽性です．だからすべての肺がんでばち指が出るわけではないが，参考所見になるんです．面白いだろう？

はい．

手掌紅斑（palmar erythema）はなかったんですね？

はい．

肝硬変の人はたいていpalmar erythemaがあるんです．palmar erythemaというのは，手の平の母指球に出る紅斑のことで肝硬変や妊娠（pregnancy），甲状腺機能亢進症（hyperthyroidism）で見られます．それから前脛骨にslow edemaが出ているわけですね．低栄養による浮腫，すなわちアルブミンが2.2g/dℓを切るような低アルブミン血症（hypoalbuminemia）の場合で見られるfast edemaでは皮膚がテカテカと光沢をおびている特徴があるんです．ところが，門脈圧亢進症（portal hypertension）による下腿の浮腫は，普通低栄養によらないから皮膚はテカテカしていないで，slow edemaになるんです．この人の下腿の皮膚はテカテカしておらず，アルブミンが2.2g/dℓを切っているわけでなく，これは門脈圧亢進による浮腫というわけですね．それから上眼瞼の下の方がやや腫れているということも，この浮腫が低アルブミン血症にはよらないことを表しています．

最後にもう1つ言っておこう．これまでの話からこの人はそれほどひどい門脈圧亢進症があるとは思えないが，この人のように肝硬変があって門脈圧亢進症が考えられる人にはまず痔核（hemorrhoid）ができるんです．そしてもっとひどい門脈圧亢進症になるとcaput medusae（メデューサの頭）が出てくる．だからこの人に例えcaput medusaeが出ていなくとも，痔核があるかどうかは聞かなくてはいけないです．それではどんな検査結果を見たいですか？

CBCを見てみたいです．

そうですか．じゃあいくらだった？

白血球 4,800，赤血球 264，ヘモグロビン 9.9，ヘマトクリット 29.5，MCV 111.7，MCH 37.5，血小板 18.7 です．

👨 白血球 4,800，赤血球 264，血小板 18.7 ですから，汎血球減少症（pancytopenia）です．これは門脈圧亢進の結果，脾臓で血球がつぶされていることを表しています．それから，ヘモグロビン 9.9 と貧血ですが，ここで 1 つ覚えておきなさい．ヘモグロビン（Hb）が 10 を切ったら顔が青白くなってくる．Hb が 6 を切ったら，頸静脈に聴診器を当てるとブーン・ブーンと雑音が聴こえ始めて，これを venous hum と呼んでいる．そしてこの音が聴こえてきたら濃厚赤血球の輸血をしないといけないです．ほかに何が見たい？

```
Hb
10＞  顔が青白く
 6＞  頸静脈で venous hum
      → 濃厚赤血球の輸血
```

👩 ABG とか見たいです．

👨 機序はよくわかっていないんだが，**肝硬変の人は，ABG をとると代謝性アルカローシスにも呼吸性アルカローシスにもなることが多い**んです．

👨 呼吸数 20 回，room air の条件で pH 7.491，pCO$_2$ 36.3 mmHg，pO$_2$ 95.9 mmHg，HCO$_3$ 27.1 mmHg，BE 3.9，SpO$_2$ 97.8 でした．

👨 ふんふん，確かに代謝性アルカローシス＆呼吸性アルカローシスになっているだろう．ところで君たち，hepato-renal syndrome とは何か知っているか？

👩 肝硬変が進行していって腎障害が合併する状態ですか？

👨 はい，そうです．血清クレアチニンが 1.5 を超えてきた状態を言います．この機序について少しだけ言うと，肝硬変があって，門脈圧が亢進してある一定の限界点を超えてくると，腎血流が腎臓の皮質（cortex）を優位に流れずに，髄質（medulla）を優位に流れるようになる．糸球体はたいてい皮質にあって髄質にはないから，この結果，尿が作られなくなり，血清クレアチニンが上昇してきて発症するわけです．まあ，この人はアルコール性肝硬変でしょう．それで Child-Pugh 分類はどうだった？

👩 ぎりぎり C に入っていました．

👨 う～ん，そうか…．Child-Pugh 分類というのは，肝硬変の短期予後の判定に非常に有用と言われている．Child-Pugh スコアの特徴というと，死亡数年前まで 5～6 点の低値で推移して，死亡 1～2 年前から急に上昇するんです．そしてある施設の成績では Child-Pugh スコ

アが9以上に進展した肝硬変の1年，2年，3年生存率はそれぞれ11％，6％，5％と言われている．それでは，誰かプロブレムを囲んでいきなさい．

> この辺りのことはいろいろな本に載っていますが，「肝疾患レジデントマニュアル」（柴田 実／編，医学書院）にも詳しく書かれていますよ．

そこでプロブレムは以下のようになりました．

症例のレジメ （○は問題点）

38歳　女性

主 訴　近医より①肝硬変＆腹水貯留疑いにて紹介

既往歴
* 高血圧：約1年前，眼科にて高血圧（180/－程度）を指摘され，近医内科受診し，降圧薬2種類（フルイトラン®，ブロプレス®）を1カ月ほど飲んでいたが，自宅の血圧計で140/－程度に下がっていたので自己中断
* 不整脈：中学のとき指摘され，県立中部病院受診し，特に問題なしと言われた
* 心疾患（－），腎疾患（－），喘息（－），薬物アレルギー（－），
　食物アレルギー（－）
* 輸血歴（－）
* これまで地域の健康診断を受けたことなし
* 喫煙：1/2箱/日×12年間（＝6 pack・years）
* ②アルコール：泡盛5杯（3：7で水割り）/日×18年間（さらに昔は毎週土曜日は自宅に旦那の友人20名ほどが必ず集い，飲み会を開いていた．そして本人も一緒につぶれるまで飲んでいた．）

家族歴
父：糖尿病
母：子宮摘出（詳細不明）
兄弟姉妹：特記事項なし
　　　　（家族・親戚に肝疾患・心疾患・自己免疫疾患なし）
夫：入院10日前に，痙攣重積状態が止まらず自宅にてCPA（心肺停止）となり，救急病院に搬送されるも心肺蘇生の甲斐なく死亡．心肺蘇生に携わった医師からアルコール性症候性てんかん疑いと言われた．（アルコールは泡盛半升/日を摂取．以前より，毎年1～2回全身性の痙攣を起こしており，周りから病院受診を勧められていたが本人は頑として拒否し一度も病院受診したことがなかった．）

社会歴
18歳ごろ居酒屋勤務して，お酒を覚えた．結婚後，居酒屋勤務は辞め，現在の職業（事務職）に就いたが，晩酌はやめられなかった

現病歴
* 約2ヵ月前から血圧がいつもよりも低めであるのに気付いた（普段140/一程度だったのが，100～90/一程度になっていた）．同時に友人から太ったと指摘されることが多く，ズボンもきつくなってきていた
* 入院14日前から腹部膨満感，げっぷ，悪心，両下肢浮腫，体重増加（7 kg），便秘あり．両下肢は痛くて座れないほど腫れてきた
* 入院前日から寒気あり．また普段よりもより口渇を自覚
* 上記症状持続するため，近医受診し，上記疑いにて当院紹介となる

身体所見
来院時：血圧 94/50，体温 37.2℃，心拍数 88，呼吸数 20，SpO$_2$ 96%
HEENT：毛髪—やや乱れている（整っていない）？？？
　　　　眼—結膜黄染（＋）/結膜貧血（－）
　　　　眼瞼—上眼瞼の下方がややむくんでいるか？
　　　　口腔—口臭臭い，虫歯多数
　　　　咽頭—充血なし，特記事項なし
頸部：慢性閉塞性肺疾患や拘束性肺疾患を示唆する所見なし
　　　　甲状腺腫（－）
　　　　頸静脈圧：はっきりせず測定できなかった
胸部：変形なし，呼吸運動の左右差なし
　　　　くも状血管腫（－）
　　　　呼吸音正常
心臓：リズム整，心雑音なし
　　　　S1（→），S2（→），S3（－），S4（－）
　　　　心尖拍動は左鎖骨中線上でかつ第5肋間に位置する

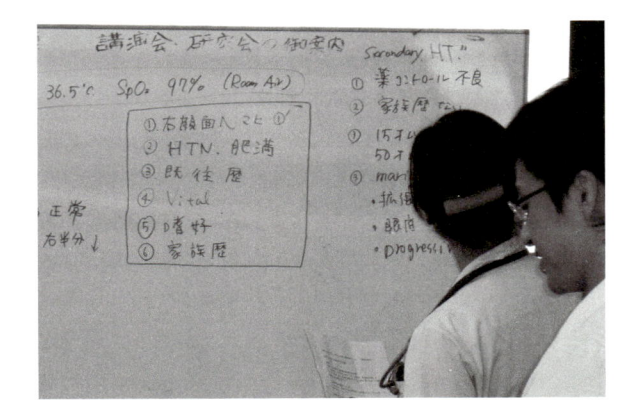

腹部：軟，膨満
　⑰ shifting dullness（＋）─打診にて濁音界と鼓音の境界は，仰臥位で臍から 11cm，右側臥位で 3 cm
　　腸音─亢進
　⑱ 肝臓腫大─右季肋部下に 2 横指，やや辺縁が dull な肝臓を触知
　　脾腫（－），腎臓─触知せず
四肢：前脛骨部に slow edema─Ⅰ度 ⑲
　　ばち指（－），手指振戦（－）
　　手掌紅斑（－）
皮膚：黄染 ⑳

そして Problem list は以下のようになった．

Problem list

#1　合併症を伴った肝硬変：① ③ ④ ⑤ ⑥ ⑦ ⑧ ⑨ ⑩ ⑪ ⑫ ⑬ ？ ⑭ ⑮ ⑰ ⑱ ⑲ ⑳
#2　アルコール多飲：②
#3　虫歯：⑮ ⑯

とにもかくにも「禁酒」が第一！

髪の毛がやや乱れている，整っていない（untidy）と言っているが，口臭は小便臭くはないんだろう？　それに普通に応対できているんだったら，たまたまじゃないのかい？

はい，普通に会話できるし，多幸もないです．最初は肝性脳症を考えたんですが，アンモニアも上がってなくて，今から考えると，10日前に旦那さんを亡くされてそれで，肉体的・精神的にいろいろあったんだと思います．

ふんふん…，まあ黄疸や腹水といった合併症を伴った肝硬変だからそんなに予後はよくないだろうが．Child-Pugh 分類でも C だったんだろう？

えっと，ぎりぎりで C に入りました．

ところでこの人に何をしましたか？

肝硬変で腹水を合併している人で 37 ℃台の微熱があると言うんで，特発性細菌性肝硬変（SBP）を rule out（除外診断）したくて腹水穿刺しました．

肝硬変があって腹水がたまっている人が高熱を出したら，まずSBPを鑑別しなければいけないが，まあ，この人は微熱で腹痛もないのであまり考えられないが…．またSBPならば採血検査でWBCがもっと上がってよいです．一方でCRPは肝臓で作られる蛋白質だから，あまり肝硬変の人では上がらないことが多く，体内で感染症や炎症があってもあまり参考にはならないです．覚えておきなさい．

あ，はい．それで腹水は肉眼でstraw yellow（黄色透明）で，腹水の白血球は100で，腹水のグラム染色でも多核白血球や細菌は見られませんでした．

そうだろう．それで微熱はどうなった？

入院翌日には自然に平熱になっていました．

ところでSBPの3大起炎菌は何か知っていますか？

えっと…，グラム陰性桿菌ですよね？

腸管内からではないかと言われているが，はっきりわかっていないです．**3大起因菌は，*E. coli*，*Klebsiella*，*Pneumococcus*** です．

> **SBPの診断・治療の順序**：まず当たり前だが肝硬変で腹水がたまっている人であることが条件
> ① バイタルサイン（高熱など）と身体所見（腹痛・腹部圧痛）から疑う
> ② 腹水穿刺
> ③ 採取した腹水：CBCの容器に入れて提出（細胞数と分画）
>   →好中球が250/mm^{3}以上あればSBP！
>   （→この人の腹水CBCは白血球自体が100/mm^{3}だから，好中球はもっと少なくやはりSBPではないとわかる）
> ④ 腹水をグラム染色：SBPの10〜20％で陽性となり，菌が同定できる．〔→ちなみに，この人のグラム染色は何もorganism（菌）が見えていない〕
> ⑤ 腹水の培養は必ず血液培養ボトル（好気性ボトルと嫌気性ボトル）に入れる！（SBPの50％で陽性になる）
> ⑥ SBPを考えたら，培養結果を待たないで抗生物質投与を開始（5〜7日間使用する）

まあ，この人の治療で最も大事なのは何よりもまず「禁酒」です．それから安静．なぜなら安静は肝血流を増加させると言われているんです．それから塩分制限．1日3〜5gの塩分

にしなさい．それから数日たって体重減少がみられないなら利尿剤の投与も考えなさい．それではベッドサイドに行きましょう．

> 「肝疾患レジデントマニュアル」（柴田 実／編，医学書院）p260 によると，**肝硬変患者の腹水貯留に対する利尿薬使用法は第1選択：スピロノラクトン（アルダクトンA®），第2選択：フロセミド（ラシックス®）で，併用する場合の投与量は5：2**が推奨されているようです．（ただし引きすぎた場合の脱水に注意しましょう！ なぜなら循環血漿量低下で肝不全が悪化することもあるからです）

ベッドサイドにて

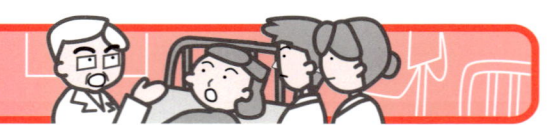

ふんふん，肝臓は君の言うとおりやや大きいですね．しかし，もうそんなに腹部膨満もないし，下肢の浮腫もないです．利尿剤は使ったんですか？

はい，最初からフロセミドを40 mg/日 使いました．

そうですか．最初から使ったんだね．まあ，最初はまず禁酒と塩分制限だけでもよかったんだが…．しかしこの人は利尿剤に反応がいいです．きっとよくなるでしょう．（患者さんの方を向いて）お酒はやめていますか？

はい．

そうです，お酒をやめるのが一番大切ですよ．お酒をやめればもっとよくなります．

病室の外で

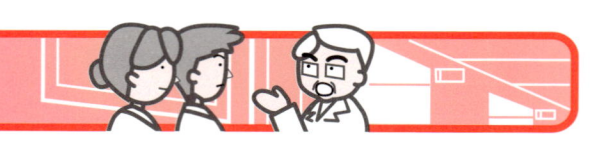

あのう…，肝硬変では肝臓が小さくなると思ったんですが…．

いいや，アルコール性肝硬変と原発性胆汁性肝硬変では肝臓は大きくなるんです．この人は比較的予後がいいかもしれないです．とにかくもうお酒は飲まないことが大切です．最後にもう1つ言っておこう．一般には"**日本酒毎日5合を10年間で肝硬変**"と言われているから1つの目安として覚えておきなさい．

> 一般に「大酒家」とは，日本酒5合/日以上×10年以上のこと．またアルコールに対する反応は個人差があるが，一般にはこの「**大酒家**」の**10〜30％に肝硬変が発生**してくると言われている．

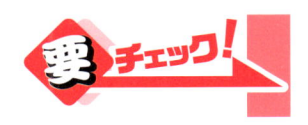

要チェック！

日本酒1合＝ワイン1/4ボトル＝酎ハイ（1：4）2.5合
＝ビール大瓶1本＝ウイスキーダブル1杯＝エタノール約25g

回診後のまとめ

* s/o アルコール性肝硬変→腹水貯留，血圧低下，口渇，黄疸，
　　　　　　　　　　　　　→禁酒，塩分制限，利尿剤
* 肝性脳症はない
* s/o 口腔内不衛生

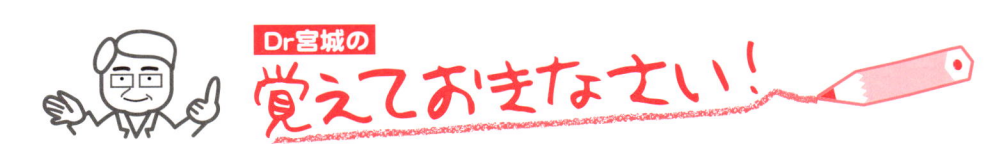

Dr宮城の 覚えておきなさい！

- [ ] 二次性高血圧は3つの鑑別点でチェック！
- [ ] venous hum（頸静脈コマ音）を聴取 → s/o Hb＜6 → CBCに加えて血液型・交差もオーダー
- [ ] 日本酒5合を10年間で肝硬変
- [ ] アルコール性肝硬変：初期は肝腫大→その後，肝萎縮

Case9　大酒も10年続けば肝硬変を念頭におこう

Case 10

疾患を絞り込むプロセスの醍醐味を知る
乾性咳と弛張熱（49歳　女性）

中年女性が外来にやって来ました．話を聞くと2週間以上も咳が続いていて，1週間前から熱も繰り返していて，「もううんざり…」という感じです．何とかしてあげたいですね．皆さんもこの症例から疾患を絞り込んでいくプロセスを学んでください．

カンファレンスルームにて

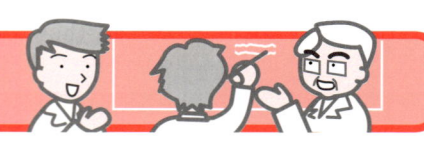

症例のレジメ

49歳　女性

主訴　16日間の乾性咳と9日間の弛張熱

既往歴
* リウマチ性関節炎：10年前に診断される／
　　　　　　　　3年前からプレドニン® 5 mg/1（隔日）
* 喘息（−）
* アレルギー（−）

内服薬
* プレドニン® 5 mg/1（隔日）
* モービック®（NSAIDs）
* セレガスロン®（胃薬）

社会歴
* 職業：家事（household chore）のみ
* 姪と2人暮らし
* ペットは飼っていない
* 海外旅行歴なし
* 工場の近くに住んだことなし
* 30〜40歳のリウマチ性関節炎発症前まで居酒屋で働いたり，ときおり友人のスナックを手伝っていた

＊リウマチ性関節炎を発症してからは仕事せず，家事のみ
＊喫煙（－）
＊アルコール：ビール2缶を1週間に2度

家族歴

家族・親戚に自己免疫疾患なし．特記すべき疾患なし

現病歴

＊入院16日前から乾性咳
＊入院13日前から咽頭痛
＊入院9日前から発熱（＞38.5℃）にて当院ERに午前5時に受診．感冒との診断にて風邪薬を処方され帰宅
＊入院7日前，上記症状（乾性咳／咽頭痛／発熱）続くため，当院内科外来受診．このとき採血上，白血球 10,500，CRP 10.7 と炎症反応↑も，胸部X線にて明らかな肺炎像なしとのことから細菌性気管支炎の疑いにて抗生物質クラビット®（LVFX）処方され帰宅
＊7日後（入院日），上記抗生物質飲みきったにもかかわらず，弛張熱（1日2回以上，38.5℃以上になる）／乾性咳続き当院内科外来再受診
＊悪心・嘔吐・下痢などの消化器症状（－），体重減少（－）

＊また，この16日間の経過中に，両側背部痛（両肩甲骨下あたり）を自覚．この痛みについて聞くと…，
　①場所：上記
　②発症時間：いつの間にか自覚し始めた
　③発症の仕方：徐々に
　④特徴：何かに引っかかる感じ
　⑤強さ：1〜2 /10
　⑥重大度：眠れる
　⑦放散痛：なし
　⑧増悪因子：深呼吸
　⑨寛解因子：体位変換？
　⑩関連因子：悪心／嘔吐（－），冷汗（－）

身体所見

身長 154cm，体重 55kg（BMI 23.1）
来院時：血圧 96/60，体温 39℃，心拍数 125，呼吸数 30，SpO_2 90％
HEENT：咽頭発赤（＋）
　　　　その他は特記事項なし
頸部：リンパ節腫脹（－）
　　　慢性閉塞性肺疾患や拘束性肺疾患を疑わせる所見なし
胸部：変形なし
　　　呼吸運動の左右差なし
　　　（メジャーで測定したところ）深呼吸にて肺は3cm広がる（→乳輪のレベル）

両側・側胸部の下部にて…，
　① late crescendo inspiratory crackle（＋）：下肺野ほど優位
　② vocal fremitus ↓
　③打診上，incomplete dullness

背側より図示：

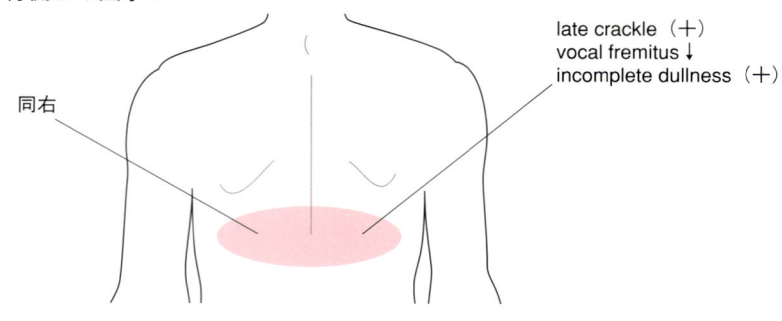

同右　　　　　　　　　　　　　　late crackle（＋）
　　　　　　　　　　　　　　　　vocal fremitus ↓
　　　　　　　　　　　　　　　　incomplete dullness（＋）

心臓：リズム整，心雑音なし
腹部：軟，平坦，圧痛なし／反跳圧痛なし
　　　腸音正常
　　　肝腫大（−）
四肢：両手指の変形は著明でない
　　　hot hand（−），浮腫（−），ばち指（−）

「病歴はすべてを物語っているんです．」

今回は16日間の乾性咳と9日間の熱で来られた方ですね．リウマチ性関節炎（RA）に対してプレドニン®を隔日投与されていると言ったが，プレドニン®の隔日投与に対する考え方は大切だからここでもう一度言っておこう．閉経後の女性へのプレドニン®投与に関しては，連日投与も隔日投与も関係なく骨粗鬆症になります（CASE7参照）．ところが男性に投与する場合やプレドニン®のもつ他の副作用に関してはそうでないです．プレドニン®は1回飲んだら12時間体内に滞在するんです．しかし，薬理作用は36時間持続する．これをphantom effectと言っている．日本語に訳すと「幽霊効果」とでも訳せる．だから隔日投与すると，48時間のなかで最後の12時間は効いていないが，はじめの36時間は効いていて，副作用（side effect）を起こすよりは，12時間効いていない時間がある，要するに最後の12時間は患者さんに耐えてもらう方がましという考えで隔日投与という方法があるんです．いいですか？ これは大切だから覚えておきなさい．

この人の職業（occupation）は家事というのはどういうことか？

あ…，はい，独身なんですが，10年くらい前までは居酒屋を手伝ったり，友人の経営するスナックで働いたりしていたんですが，10年前にリウマチ性関接炎を発症してからは手があまりいうことを利かないんで，仕事はしないで姪の方と一緒に暮らして，家事を手伝っているみたいです．

ふんふん，そうですか，わかりました．そういう社会背景があるわけですか．いろいろと配慮していかないといけないですね．

現病歴にいきましょう．最初，1週間の乾性咳で来院して感冒と診断されているが，これまで何度か言ったと思うが感冒と診断するには何が必要ですか？

えっと…，鼻水と…，咳ですか？

少し違うな．**感冒と診断するには鼻水（rhinorrhea）と咽頭痛（sore throat）の2つがいる**んです（CASE6参照）．そして，この2つがあれば，感冒と診断して何ら責められることはないんです．それからこの乾性咳は結局16日間続いて入院となっているが，感冒というのはこの人のように2週間以上続いたりしないんです．**感冒というのはせいぜい1週間程度の病気**です．

この患者さんは9日間の高熱の症状もある．高熱で来た患者さんには必ずshaking chill（悪寒戦慄）の有無を聞くこと！ ある場合は血液培養の適応です．なぜなら**shaking chillのとき，菌血症（bacteremia）やウイルス血症（viremia）になっている**からです．まあ，この人に一体，血液培養は必要なのかどうかはあとで一緒に検討しましょう．ちなみに**インフルエンザ・ウイルス感染症の特徴は，① shaking chill．これはウイルス血症を起こすからです．それと，② 筋肉痛（myalgia）**です．

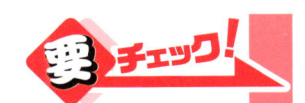

要チェック！

ここで「血液培養の適応」を復習しておきます（CASE3参照）．
① 体温38.5℃以上 & shaking chill
② 白血球数 ＞12,000　or ＜4,000
③ **IV（静脈注射）で抗生物質を使う場合**（IVで抗生物質を使うんだったら血液培養をとるのがglobal standard！）
④ **severe high fever**の場合（→ sepsisの徴候がある場合）

＜severe high fever＞
① **shaking chill**がある場合：菌血症になっている
② **呼吸数（RR）＞30回／分** の場合：エンドトキシンは呼吸数を上昇させる

③ SpO₂ ↓
④ ABG で代謝性アシドーシス
⑤ 乏尿
⑥ 意識レベルの変化（たいていは低下）

ここで 16 日間という経過について考えよう．細菌感染（bacterial infection）は普通は 16 日という経過ではありえないです．普通は 2 〜 3 日という経過になる．だからこの人は細菌感染ではないと予想できます．ただし例外があるんです．まず，①亜急性心内膜炎（subacute endocarditis）で，これは 2 〜 3 カ月前からという経過になります．他に，②亜急性肺感染症（subacute pulmonary infection），すなわち膿を形成するような感染症の場合で，これは嫌気性菌感染（anearobic infection）です．この人は乾性咳が続いているわけだが，もしも仮にこの人の肺で，膿瘍（abscess）が形成されているとするなら，痰が出ないのは理解できます．なぜなら肺膿瘍（lung abscess）の患者さんは普通痰を出さないからです．ただし，その膿瘍が気管支と交通したのなら痰が出ることになるんです．もしもこの人の診断が肺膿瘍だったら，その膿はまだ気管支とは交通していないということです．一方で普通の細菌性肺炎（bacterial pneumonia）なら普通は膿性痰が出ます．このように，その人の病歴はすべてを物語っているんです．君達はそこを知らないといけない．

入院 7 日前にクラビット®というニューキノロン系抗生物質を処方されて入院前まで飲んでいたということから，これによって症状が少しカバーされているかもしれない．ちょっと頭の片隅においておこう．

両側・側胸部の痛みに関して 10 項目聞いているのは非常によろしい．呼吸によって痛みが増悪するということは胸膜痛（pleuritic pain）です．ここに少なくとも胸膜炎（pleuritis）はあるということです．それではバイタルサインにいきましょう．

入院時ですが血圧 96/60 とやや低めで，心拍数は 125 回，体温は 39 ℃，呼吸数 30 回と速く，SpO₂ が room air で 90 ％でした．

このバイタルサインはどうですか？

ええと，体温が 39 ℃で，仮にこの人の平熱を 36.5 ℃としたら，2.5 ℃上がっていて…，普通，体温が 0.55 ℃上がったら，心拍数は計算上は 10 上がるんだったから，普段の心拍数を 70 としたらそれより 50 くらい増えていて 120 くらいまでは考えられます．だからこれは理論上の範囲内です．でも呼吸数 30 回は多いと思います．SpO₂ 90 ％も低いです．

じゃあ，この人に血液培養はいりますか？

バイタルサインからは呼吸数が30回だから必要だと思います．

はい，そうです．

肺が広がりきらない理由を考える

それでは身体所見にいってみましょう．首の所見からは慢性閉塞性肺疾患（COPD）や拘束性肺疾患を示唆する所見はないんですね．それから胸郭をメジャーで計ったら，深呼吸で3cm広がるということは，どういうことか？

あ，はい，正常だったら普通4cm以上広がって，拘束性肺疾患だったら2cm未満で，その中間ということです….

中間ということは，今回肺の広がりを抑える何らかの原因があるということです．そして打診上，incomplete dullness ということは，例えば肺炎などの炎症によって，硬化（consolidation）があるか，あるいは肺が縮んでいるところがあるのを示唆している．そこで，もし仮にこの人が細菌感染だとしたら…，何が考えられるか？ 細菌性肺炎なら肺胞性の病変なので，holo crackle を聴取するはずです．ところがこの人は late crackle です．しかし，嫌気性菌感染による肺膿瘍を形成していて，そこに水がたまっている場合，その水面と肺実質の境界では，肺実質が圧迫されていて，そこで無気肺が形成されている．こういう場合，ちょうどその場所で間質性の音，すなわち late crackle を聴取するんです．そして，こういう16日間というゆっくりした経過は嫌気性菌感染ならあってもいいかもしれない．そうでないとしたら，late crescendo inspiratory crackle が聴こえるということは，間質性の肺炎ということです．この人は深呼吸したら咳が出るんじゃないですか？

はい，深呼吸してもらったら咳していますが….

深呼吸したら咳が出るというのは，肺のコンプライアンスの低下を意味するんです．つまり何らかの原因で間質性肺炎（interstitial pneumonitis）になっているということです．

両手指の変形は著明ではないと言ったが，これをどうして見たのですか？

リウマチ性関接炎が基礎疾患にあるんで，リウマチ性関接炎が悪くなって，リウマチ性関接炎の胸膜炎とかも考えられないかと思ったんですが….

確かにリウマチ性関節炎関連で胸膜炎を伴うことはあるが，一般にリウマチ性関節炎自体の重症度とは無関係と言われている．

EBMを上手く使う

ところでこの人はプレドニン® 5 mg を隔日で飲んでいるとのことだが，ここで質問です．例えば，プレドニン®経口摂取以外にその人の免疫能を低下させる要因のない人で，仮にプレドニン® 5 mg/1 を連日で経口摂取していると pneumocystis carinii pneumonia（PCP：カリニ肺炎）は起こりえると思いますか？

….

起こらないです．Mayo clinic のデータがあって，プレドニン®経口摂取以外に免疫力を低下させる要因のない場合，連日でプレドニン®を 30 mg/1 以上飲んでいないと PCP をきたさなかったんです．ただし，プレドニン®10 mg/1 以下でも PCP にかかった症例があって，その場合はプレドニン®以外に，アルコール多飲，糖尿病（DM）などその人の好中球機能を低下させる要因が必ず合併していたということです．また，プレドニン®を連日どの程度飲んでいたら，ツ反が陰性になるか？ を調べたSTUDYがあるんです．これによるとプレドニン®を連日で 10 mg/1 以上でツ反は陰転化する．ということは，プレドニン®10 mg/1 以上を連日飲んでいたら，結核に罹患していてもツ反では診断ができないということです．

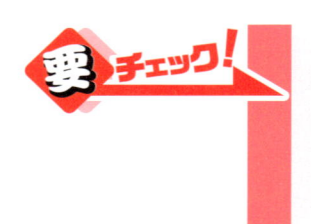

要チェック！
・プレドニン®経口摂取→好中球機能低下＋リンパ球機能低下
・アルコール多飲，糖尿病→好中球機能低下
それゆえにこういう人は，病原菌が肺胞の alveolar macrophage（肺胞のマクロファージ）をすりぬけた場合，そのあとの処理にあたる好中球の機能が低下しているために，感染症に弱い．

それではこの人の検査結果で何が見たいですか？

ABG を見たいです．

そうですか．じゃあ ABG はいくらでした？

room air，呼吸数 30 回で pH 7.506, pCO_2 33.9 mmHg, pO_2 64.0 mmHg, HCO_3 26.2 mmHg, SpO_2 94 ％でした．

ということはどういうことか？

🧑 呼吸性のアルカローシスがあります．

👨 ABGで急性に，炭酸ガスが動いたとき，代償性にHCO₃はどの程度変化するのか知っていますか？

🧑 いいえ．

👨 これは君たちしっかり覚えておかないといかんよ．いいですか，**pCO₂が急性に10上がったら，HCO₃は1上がって，pCO₂が10下がったら，HCO₃は1.5下がる**．まだ代謝性に代償しきれていないが，この人は来院してきたときに，一気に悪くなってきたときだったかもしれないなあ．ほかに何が見たいですか？

🧑 CBCとCRPを見てみたいです．

👨 うん，じゃあ見てみよう．

🧑 入院時の白血球が11,600で，CRPが24.4でした．

👨 ほう…，結構炎症反応が上がっているねえ．分画まで見ておこう．

🧑 分葉核球（segmented form）85％，リンパ球（lymphocyte）9.0％，単球（monocyte）3.0％，好酸球（eosinophilic granule）3.0％でした．

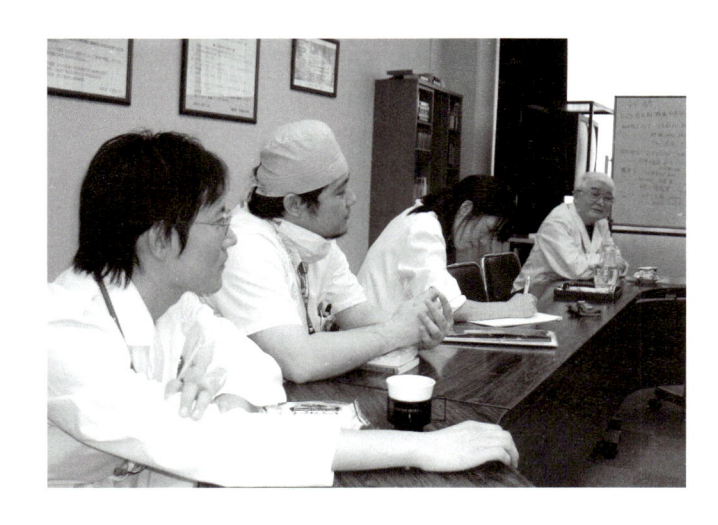

Case10 疾患を絞り込むプロセスの醍醐味を知る

🧑‍⚕️ はい，そうですか…，分画を見たついでに低栄養（malnutrition）の指標に触れておこう．低栄養の指標は何ですか？

👨 え…，アルブミンが2.2g/dlを切ったとき出てくる前脛骨のfast edemaとか眼の周りの全周性の浮腫のことですか？

🧑‍⚕️ そうです．他には？

👨 ….

🧑‍⚕️ じゃあ覚えておきなさい．低栄養の指標は次の3つあって，**この3つのうちの1つでもあれば，そういう人が挿管になった場合，なかなか抜管できない**と言われている．①末梢血中のリンパ球数が1,200未満の場合で，これはWBCとリンパ球の比率から計算して出したらよろしい．②血中トランスフェリンが120以下の場合．③血清アルブミンが2.8未満の場合です．

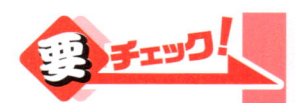

> **要チェック！**
> 低栄養の指標
> ①末梢血中のリンパ球数＜1,200：WBC数×リンパ球の比率（％）で計算して出す
> ②血中トランスフェリン≦120
> ③血清アルブミン＜2.8
> 上の①〜③のうちのどれかがある場合，いわゆる低栄養であり，そういう人が挿管になった場合，抜管がなかなかできないと言われている．
> （この場合の血清アルブミンはfast edemaが出現し始めると言われているときの2.2g/dlではないことに少し注意しておきましょう）

🧑‍⚕️ ほかに聞きたいデータはありますか？

👩 生化学検査はどうだったんですか？ 電解質とか？

👨 Na 138, K 4.3, BUN 12.7, クレアチニン0.5, GOT 50, GPT 39です．

🧑‍⚕️ 他に何か見たいのはありますか？

👩 胸部X線写真を見たいです．

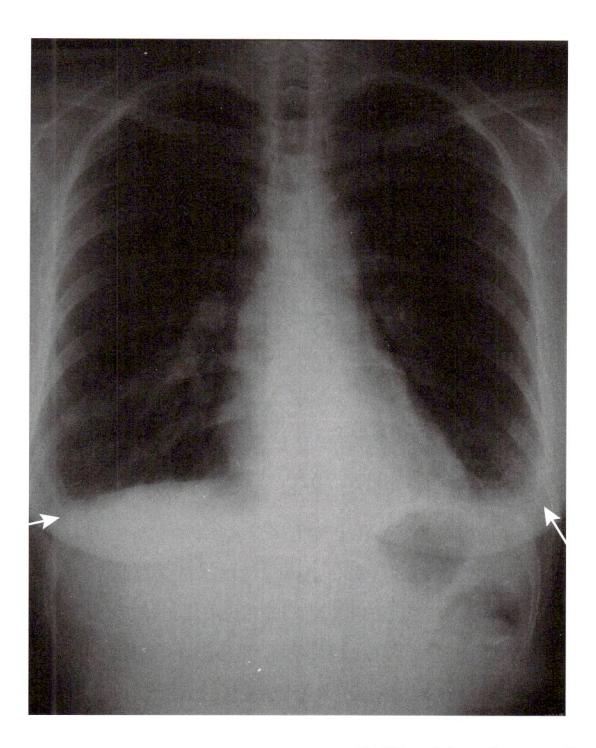

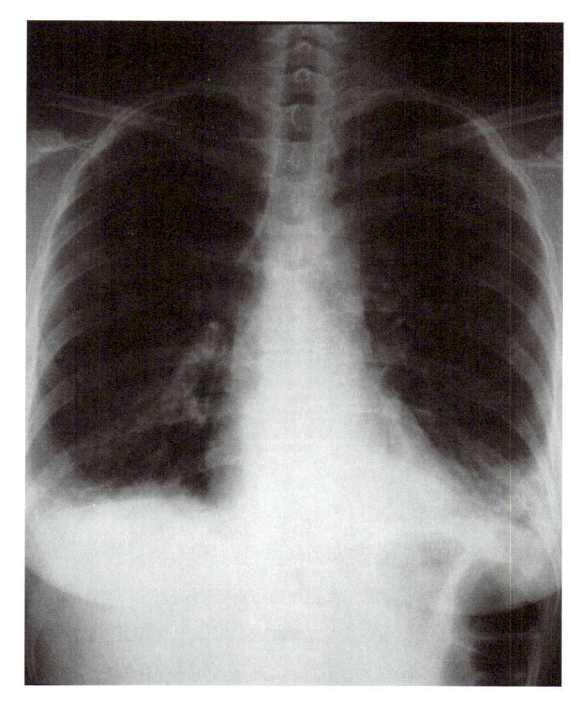

図　胸部X線写真：入院7日前（左）と入院日（右）

👨‍⚕️　そりゃそうだろう．どれどれ見てみよう…（図）．

🧑‍⚕️　左が入院7日前に一度外来で撮られたもので，右が入院日に撮られたものです．

👨‍⚕️　入院7日前の写真は気管支炎ではないです．両側のCPA（肋骨横隔膜角）がすでにdullになっている（⟶）．これはやはり普通の細菌性肺炎ではないです．うん，まあいいでしょう．他に何かありますか？

🧑‍⚕️　あのう…，検査値でKL-6が1,408と上がっているんですが….

👨‍⚕️　はい，それは肺の間質が破壊されているということです．それではプロブレムを丸で囲んでください．

そしたら，研修医が下のように記しました．

Case10　疾患を絞り込むプロセスの醍醐味を知る　**147**

症例のレジメ （○は問題点）

① **49歳　女性**

主　訴　② 16日間の乾性咳と9日間の弛張熱

既往歴
* ③ リウマチ性関節炎：10年前に診断される／
　　　　　　　　　　3年前からプレドニン® 5 mg/1（隔日）④
* 喘息（−）
* アレルギー（−）

内服薬
⑤ * プレドニン® 5 mg/1（隔日）
* モービック®（NSAIDs）
* セレガスロン®（胃薬）

社会歴
⑥ * 職業：家事（household chore）のみ
⑦ * 姪と2人暮らし
* ペットは飼っていない
* 海外旅行歴なし
* 工場の近くに住んだことなし
* 30〜40歳のリウマチ性関節炎発症前まで居酒屋で働いたり，ときおり友人のスナックを手伝っていた
⑧ * リウマチ性関節炎を発症してからは仕事せず，家事のみ
* 喫煙（−）
* アルコール：ビール2缶を1週間に2度

家族歴
家族・親戚に自己免疫疾患なし．特記すべき疾患なし

現病歴
⑨ * 入院16日前から乾性咳
* 入院13日前から咽頭痛
* 入院9日前から発熱（＞38.5℃）にて当院ERに午前5時に受診．感冒との診断にて風邪薬を処方され帰宅
* 入院7日前，上記症状（乾性咳／咽頭痛／発熱）続くため，当院内科外来受診．このとき採血上，白血球 10,500，CRP 10.7と炎症反応↑も，胸部X線にて明らかな肺炎像なしとのことから細菌性気管支炎の疑いにて抗生物質クラビット®（LVFX）処方され帰宅
* 7日後（入院日），上記抗生物質飲みきったにもかかわらず，弛張熱（1日2回以上，38.5℃以上になる）／乾性咳続き当院内科外来再受診

＊悪心・嘔吐・下痢などの消化器症状（−），体重減少（−）

⑩ ＊また，この16日間の経過中に，両側背部痛（両肩甲骨下あたり）を自覚．この痛みについて聞くと…，
　①場所：上記
　②発症時間：いつの間にか自覚し始めた
　③発症の仕方：徐々に
　④特徴：何かに引っかかる感じ
　⑤強さ：1〜2 /10
　⑥重大度：眠れる
　⑦放散痛：なし
　⑧増悪因子：深呼吸
　⑨寛解因子：体位変換？
　⑩関連因子：悪心／嘔吐（−），冷汗（−）

身体所見

身長154cm，体重55kg（BMI 23.1）

⑪ 来院時：血圧96/60，体温39℃，心拍数125，呼吸数30，SpO$_2$ 90％

HEENT：咽頭発赤（＋）
　　　　その他は特記事項なし
頸部：リンパ節腫脹（−）
　　　慢性閉塞性肺疾患や拘束性肺疾患を疑わせる所見なし

⑫ 胸部：変形なし
　　　　呼吸運動の左右差なし
　　　　（メジャーで測定したところ）深呼吸にて肺は3cm広がる（→乳輪のレベル）

　　　　両側・側胸部の下部にて…，
　　　　① late crescendo inspiratory crackle（＋）：下肺野ほど優位
　　　　② vocal fremitus ↓
　　　　③打診上，incomplete dullness

　　　　背側より図示：

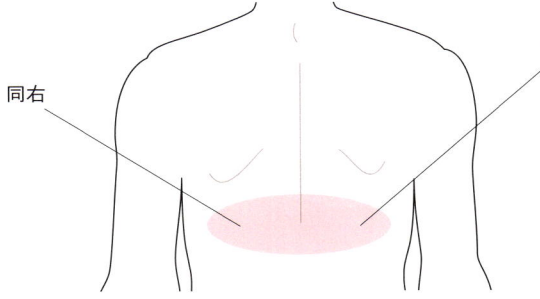

同左
late crackle（＋）
vocal fremitus ↓
incomplete dullness（＋）
同右

```
心臓：リズム整，心雑音なし
腹部：軟，平坦，圧痛なし／反跳圧痛なし
     腸音正常
     肝腫大（−）
四肢：両手指の変形は著明でない
     hot hand（−），浮腫（−），ばち指（−）
```

👨‍⚕️ それではくくっていきましょう．

すると研修医が次のようにまとめた．

Problem list

#1 胸膜炎を合併した肺炎：② ⑨ ⑩ ⑫
#2 リウマチ性関接炎：③ ④ ⑤
#3 severe high fever：⑪
#4 social problem ？：① ⑥ ⑦ ⑧

👨‍⚕️ まあ，それくらいでいいでしょう．

👨‍⚕️ ところでこの人に対してどういう治療をしましたか？

🧑‍⚕️ はい…，最初，プレドニン®を 5 mg 隔日で飲んでいる方が感染症の可能性もある発熱で来られて，急性副腎不全が怖かったんでソル・コーテフ®を 100 mg IV しました．また喀痰も出なくて細菌感染か異型性肺炎（atypical pneumonia）かはっきりしなかったんで抗生物質はエリスロマイシン（EM）を開始しました．

👨‍⚕️ この人は**プレドニン®を 5 mg/1 を飲んでいますが，この 5 mg というのは生理的な副腎皮質ホルモンの 1 日分泌量に相当**するわけだから，この人の副腎は普段は働いていないと考えられるわけだ．だから発熱や感染症などにかかった場合，ストレスに対応してさらに必要な副腎ホルモンを分泌できない副腎不全の可能性を懸念してソル・コーテフ®をこんなに IV したのだろうが，10 mg 程度でよかったです．こんなに IV したらステロイドにカバーされてしまって，熱も下がってしまって，熱型までわからなくなる．

理論的に追い込み，絞り込んでいく過程を大切に！

それではこの人の熱の原因は一体何か？ を考えていきましょう．まず，順番に感染症としてみよう．①bacterial infection（細菌感染）だとするなら…，先ほども言ったように嫌気性菌感染くらいしかない．②non-bacterial infection（細菌以外の感染），要するに異型性肺炎だったら，late crescendo inspiratory crackle が聴取されることは話が合う．菌としてはレジオネラやクラミジアやマイコプラズマなどが考えられる．しかし，マイコプラズマ肺炎は普通このように重症化はしないんだが．

またレジオネラ肺炎は時間とともに，聴診所見がだんだんと holo crackle に変化していく特徴があるんです．だから毎日聴診所見をフォローしないといけない．それに最初は喀痰が出てこなくても，徐々に出てくるようになって，病棟から「血痰が出ています！」と看護師にコールされる．しかし，これは血痰でなくて，レジオネラに特徴的なオレンジ色の喀痰でorange-jelly sputum と呼ばれている．その他にレジオネラは全身症状が出るのが特徴です．生化学検査で低ナトリウム血症になっていて，Na が 122 程度になることが多いです．それから肝酵素が上昇していて，不穏などの精神症状も出てくるんです．しかし，必ずしもそうでない場合もあるので，レジオネラ尿中抗原を必ず提出すること！ レジオネラ尿中抗原は発症後 2〜3 週間後でも陽性になるので，今日は乾性咳が出てから 19 日目だが，今からでも遅くはないです．レジオネラ尿中抗原はレジオネラ感染症の 85％で陽性になり，陽性ならタイプⅠのレジオネラです．あとの 15％はそれ以外のタイプのレジオネラで，この場合は尿中抗原として検出されない．

また PCP を除外診断したかったら，最終的には気管支鏡による気管支肺胞洗浄（BAL）や経気管支肺生検（TBLB）がいるが，現在のところ PCP は疑いにくいので，する必要はないです．③感染以外の原因なら，例えばリウマチ性関接炎などの膠原病に関連した間質性肺炎などがある．しかし，CRP の値が合わない．普通リウマチ性関節炎だったら CRP は低くて，相当悪い場合は 3〜4 程度になるんですが，この人は 20 以上もある．よってこの人の CRP の亢進は他の原因が疑わしいなあ…．ところでこうした膠原病性血管炎（vasculitis）の場合，尿検査（U/A）は必ずとること！ そして沈査に RBC や蛋白質などが出てくると疑わしくなってくる．ほかにも好酸球性肺炎（eosinophilic pneumonia）などの特殊な肺炎があるが，これに対する確定診断は基本的には気管支肺胞洗浄や経気管支肺生検が必要です．それから，現在抗生物質をエリスロマイシンのみ使用しているのは非常によい選択です．こういう肺炎にペニシリン系やセフェム系抗生物質を使用するとわけがわからなくなる．だからまずはエリスロマイシンを 1 週間我慢して使用すること！ もし 1 週間使用して肺炎の改善がみられないとか，使用中にどんどんと SpO_2 が下がってくる場合は，このときにはじめて稀な肺炎，すなわち PCP や膠原病関連の肺疾患や，好酸球性肺炎などの可能性を考えて経気管支肺生検，気管支肺胞洗浄を行うんです．それではベッドサイドに行ってみましょう．

ベッドサイドにて

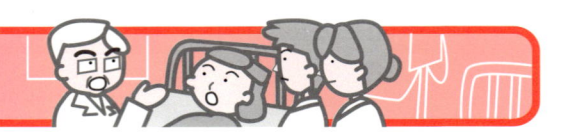

- （患者さんに向かって）はじめまして，宮城と言います．少し診察させてください．痛みの方はどうですか？

- はい，まだ息を吸ったりすると痛いです．

- （担当研修医の方を向いて）うん，確かにあなたの言うとおりです．これは典型的な late crescendo inspiratory crackle です．あなたの所見が正しい．皆さん，よく聴いておきなさい．これが教科書的な late crackle です．

病室の外で

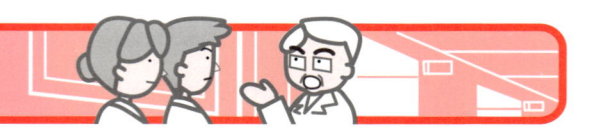

- 今回の症例は，単純ではありません．私は今のところ，この人はレジオネラ肺炎のような気がするが…．もし仮にこの人がレジオネラ肺炎で最初の予想通りだったとしても，それが大切なのではないです．肝心なのは，いつも回診で言っているように，問診と身体所見そして最低限必要な検査から，理論的に絞り込んでいく過程です．こうして理論的に追い込んで，絞り込んでいく過程・考え方が大切なのです．わかりますか？ まずは我慢してエリスロマイシンを続けなさい．そして尿中レジオネラ抗原をフォローしなさい．そしてどうだったかあとで連絡ください．

回診後のまとめ

* s/o 嫌気性菌による膿胸，または s/o 異型性肺炎
  （マイコプラズマ，クラミジア，レジオネラなど）
  →まずはエリスロマイシンで治療開始．
  効果なければ，PCP，膠原病性肺疾患，好酸球性肺炎などを考え，気管支鏡検査を行う．

この患者さんのその後の経過について簡単に言います．まず寒冷凝集素は陰性でマイコプラズマ抗体価やクラミジア抗体価の上昇もなく，尿中レジオネラ抗原も陰性でした．1週間エリスロマイシンを投与し，その経過中 SpO_2 の大きな低下は特になかったのですが，胸部X線

写真と胸部CT上，肺炎は全く改善がありませんでした．そして1週間後の採血検査で末梢血中の好酸球の比率が5％を超えてきました（好酸球5.2％）．気管支鏡検査の適応と考えられたのですが，患者さんは非常に神経質な方で，結局気管支鏡は行えませんでした．しかし，好酸球性肺炎と診断し，ステロイドパルスを行うことになりました．ステロイドパルスは著効し，その後約半年かけて漸減しました．現在，好酸球性肺炎の再発もなく，元気に暮らしています．

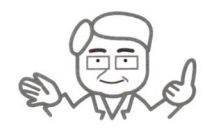

Dr宮城の 覚えておきなさい！

- bacterial infectionでも長期経過をたどる例外は，① 亜急性心内膜炎と，② 嫌気性菌感染の2つ！
- プレドニン®10mgを連日飲んでいるとツ反が陰転する．すなわち結核に罹患しても，ツ反では判定できない．
- 疾患を理論的に追い込んで，絞り込んでいく過程を身につけなさい！

Case 11

疑わしきは虫歯…
高熱，悪寒と右前胸部痛（36歳　女性）

真夏の日，調理師をしておられる若い女性が痛みと熱で辛そうな顔をしてやってきました．一体原因は何だったのでしょうか？ やっぱりまずは問診で絞って，身体所見で検討して…，ですよね．ではまず研修医のレジメから見ていきましょう．

カンファレンスルームにて

症例のレジメ

36歳　女性

主訴（入院当日の朝からの）高熱，悪寒と右前胸部痛

既往歴
* 喘息（−）
* アレルギー（−）
* 虫歯：約9年前からしょっちゅう歯が痛くなったり，歯ぐきが腫れたりし，そのたびに知り合いの歯科を受診し，（治療を勧められるも特に）治療はせず，抗生物質のみ処方してもらい対処してきた
* 特にペットは飼っていない
* 最近海外旅行に行ってない

社会歴
* 結婚歴：既婚
* 職業：調理師
* アルコール：ビール（500 mℓ）の缶を3本/日×6年間
* 喫煙：1箱/日×20年間（＝20pack・years）

家族歴
* 母：高血圧（内服中）
* 親戚：癌？ で死亡

現病歴

＊入院 1 週間前から咽頭痛と乾性咳
＊入院当日の朝から発熱（38.5℃），悪寒と咳をしたときの前胸部痛あり，当院受診

右前胸部痛に関して…，
①場所：右前胸部
②発症時間：入院当日の朝
③発症の仕方：朝，起きて咳したら痛かった→突然自覚
④特徴：圧迫するような痛み
⑤強さ：1〜2/10
⑥重大度：日常の活動に支障なし（歩行，睡眠など可）
⑦放散痛：なし
⑧増悪因子：咳，深呼吸
⑨寛解因子：体動？でごまかす
⑩関連因子：悪心（−）/嘔吐（−），冷汗（−）

身体所見

身長 156cm，体重 50.8kg（BMI 20.8）
来院時：血圧 130/60，体温 39.0℃，心拍数 120，SpO$_2$ 96％（room air）
HEENT：浮腫なし，特記事項なし
頸部：特に慢性閉塞性肺疾患や拘束性肺疾患を示唆する所見なし
胸部：変形なし
　　　呼吸運動の左右差なし
　　　右下肺野（傍胸骨部）で late crackle（＋）
　　　同部位で vocal fremitus ↑
　　　打診上は特に dullness など認めず

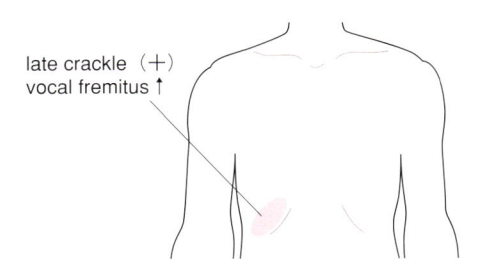

late crackle（＋）
vocal fremitus ↑

心臓：リズム整，心雑音なし
腹部：軟，平坦
　　　圧痛（−）
　　　腸音−正常（亢進・減弱なし）
四肢：hot hand（−），浮腫（−），手指振戦（−）
　　　ばち指（−）

case 11

口腔内所見を侮らない

今回の主訴は入院当日の朝からの高熱，悪寒，右前胸部痛が主訴ですね．このように**主訴に時間を加えると非常によろしい**（CASE1参照）．アメリカではこうするのが常識になっているが，日本ではほとんどそのような教育がされていない．このように表現すると急性なのか，亜急性なのか，慢性なのかがはっきりして，その後の既往歴や現病歴が非常にイメージしやすく聞きやすいのです．

この人は9年も前から虫歯（odontitis）があって，しかもちゃんと治療しないで抗生物質だけしょっちゅう飲んでいたのか？

はい，口の中を見たんですが，やっぱりいっぱい虫歯があるようでした．

この人は主婦をされているんですか？

いいえ，調理師でした…．

う〜ん…．

喫煙に関してこの人は20 pack・yearsだが，同じ20 pack・yearsでも男女でその影響は全然違うんです．君たち，男か女のどちらがタバコの影響を受けやすいか知っていますか？

女性の方が影響が強いんですか？

そうです．**一般に女性は男性に比してタバコに対する感受性が強いんです**．覚えておきなさい．

「解熱剤が効くか？」をしっかり"きく"！

この右前胸部痛は深呼吸すると痛みが増悪するということから，呼吸性の痛みで，胸膜炎による胸痛（pleuritic chest pain）と呼びます．これは胸膜炎（pleuritis）が起きていることを意味します．それではバイタルサインにいきましょう．

来院時ですが，血圧130/60で，体温が39.0℃，心拍数120回，SpO_2はroom airで96%でした．

🧑‍🏫 ふんふん…，このバイタルサインを聞いてどう思いますか？ 誰か説明してください．

🧑 この人の平熱を36.5℃としたら39℃はそれよりも2.5℃高いから，熱から予測される心拍数は計算上120〜130回で，この人はその範囲内です．

🧑‍🏫 ほかに何かないですか？

🧑 え？ ひょっとして脈圧ですか？

🧑‍🏫 そうです．君たち脈圧は普通いくらぐらいか知っているかい？

🧑 40くらいですか？

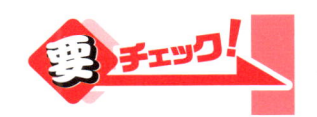

要チェック！　正常の脈圧：40程度

🧑‍🏫 そうです．しかしこの人のバイタルを見ると血圧130/60で脈圧が70もある．こういう人は首を見たら，頸動脈が大きく脈打っているのがわかるんです．**これをbounding pulsationと言うんです．**

> （著者より一言）"BATES' Guide to Physical examination and History Taking (9th ed.) (Lynn S. Bickley ら／著, Lippincott Williams & Wilkins)" によると，large, bounding pulsationの原因は，①発熱，貧血，甲状腺機能亢進症，大動脈弁逆流症，動静脈ろう，動脈管開存症などの心拍出量の増加，末梢血管抵抗の減弱，またはその両方を伴った病態，②徐脈や完全AVブロックなど心拍数低下から心拍出量増加をきたした病態，③加齢や動脈硬化の結果，コンプライアンスが低下した場合，とあります．そこで考えてみると，この人の場合はおそらく発熱によるものでしょうか…．
> （②の具体例のなかに記載されていなかったのですが，以前出てきた"スポーツ心臓"もありますよね．マラソンのトップランナーなんて心拍数40回とかだそうです．そしたら脈圧がやっぱり大きくなってしまいますよねえ…．）

Case11　疑わしきは虫歯…

> **large, bounding pulsation の原因**
> ①発熱，貧血，甲状腺機能亢進症，大動脈弁逆流症，動静脈ろう，動脈管開存症などの心拍出量の増加，末梢血管抵抗の減弱，またはその両方を伴った病態
> ②徐脈や完全 AV ブロックなど心拍数低下から心拍出量増加をきたした病態
> ③加齢や動脈硬化の結果，コンプライアンスが低下した場合

ここで熱に関して少しだけ言っておこう．**高熱（high fever）というのは体温が 38.5 ℃以上**を言います．体温が 40 ℃以上は hyperpyrexia と hyperthermia の 2 通りがあるんです．hyperthermia は血管れん縮が起きていて dry skin になっている．だからこういう人には冷却（cooling）は効かないし，解熱剤（anti-pyretics）も効かないんです．一方で，hyperpyrexia というのは逆に sweaty skin になっていて，冷却が効くし，解熱剤も効くんです．君たちはこういう分類はあまりしないと思うが，非常に大切です．インターネットの『Up To Date Professional-level Information（http://patients.uptodate.com/）』の「Etiologies of fever of unknown origin in adults」とかにも書かれてあるから検索してみたらいいです．詳しく書かれてあります．いいですか．

体温	38.5℃以上	40℃以上
	high fever	hyperthermia dry skin になっている． 血管れん縮が起きている 冷却，解熱剤，効果なし hyperpyrexia sweaty skin になっている 冷却，解熱剤，効果あり

簡単に説明しておきますね．発熱というのは，皆さんも学生時代に薬理学で勉強したと思いますが，もう一度ここで言っておくと，一般に脳内（視床下部）の体温調節中枢の設定が生理温よりも高くシフトした結果起きる体温上昇のことでしたよね．そしてこのシフトは発熱物質（pyrogen）が脳室周囲器官の血管内皮を刺激し，プロスタグランディン E2（PGE2）が産生されて，それが脳内に漏出して視床下部に作用した結果起きるわけですね．またこの pyrogen は IL-1，IFN-α，β，γ，TNF，IL-6 などたくさんあって（感染症などの）いろんな炎症の結果，白血球から産生されます．そして NSAIDs などの解熱剤は PGE2 の産生を阻害する作用があって，その結果，視床下部の体温調節中枢の設定が上がらなくなるから解熱作用があるんです．ところが，hyperthermia というのは視床下部の体温調節中枢は高い温度に設定されていないのに，

> 体温が40℃以上になる状態です．原因としては脱水，血管拡張を阻害する薬（アトロピンやフェノチアジンなど），甲状腺中毒，悪性症候群，麻薬中毒，サリチル酸中毒，痙攣重責などがあるんですが，こういう場合は宮城先生が言ったように末梢血管が閉まっていることが多くて，いわゆるうつ熱の状態なので解熱剤や冷却ではなかなか熱が下がらないわけです．

聴診所見はディスカッションの場

🧑‍⚕️ 胸部の診察は視診・打診・聴診とされていて非常によろしい．まず最初に視診で胸郭に変形はないかどうかを診て，次に打診，そして最後に聴診です．聴診上，vocal fremitus が亢進しているということは，そこで滲出（exudation）が起きている，すなわち炎症が起きていることを示唆している．そしてそのあたりで間質性の late crackle が聴こえるわけですか…．普通，細菌性肺炎なら vocal fremitus が亢進して，そこで holo crackle が聴こえるんです．ひょっとしたら壊死している（necrotic）部分があるのかもしれないなあ…．それではこの人の検査で何をオーダーしたいですか？誰か言ってください．

🧑 WBC を見たいです．

🧑‍⚕️ そうですか，じゃあいくらだった？

🧑 WBC は 17,000 でした．

🧑‍⚕️ この人に late crackle が聴こえることから，マイコプラズマやクラミジアなどの異型性肺炎の可能性も考えたと思うが，WBC17,000 はマイコプラズマやクラミジアにしては多すぎます．普通はこんなに多くはならない．しかし，鑑別疾患の1つにあげられる．一方，この人は虫歯が多いことから，口腔内の嫌気性菌感染による肺炎も考えられる．この場合，細菌感染なので，普通は holo crackle が聴こえるんだが，もしも嫌気性菌感染による肺炎だったとしたら，ここが壊死（necrotized）していて，その周辺で肺胞が圧迫されて間質性の音である late crackle が聴取されることもある．それでは胸部X線写真を見てみましょう．

🧑 これが入院時の胸部X線写真です（図1）．

🧑‍⚕️ うん，確かに右下肺野は，いわゆるスリガラス状陰影（ground glass appearance）という間質性の陰影ではなく，壊死性肺炎（necrotized pneumonia）に見えます（⟶▷）．そこでこの人に胸部CTはいりますか？

Case11　疑わしきは虫歯…　159

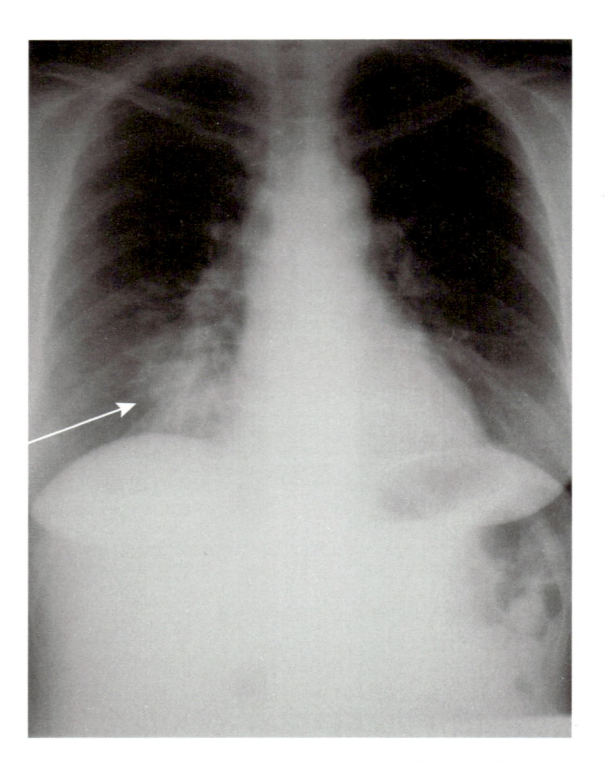

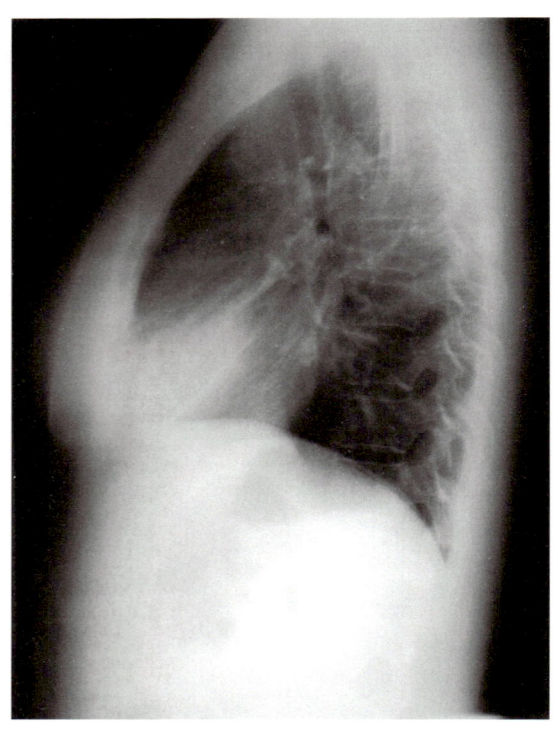

図1　胸部X線写真：正面（左）と側面（右）

　　　はい，いります．

　　　じゃあ，どうして必要なのですか？ 理由をあげてみなさい．

　　　え〜と…，胸部痛を訴えているので，胸膜炎になっていないかどうか確認するためですか？

　　　う〜ん…，それもある．しかし，もっと見たいのがあるだろう？

　　　え〜と…，膿瘍を形成しているかどうか見るためですか？

　　　そうです．肺炎のところに穴があいてないですか？ どれどれ見てみよう．CTはありますか？

　　　これが入院時に撮った胸部CTです（図2）．

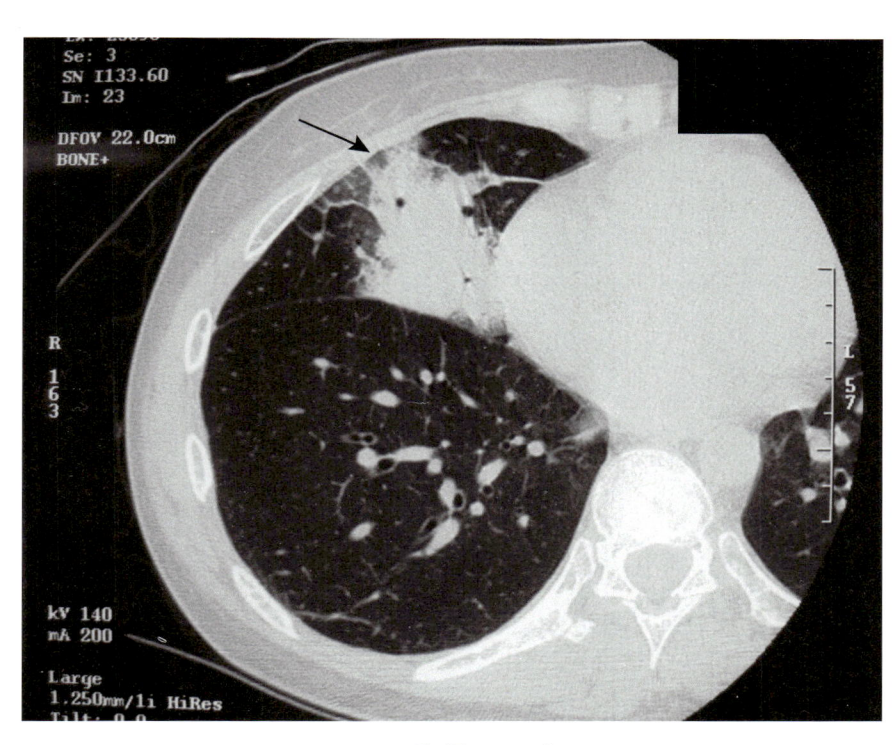

図2　胸部CT写真

う〜ん，壊死している（necrotic）なあ．やっぱりぽつぽつとこういう穴が開いている（→）．これは嫌気性菌による肺膿瘍，壊死性肺炎です．この人のCRPはどのくらいですか？

5.9です．

5〜6くらいですね．嫌気性菌感染では，一般にCRPがあまり亢進しない傾向があります．それからもう1つ，こういう若い人が右下肺野で陰影があるのだから，SLEしょう膜炎など膠原病性肺疾患の可能性も考えなければいけない．だから必ずU/Aも提出しなさい．膠原病疾患は膠原病性血管炎（vasculitis）なので，沈査にRBGや蛋白質などが出てくると疑わしくなってくる．例えば糸球体性腎炎（glomerulonephritis）では沈査で顆粒円柱（＋）となる．今の研修医はU/Aをあんまり見ていないようですが，いいですか．**U/AはCBCと同じくらい役に立ち重要です．**はい，それではほかに何か見たいのがありますか？

ABGを一応見ておきたいです．

Case11　疑わしきは虫歯…　　**161**

たかが ABG，されど ABG…

ABG はとってありますか？

あ，はい，来院時ですが，room air，呼吸数 30 回/分で pH 7.495，pCO$_2$ 32.7 mmHg，pO$_2$ 82.6 mmHg，HCO$_3$ 24.6 mmHg，BE 2.1，SpO$_2$ 97.0％でした．

呼吸数が 30 回あって，pH 7.495 の呼吸性アルカローシスです．敗血症の前段階（pre-septic state）の状態でおそらく菌血症（bacteremia）になっていたのでしょう．ところで，この人の SpO$_2$ は 97％で良好ですが，例えばグラム陰性菌による敗血症（sepsis）が起きているのなら必ず SpO$_2$ が低下します．だからこの人は少なくともグラム陰性菌による敗血症にはなっていないです．もしも仮に敗血症があったとしてもグラム陽性菌によるものです．はいそれでは，グラム陰性菌による敗血症の場合，どんな感じの ABG になるか？

…．

覚えておきなさい．そういう場合 pH 7.23，pCO$_2$ 37.2 mmHg，pO$_2$ 55 mmHg，HCO$_3$ 20 mmHg，BE － 3，SpO$_2$ 88％，こんな感じです．グラム陰性菌による敗血症なら，ほかに意識レベルの低下や尿量低下も出てくるんです．またグラム陰性菌による敗血症の場合，グラム陽性菌に比して末梢血管拡張作用（vasodilatation）が大きいと言われていて，輸液は 250 mℓ/時間にしたり，あるいは 1 本全開で流して 2 本目から 250 mℓ/時間にしたりする．一方，グラム陽性菌による場合は，100 mℓ/時間（維持量）でもよい．

敗血症におけるグラム陰性菌と陽性菌の違い

	グラム陰性菌	グラム陽性菌
ABG	pH 7.23, pCO$_2$ 37.2 mmHg, pO$_2$ 55 mmHg, HCO$_3$ 20 mmHg, BE －3, SpO$_2$ 88%	（－）
その他	意識レベルの低下 尿量低下	（－）
輸液	250 mℓ/時間 or 1 本全開で 2 本目から 250 mℓ/時間	100 mℓ/時間

この人の診断は，口腔内の嫌気性菌による壊死性肺炎ですが，誤嚥によるものでなく，血行性でしょう．血行性に感染した場合，普通喀痰は出ないんです．この人は乾性咳なので，話が合います．しかし，もしも形成された膿瘍が，気管支と交通してしまえば，喀痰を排出するんです．このようにその人の **history はすべてを物語っている**．君たちはそこを知らないといけないんです．それから，歯をあまり磨かないで，う歯（虫歯）がたくさんあって，熱が出て，胸膜痛で来院して，今回のように膿胸と診断されるのは，よく精神疾患の患者さんに多い印象がある．この人は歯科口腔外科にコンサルトしましたか？

はい，入院後に当院の歯科を受診してもらって，10本の虫歯があってそのうち6本抜歯する必要があると言われました．それで今日までに2本抜歯しました．

う〜ん…，どうして普通の人がそこまで放っておいたのか．忙しかったのか．まあ…，わからんが．それでは診断はほとんどついているとは思うが，プロブレムを丸で囲んでください．

以下は丸で囲まれたプロブレムです．

症例のレジメ （○は問題点）

36歳　女性

主　訴（入院当日の朝からの）①高熱，②悪寒と③右前胸部痛

既往歴
* 喘息（−）
* アレルギー（−）
* ④ 虫歯：約9年前からしょっちゅう歯が痛くなったり，歯ぐきが腫れたりし，そのたびに知り合いの歯科を受診し，（治療を勧められるも特に）治療はせず，抗生物質のみ処方してもらい対処してきた
* 特にペットは飼っていない
* 最近海外旅行に行ってない

社会歴
* 結婚歴：既婚
* 職業：調理師
* ⑤ アルコール：ビール（500 mℓ）の缶を3本/日×6年間
* ⑥ 喫煙：1箱/日×20年間（＝20pack・years）

家族歴
* 母：高血圧（内服中）

＊親戚：癌？ で死亡

現病歴

⑦ ＊入院1週間前から咽頭痛と乾性咳
＊入院当日の朝から発熱（38.5℃），悪寒と咳をしたときの前胸部痛あり，当院受診

右前胸部痛に関して…，
①場所：右前胸部
②発症時間：入院当日の朝
③発症の仕方：突然朝，起きて咳したら痛かった→突然自覚
④特徴：圧迫するような痛み
⑤強さ：1～2/10
⑥重大度：日常の活動に支障なし（歩行，睡眠など可）
⑦放散痛：なし
⑧増悪因子：咳，深呼吸
⑨寛解因子：体動？ でごまかす
⑩関連因子：悪心（−）/嘔吐（−），冷汗（−）

身体所見

身長156cm，体重50.8kg（BMI 20.8）
来院時： ⑧ 血圧 130/60， ⑨ 体温 39.0℃，心拍数 120，SpO$_2$ 96％
HEENT：浮腫なし，特記事項なし
頸部：特に慢性閉塞性肺疾患や拘束性肺疾患を示唆する所見なし

⑩ 胸部：変形なし
　　呼吸運動の左右差なし
　　右下肺野（傍胸骨部）で late crackle（＋）
　　同部位で vocal fremitus ↑
　　打診上は特に dullness など認めず

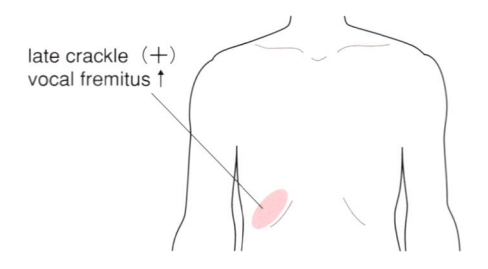

late crackle（＋）
vocal fremitus ↑

心臓：リズム整，心雑音なし
腹部：軟，平坦
　　圧痛（−）
　　腸音－正常（亢進・減弱なし）

四肢：hot hand（−），浮腫（−），手指振戦（−）
　　　　　ばち指（−）

その後，ある研修医がプロブレムをくくっていき，以下のようになりました．

Problem list

\#1　s/o 壊死性肺炎 w/c 胸膜炎：①②③⑦⑧⑨⑩
\#2　虫歯：④
\#3　喫煙者：⑥
\#4　飲酒する：⑤　　　　　　　　　　　　　w/c：〜を伴う

👨‍⚕️　いいでしょう．それではベッドサイドに行きましょう．

ベッドサイドにて

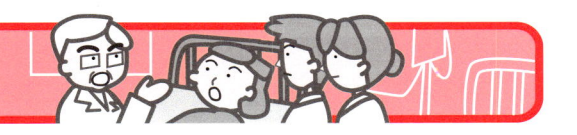

👨‍⚕️　はじめまして，宮城と言います．少し診察させてください…，うん，確かに軽い late crackle があります．熱は出ていますか？

患　熱はおかげさまで収まりました．

👨‍⚕️　痛みはどうですか？

患　痛みの方もだいぶ楽になっています．

👨‍⚕️　あなたは聞くところによると，虫歯がたくさんあるようだねえ．

患　ええ，そうなんです．恥ずかしいんですが，忙しくていつも後回しになっていたもので．虫歯が原因で肺炎になったりするんですねえ．これからは気をつけます．

まあ，虫歯はきっちり治してください．肺炎もよくなります．

回診後のまとめ

* s/o 胸膜炎を伴った壊死性肺炎（d/t 嫌気性菌感染）
* 口腔内不衛生が原因？
* 抗生物質は EM からペニシリン系に変更
* 歯科治療をしっかりと

この方は入院時に異型性肺炎の可能性を考えて抗生物質はエリスロマイシン（EM）を使っていました．そして4〜5日間経過をみていましたが，なかなか熱も下がらなかったので反応が悪いな…，と思っていたのです．教育回診が終わってから抗生物質を思い切ってユナシン®（ABPC/SBT）に変更しました．そしたら熱も痛みも下がり始めました．また非常に悪くなった虫歯が多く，本人に理解していただき，どんどんと抜歯し，晴れて退院となりました．

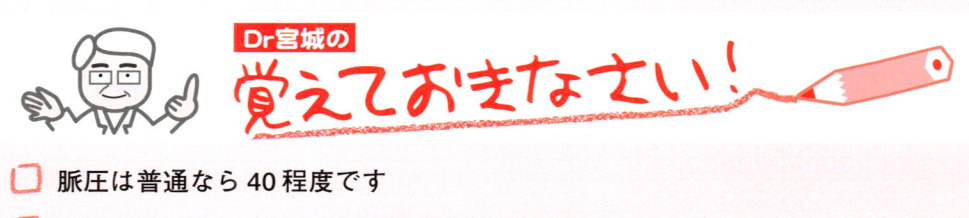

Dr宮城の 覚えておきなさい！

- 脈圧は普通なら40程度です
- large, bounding pulse なら頸動脈が大きく脈打っている
- large, bounding pulse の原因を覚えよう！
- 解熱剤や cooling が効くかどうかにいつも注意しなさい！
- 意外に多い口腔内嫌気性菌の（静脈性）血行性肺感染！

Case 12 この発表の良さがわかる医師になろう

安静時呼吸苦とチアノーゼ（83歳　女性）

皆さん，もうかなり力がついてきたでしょう．この症例で今までの実力を一気に爆発させてください．症例は83歳，女性で，今朝から呼吸が苦しそうで顔色も悪いので家族の方が外来に連れてこられました．

カンファレンスルームにて

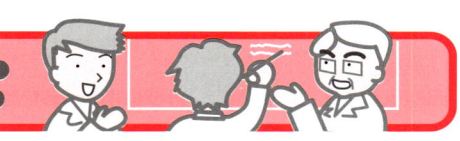

症例のレジメ

83歳　女性

主訴　安静時呼吸苦とチアノーゼ

既往歴
* 特発性間質性肺炎：約1年4カ月前から歩行時や階段を登ると息切れが始まり（→Hugh-Jones Ⅱ度），約1年前にかぜ症状にて近医受診し，テオドール®，鎮咳剤（フスコデシロップ®），バクシダール®（new quinolone系）処方されたが，咳持続．その後，全身浮腫と呼吸苦増悪してきたため，約8カ月前に当院外来受診し，特発性間質性肺炎と診断．このとき在宅酸素療法1.5ℓ/分 導入

社会歴
* 離島生まれ
* 40歳代で息子の住む沖縄本島に移住
* サトウキビ畑で10年間，ホテルの掃除婦として6年間働いた
* 喫煙：1.5箱/日 × 30年間（＝45pack/years）（14年ほど前にやめた）
* アルコール：飲まない

家族歴
* 夫：40代で腹膜炎で死去
* 息子1人，孫4人：特に既往なし

現病歴

* 約2カ月前に，2週間前からの咳・黄色痰を主訴に当院外来受診．胸部X線写真上，特に著変なく，クラリス®5日分処方され帰宅
* その後も咳持続．この頃から会話や着替えにも息切れ出てきた（→Hugh-Jones V度）
* 入院日の朝，起床したら安静時呼吸苦認め，顔色真っ青だったので，家族が当院に連れてきた
  黄色痰（＋），熱（－）
* またここ1カ月は，家族が漬物を買い，おいしかったのでこれを毎日少しずつ食べていた

身体所見

来院時：血圧 100/50，心拍数 97，呼吸数 30，SpO_2 72%（経鼻酸素1.5 ℓ/分）
意識レベル：清明
顔貌：浮腫，特に眼瞼の周囲が目立つ（眼瞼の上部，下部ともに）
頸部：胸鎖乳突筋の軽度肥厚（＋），中斜角筋の発達（＋）
　　　気管短縮（＋）
　　　CV wave（＋）
　　　頸静脈圧＝7 cm
胸部：胸部の変形なし
　　　呼吸運動の左右差なし
　　　両側・下肺野優位にlate crescendo inspiratory crackle（＋）
　　　両側中肺野でexpiratory crackle（＋）
　　　（メジャーで測定したところ，乳頭レベルで）深呼吸にて胸郭は0.5～1.0 cmしか広がらない）
心臓：リズム整
　　　（胸骨右縁で吸気時に）右室ギャロップ（＋）
　　　parasternal heave（＋）
　　　心尖拍動－ほとんど左室側では触れない
腹部：軟，肥満による膨満
　　　肝臓－1.5～2横指触れる
　　　肝頸静脈逆流現象（＋）
四肢：前脛骨部 slow edema－Ⅰ度，ばち指（＋），hot hand（＋），
　　　手指振戦（－）

病歴と身体所見から「混合性肺疾患」と判明

今回は，83歳，女性ですか．特発性間質性肺炎（IIP）があって在宅酸素療法（HOT）1.5 ℓされていて，安静時呼吸苦とチアノーゼで来られたんですね…．この人は昔，結構喫煙して

いたと言ったが，君たち，喫煙によってHOTに移行するのに要する平均pack・yearsは，男性と女性でどっちが早いか知っていますか？

えっ，やっぱり女性ですか？

そうです．男性が58 pack・yearsで，女性が30 pack・yearsです．だから女性の方が喫煙の影響を受けやすい．

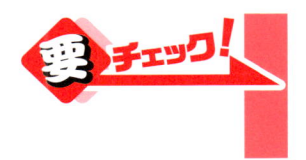

要チェック！
HOTに移行する平均pack・years
男性　　58
女性　　30

現病歴で，この人は以前から歩いたり階段を登ったら息切れがあるようだが，これは一体何を意味すると思うか？

….

じゃあ少しだけ言っておこう．体動したら誰でも心拍数が上昇する．そうすると循環時間が短縮するわけだ．そうしたらこの人のようにすぐにSpO$_2$が低下してしまうということは，拡散能が低下していて間質性の病変があるということです．間質性肺炎の特徴です．

眼の周りが全周性にむくんでいたのか？

はい．

君のとった所見が正しければ，その浮腫は低アルブミン血症によるものが，まずは考えられます（CASE 1参照）．まあ，そのほかにも原因がないわけではないんだが….ちなみに言っておくと粘液水腫，SVC症候群，肺動脈圧亢進症などがそうです．覚えておきなさい．

この人の首の身体所見を見ると，胸鎖乳突筋と中斜角筋の発達があるのかい？

あ，はい．

胸鎖乳突筋が肥厚しているのは，慢性閉塞性肺疾患（COPD）があるということです．この人はもとヘビースモーカーだからあっても不思議ではない．それに中斜角筋も発達していたのか？

Case12　この発表の良さがわかる医師になろう

はい，摘めました．

君の所見が正しいかどうかは別として，非常によく身体所見がとられている．中斜角筋が摘めるのは拘束性肺疾患の所見です．よってこの人は，COPDと拘束性肺疾患の両方をもっている，要するに混合性肺疾患だということです．

> （著者より一言）ここでCOPDと拘束性肺疾患の身体所見を整理しておきます．
>
> **COPDの身体所見**
> ①甲状軟骨下〜胸骨上縁までのくぼみが2横指未満〔→いわゆる気管短縮（"short neck"または"short trachea"）と呼ばれる〕
> ②吸気時の鎖骨上窩の陥凹
> ③呼気時に怒張し吸気時に虚脱する頸静脈の動き
> ④胸鎖乳突筋の活動性亢進・肥大
> ＊県立中部病院のデータでは，鎖骨上に陥凹があればFEV1.0が700〜1,000mℓであり，上記の4つの所見がすべて揃っていればFEV1.0が700mℓ未満であることが予想できます（詳しくは「実践内科臨床指針－沖縄県立中部病院－」（宮城征四郎／編，中外医学社）p425〜427に記載）．
>
> **拘束性肺疾患の身体所見**
> ①（胸鎖乳突筋の1つ奥で，これにクロスして走っている）中斜角筋が発達している（＝摘まめたりする！）
> ②メジャーで胸郭周囲を巻いておいて，深呼吸させてどれだけ（何cm）肺が広がるかを計測すると，2cm以上決して広がらない．（健康な人なら普通は必ず4cm以上広がると言われている）
> ＊私の診察用のバッグの中にいつも100円ショップで買った小さな巻尺を入れています．そして呼吸器疾患だと思われた患者さんに対しては時間の許す限り必ず深呼吸したときの胸郭の広がりを測定しています．どうしてかというと，こういうことを聞いたらいちいち確かめて，自分のものにしたいと思いません？

浮腫の原因を考えながら身体所見をとろう！

この人は来院時に頸静脈圧（JVP）が7cmあるんだね．そこで以前も言ったが，もう一度頸静脈圧について説明しておこう．頸静脈圧というのは45度の角度で座ってもらって，最も上で頸静脈の拍動が観察できるところが，胸骨角から垂直方向に何cmの高さにあるかを測定するんです（CASE 1参照）．4.5cmまでが正常，4.5cmより高いと右心不全，9.0cmを超えたら両心室不全です．頸静脈圧からは，この人は右心不全の状態です．

もう1つ，頸部の所見でさらにCV waveがあったとある．もう一度言っておくと，これは頸静脈の拍動を観察したときに収縮期に上昇拍動を認めることを言うんです（CASE 1 参照）．これが見られたら肺高血圧（pulmonary hypertension），すなわち平均肺動脈圧（meanPA）が30 mmHg以上になっていて三尖弁閉鎖不全（TR）が生じていることを意味する．君のとった所見が正しければ，この人は肺疾患が原因で肺高血圧になっていて，三尖弁閉鎖不全があるはずです．つまり，高度の肺性心（cor pulmonale）です．

胸部の聴診で late crescendo inspiratory crackle が聴こえるのは間質性肺炎（interstitial pneumonitis）の所見です．それに expiratory crackle も聴こえたのか？

はい．

特発性間質性肺炎の人で late crescendo inspiratory crackle に加えて expiratory crackle が聴こえたら，その人の肺は蜂巣肺（honeycomb lung）まで進行しているということを示唆している．覚えておきなさい．

心尖拍動（PMI）を触ってみたのかい．心尖拍動は正常ならどこにありますか？

えっと，正常の人の心尖拍動は第4〜5肋間の高さで左鎖骨中線より外側に2 cmの場所よりも内側にあります．

そうです．ところがこの人の心尖拍動はほとんど左室側で触れないわけだ．ここで心尖拍動について説明しておく．心尖拍動を2本指で触れてみると，①左室の場合，拍動に触れると内側の指が凹んで外側の指が出てくる．すなわち，（2本の指のうち）外側の指から回転するように盛り上がってくる特徴がある．一方で，②右室の場合，拍動が2本の指両方で触れて，2本とも全体的に盛り上がってくる．

PMIを2本指で触れたとき	診断
外側の指から回転するように盛り上がってくる	左室がPMIを形成
拍動が2本の指両方で触れて，2本とも全体的に盛り上がってくる	右室がPMIを形成

だから**肺性心の人は傍胸骨で胸壁がそのまま上に盛り上がってくる感じで心尖拍動が上昇してきて，びんびん触れるんです．これを parasternal heave と呼んでいる**．heaveの日本語の意

味は「（地面などが）浮き上がってくること」で，文字通り胸壁が浮き上がってくるわけです．これは一般に肺が小さくなる病気，すなわち肺線維症や間質性肺炎などの拘束性肺疾患が悪くなったときによく見られる所見です．実際，頸静脈圧が7 cmで，CV waveが見られることから右心不全，高度の肺性心になっており，話は合う．

それから君たち，肺高血圧を疑っているんだから，聴診では必ずA2とP2を比較しなさい．肺高血圧ならsecond sound（S2）が分裂して，さらにA2よりP2の方が高い音になるんです．そういう所見をきちんととっていかないといけないんです．いいですか．そしてもう1つ，肺性心について言っておこう．君たちは現病歴で，ここ1カ月間は家族が漬物を買ってきて，おいしかったので患者さんは毎日少しずつ食べていたということを聞き出していますね．以前も言ったが，肺性心の人は，心房性Na利尿ペプチド（ANP）の腎臓での作用がブロックされているので，いつもより少しでも多く塩分を取っているとすぐにむくんでくるんです．梅干1個で塩分 2 gです．そして梅干1個摂取したら，2 kg体重増加すると覚えておきなさい．

肝頸静脈逆流現象（hepato-jugular reflux）があるということは，右心不全があることと話が合います．また前脛骨部（pretibial）slow edemaがあることから，この浮腫は低アルブミン血症によらず，右心不全の結果だと予測できます．

> ここで浮腫の表記方法について説明しましょう．edemaの深さに関して，人指し指の爪の半分の深さまでを1度，爪の上縁までを2度，第1関節までを3度と評価・表記する方法があります．これは個人個人により爪の大きさ，指の長さが多少違うので大まかな目安です．しかし，例えば心不全の患者さんを，1人の医師が経過を追っていくとき，治療に反応して前脛骨部 slow edemaが3度から1度になったというふうに1つの基準をもって比較することができて便利です．私はいつもカルテにこの度数まで表記しています．

Hugh-Jones V度になる疾患ベスト5

この人の指はばち指になっている．拘束性肺疾患では普通ばち指が見られるんだが，COPDでは普通出ないんです．もし仮にCOPDでばち指が出ているなら，まれだが肺気腫（emphysema）くらいしかない．今回の症例は，シンプルではないです．この人の動脈血液ガス分析（ABG）はいくらでしたか？

来院時に経鼻酸素1.5 ℓ/分していて，呼吸数30回でpH 7.394，pCO_2 50.9 mmHg，pO_2 44.3 mmHg，HCO_3 30.4 mmHg，BE 4.3 mmHg，SpO_2 79.7％でした．

この人のABGから2型呼吸不全です．普通，間質性肺炎では2型呼吸不全にはならないんです．なったときはもうリザーバー・マスクで，酸素をいくら与えても足りなくなっている末期の状態です．今この人の酸素はいくらですか？

経鼻 2ℓ/分で SpO₂ 90％あります．

まだ経鼻 1.5～2ℓ/分ですか．では，この人のこの ABG の結果は，間質性肺炎によるものとは考えにくい．それではここで慢性 2 型呼吸不全を起こす疾患ベスト 5 を言っておこう．1 位 結核後遺症（Post Tb），2 位 慢性気管支炎（chronic bronchitis），3 位 睡眠時無呼吸症候群（SAS），4 位 胸郭変形，そして 5 位は筋萎縮性側索硬化症（ALS）や重症筋無力症（myasthenia gravis）などの神経・筋疾患です（CASE 1 参照）．

慢性2型呼吸不全を起こす疾患ベスト5
1位　結核後遺症
2位　慢性気管支炎
3位　睡眠時無呼吸症候群
4位　胸郭変形
5位　神経・筋疾患

ここで考えてみましょう．この人は喀痰が多いですか？

はい，いつも多いのかどうかは聞かなかったんですが，今はゴロゴロしています．

ex-smoker で，COPD の身体所見もあって，かついつも喀痰が多いんだったら，この人の 2 型呼吸不全は慢性気管支炎による可能性がある．それとこの人はどんな体形ですか？

ええっと…，ちょっと太り気味ですが…．

体形がやや肥満だったら，あるいは SAS があるのかもしれない．ところでこの人は Hugh-Jones V 度になって来院しているので，ここで Hugh-Jones V 度になる疾患ベスト 5 もあげておこう．いいですか？第 1 位 肺気腫の末期（terminal stage），第 2 位 間質性肺炎の末期，第 3 位 重症肺塞栓症（massive pulmonary thromboembolism），第 4 位 肺胞出血（alveolar hemorrhage），そして第 5 位 急性呼吸促迫症候群（ARDS）の場合です．そして肺疾患でないなら，重篤な心疾患（severe cardiac diseases）があげられる．このなかで 1 位から 3 位までは慢性疾患（chronic diseases）だということを覚えておきなさい．それからもう 1 つ，第 4 位の肺胞出血では必ず血痰を伴っていることも覚えておきなさい．

> **Hugh-JonesⅤ度になる疾患ベスト5**
> 1位　肺気腫の末期
> 2位　間質性肺炎の末期
> 3位　重症肺塞栓症
> 4位　肺胞出血
> 5位　急性呼吸促迫症候群の場合

それから，この人は全身浮腫（anasarca）にもなっていることから，全身浮腫をきたす病態ベスト5も言っておこう．第1位 慢性心不全（chronic heart failure），第2位 2型呼吸不全，第3位 腎不全（renal failure），第4位 低栄養（malnutrition），そして第5位 重症肺塞栓症です．それでは，この人が今回「どうしてHugh-JonesⅤ度になったのか？」，「どうして2型呼吸不全になったのか？」，そして「どうして全身浮腫をきたしているのか？」について順番に考えていきましょう．

はい．

> **全身浮腫をきたす病態ベスト5**
> 1位　慢性心不全
> 2位　2型呼吸不全
> 3位　腎不全
> 4位　低栄養
> 5位　重症肺塞栓症

ABGに経過をしゃべらせたら天下一品

まずは，どうしてHugh-JonesⅤ度になったのか？　この人は確かに特発性間質性肺炎をもっているが，特発性間質性肺炎自体が単独で悪くなって1型から2型呼吸不全になるときは，普通はSpO$_2$がもっと悪くなって，普通はリザーバーマスクになっていないとおかしい．

でも入院して酸素を1.5～2.0ℓ/分に上げてSpO$_2$が90％以上になっているというのはどうも話があわない．そこで考えられるのは，末期の肺気腫か，重症肺塞栓症です．

次に2型呼吸不全の原因について考えると，ex-smokerで，COPDの身体所見があって，いつも喀痰が多いんだったら慢性気管支炎が基礎疾患にある可能性がある．よって2型呼吸不全はこの慢性気管支炎が原因か，または体型がやや肥満ということだからSASが考えられる．CBCの結果を教えてください．SASなら多血症（polycythemia）になっているはずです．

RBCは381万でした．

う〜ん…，普通SASの人はRBCが500万とか600万になっているんです．この人はそれくらいの多血症にはなっていないからSASではないかもしれない．さっき，この人のABGを言ってもらったが，それから考えると，この人の2型呼吸不全はわりと慢性的な経過をたどっているとわかる．なぜなら，**HCO₃ 30 mmHg以上は慢性的な2型呼吸不全を示唆**するからです．そういう意味からもこの人に慢性気管支炎がある可能性が非常に高い．

次に全身浮腫の原因だが，2型呼吸不全によるものが最も考えやすい．しかし，Hugh-Jones Ⅴ度のところでもあげたが，こういう少し肥満の人でしかも全身に浮腫があるんだったら重症肺塞栓症の可能性もあるので，必ずD-ダイマーを提出すること！　それからもう1つ，呼吸苦（dyspnea）について言っておくと，この人は安静時の呼吸苦，すなわちHugh-Jones Ⅴ度を主訴に来院しているが，慢性気管支炎というのはあまり呼吸苦を訴えない特徴があるんです．逆に同じCOPDでも肺気腫はよく訴える．また慢性肺塞栓症は呼吸苦を訴えます．そういうことも考え合わせて，1つ1つ絞っていきましょう．はい，それではどんな検査をまずしてみたいですか？

CBCとCRPはどうだったんですか？

来院時ですが，WBC 9,300，RBCはさっき言ったとおり381万でした．CRPは1.8です．

次にどんな検査をしてみたいか？

心エコーです．

そうです．今回は心エコーの結果が非常に待ち遠しいです．

平均肺動脈圧が書かれていないんですが，右室収縮期圧（RVSP）が60〜70 mmHg，圧格差（PG）が46で軽度三尖弁閉鎖不全症（mild TR）がありました．

そうだろう．予想通りです．肺高血圧から三尖弁閉鎖不全症になっているだろう．その他に何を検査したい？

胸部X線写真です．

はい，そうです．じゃあ，見てみよう….これが胸部X線写真ですか…（図）．そんなに肺気腫という感じではないです．この人にやはり肺気腫はないんじゃないか．はい，いいでしょう．

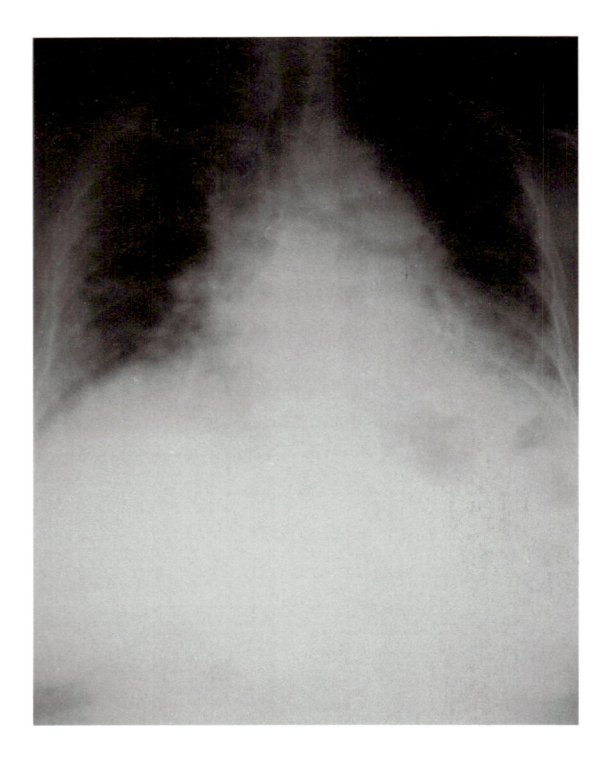

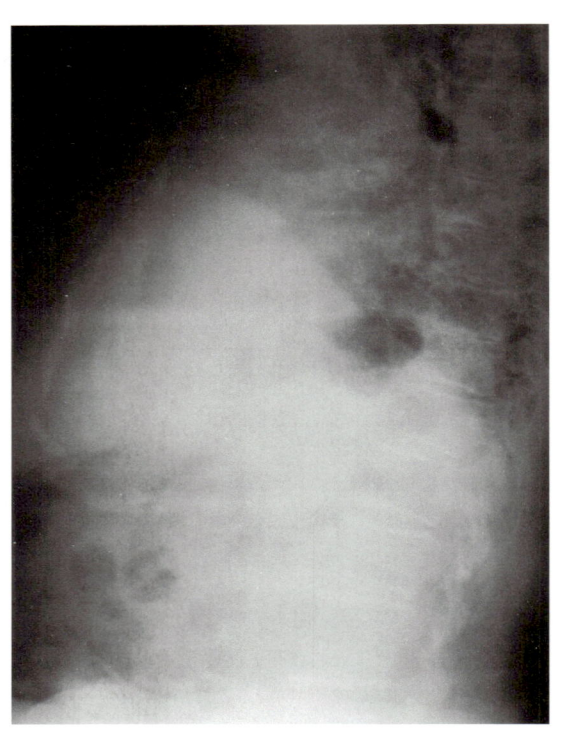

図　胸部X線写真：正面（左）と側面（右）

沖縄県立中部病院から引き継いできた"魂"に触れる

　もしも膠原病（connective tissue diseases）からの肺疾患を疑うんだったら，尿検査を出して沈査に顆粒円柱があるかどうかを見なさい．それから赤沈（ESR）が亢進していないかも確認するんです．

　あの，ESRは57で亢進していました．

　それなら抗核抗体を調べておくこと！　それでは，今日はこれ以上ここでやっていると患者さんのところにいく時間がなくなってしまうので，まとめを言っておこう．僕が今考えているのは，この人の全身浮腫の原因はおそらく，2型呼吸不全＋肺高血圧（肺性心）＋塩分摂取過多の合併です．そして2型呼吸不全になった原因だが，これは慢性気管支炎によるものでしょう．そして肺高血圧の原因だが，肺疾患が悪化した結果，身体所見上三尖弁閉鎖不全症＆肺高血圧を示唆するCV waveが見られていて，肺性心の状態になるのは拘束性肺疾患に多いんです．だから特発性間質性肺炎の進行の結果そうなっているというのが考えやすい．
　ところが，さっきから言っているように，全身浮腫があって，Hugh-Jones V度の呼吸苦があるわけだから，重症肺塞栓症の可能性を否定しないといけない．だから必ずD-ダイマーを提出すること！　それとこういう日ごろからやや肥満気味の人は，深部静脈血栓症（DVT）

を疑わないといけない．そして深部静脈血栓症だったらこの塞栓（thrombus）が肺にmassiveにとんだ可能性がある．そして**深部静脈血栓症だったら，ひ腹筋を掴むと痛がります**．これは深部静脈血栓症のサインの1つですから必ず覚えておきなさい．それではこの人の治療法にいきます．この人に何をしましたか？

経鼻酸素を1.5〜2ℓに上げて，それから減塩食にして，他に，喀痰を出してもらったらやや黄色の喀痰だったんで，グラム染色をしたら多核白血球とグラム陰性双球菌が見えたんで，貪食像ははっきりしなかったんですが，例えば細菌感染によってCO_2 retention（CO_2貯留）が起きた可能性も考えて，抗生物質CTXも開始しました．

う〜ん…，今回は抗生物質はいらないんじゃないか？　この人の治療法ですが，まず，① 酸素を君の言ったとおりに1.5〜2.0ℓ/分のように少し上げたうえで，BiPAPです．BiPAPは二酸化炭素をとばすのにいいんです．それから，② 利尿剤を軽く使ってあげたら，浮腫もすぐに引ける．そして，③ 減塩です．それから，④ もしもD-ダイマーが上昇していたら，ワーファリン®投与です．

　今回はさっきから言っているが複数の病態が合併している症例です．しかし，**検査を行う前に，問診と身体所見でこのようにほとんど方向はわかるのです**．このように1つ1つ所見をとることのよさを理解できる医師が，ほかの病院に行ったらわかるが，ほとんどいないのです．あなた方はこのプレゼンテーションのよさを知らないといけない．こういうことができると，何もない離島に一人で行っても大丈夫です．身体所見はうそをつかないのです．ところが問診がしっかりできて，身体所見を取ることができる医師は，今の日本では評価されないのです．なぜなら，検査を出さないとお金にならないからです．そしてこういう医療体制が今の日本の医療を本当に悪くしている．しかし，群星沖縄ではまずこうしたものの考え方を覚えさせるような研修を行います．それではベッドサイドにいきましょう．

case 12

ベッドサイドにて

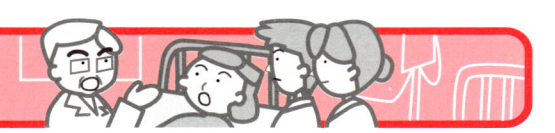

うん，確かに胸鎖乳突筋も中斜角筋も発達しています．きみの所見は正しいです．それから確かに頸静脈が収縮期に拍動の上昇を認めている．いいですか，これがCV waveです．それでは聴診してみよう…．うん，呼吸音の減弱がないです．これは肺気腫の呼吸音じゃないです．

肺気腫の呼吸音じゃない？

そうです．肺気腫というのは呼吸音が遠いんです．やっぱりこの人はCOPDでも肺気腫ではなく慢性気管支炎であったということです．

🧑 （深くうなずく）…

👨‍⚕️ 今はあまり浮腫がないです．治療が上手くいっています．（患者さんの方を向いて）よくなりますよ．

👤 はい，おかげさまでありがとうございます．

今回は症例が少し複雑だったため，宮城先生の説明も多くなり，約1時間半という時間内のディスカッションではいつも最後に行っているプロブレムを1つ1つあげていって，Problem list を作る時間がなくなってしまいました．それでこれは私たちの宿題ということになりました．これは回診後に担当研修医が個人的にまとめていた Problem list です．念のためにノートより掲載しておきますね．

症例のレジメ

83歳　女性

主訴
①安静時呼吸苦と②チアノーゼ

既往歴
③ *特発性間質性肺炎：約1年4カ月前から歩行時や階段を登ると息切れが始まり（→Hugh-Jones Ⅱ度），約1年前にかぜ症状にて近医受診し，テオドール®，鎮咳剤（フスコデシロップ®），バクシダール®（new quinolone系）処方されたが，咳持続．その後，全身浮腫と呼吸苦増悪してきたため，約8カ月前に当院外来受診し，特発性間質性肺炎と診断．このとき在宅酸素療法 1.5 ℓ/分 導入

社会歴
* 離島生まれ
* 40歳代で息子の住む沖縄本島に移住
* サトウキビ畑で10年間，ホテルの掃除婦として6年間働いた
④ * 喫煙：1.5 箱/日 × 30 年間（＝45pack/years）（14年ほど前にやめた）
* アルコール：飲まない

家族歴
* 夫：40代で腹膜炎で死去
* 息子1人，孫4人：特に既往なし

現病歴

* 約2カ月前に，2週間前からの咳・黄色痰を主訴に当院外来受診．胸部X線写真上，特に著変なく，クラリス®5日分処方され帰宅
* その後も咳持続．この頃から会話や着替えにも息切れ出てきた （→Hugh-Jones Ⅴ度） ⑤
* 入院日の朝，起床したら安静時呼吸苦認め，顔色真っ青だったので，家族が当院に連れてきた
* ⑥ 黄色痰（＋），熱（－）   ⑦
* またここ1カ月は，家族が 漬物を買い，おいしかったのでこれを毎日少しずつ食べていた

身体所見

来院時：血圧 100/50，心拍数 97， ⑧ 呼吸数 30， ⑨ SpO₂ 72%（経鼻酸素1.5 ℓ/分）
意識レベル：清明
顔貌： ⑩ 浮腫，特に眼瞼の周囲が目立つ（眼瞼の上部，下部ともに）
頸部： ⑪ 胸鎖乳突筋の軽度肥厚（＋）， ⑫ 中斜角筋の発達（＋）
　　　⑬ 気管短縮（＋）
　　　⑭ CV wave（＋）
　　　⑮ 頸静脈圧＝7 cm
胸部：胸部の変形なし
　　　呼吸運動の左右差なし
　　　⑯ 両側・下肺野優位に late crescendo inspiratory crackle（＋）
　　　⑰ 両側中肺野で expiratory crackle（＋）
　　　⑱ （メジャーで測定したところ，乳頭レベルで）深呼吸にて胸郭は0.5〜1.0 cmしか広がらない
心臓：リズム整
　　　⑲ （胸骨右縁で吸気時に）右室ギャロップ（＋）
　　　⑳ parasternal heave（＋）
　　　㉑ 心尖拍動－ほとんど左室側では触れない
腹部：軟，肥満による膨満
　　　㉒ 肝臓－1.5〜2横指触れる
　　　㉓ 肝頸静脈逆流現象（＋）
四肢： 前脛骨部 slow edema－Ⅰ度，ばち指（＋）， ㉕ hot hand（＋），
　　　手指振戦（－） ㉔

Problem list

#1 2型呼吸不全：②⑨㉕
#2 全身浮腫：⑦⑩⑮⑲㉒㉓㉔
#3 安静時呼吸苦：①③（？）⑤
#4 COPD（s/o chronic bronchitis）：④⑥⑨⑪⑬
#5 拘束性肺疾患（IIP）：⑧⑨⑫⑯⑰⑱
#6 肺性心：③⑭⑳㉑

回診後のまとめ

＊基礎疾患：混合性肺疾患
＊全身浮腫の原因：①2型呼吸不全，②肺高血圧（肺性心），③塩分摂取過多
　　　　　　　　（ただし Hugh-Jones V度も合併しているため，深部静脈血栓症，
　　　　　　　　重症肺塞栓も可能性も考慮し，D-ダイマー提出！）
＊2型呼吸不全（①）の原因：s/o 慢性気管支炎の慢性的な進行
＊肺高血圧（肺性心）（②）の原因：s/o 特発性間質性肺炎の進行
＊治療法：　（1）酸素 1.5ℓ/分 → 2ℓ/分 ＋ BiPAP
　　　　　　（2）利尿剤
　　　　　　（3）減塩
　　　　　　（4）D-ダイマー上昇なら肺塞栓を考慮し，CT スキャンや VQ スキャンを施行する

今回は ABG から慢性的に進行した2型呼吸不全とわかりましたが，担当研修医は最初，慢性気管支炎の進行というよりは，肺気腫に細菌感染が合併したものと考えました．ABG をしっかり見ていなかったのが原因ですね．

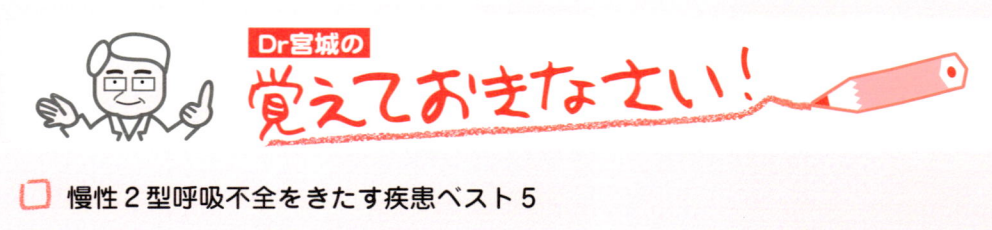

Dr 宮城の 覚えておきなさい！

☐ 慢性2型呼吸不全をきたす疾患ベスト5
☐ Hugh-Jones V度になる疾患ベスト5
☐ 全身浮腫をきたす病態ベスト5
☐ 同じ COPD でも肺気腫は呼吸苦を訴えるが，慢性気管支炎はあまり訴えない！

Case 13
問診が全人的医療のカギとなる
頻脈と呼吸苦（86歳　女性）

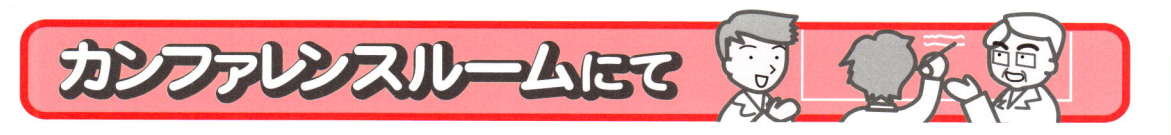

　今でも覚えています．この症例は，明け方5〜6時くらいの一番眠くてつらい時間帯に，ある老人病院から，「頻脈があってゼーゼーしていて朝8時ごろまで待てそうにないから貴院で診てください．」と電話連絡がきて，救急車でERに来られました．実を言うとこの夜から担当研修医は39℃近い発熱に見舞われ，当直室のベッドで完全にノックアウトし意識もうろう状態でした…．そんななかでも全人的医療を目指し，よく頑張ったとは思います．でもほんとに泣きが入ってます…．

カンファレンスルームにて

症例のレジメ

86歳　女性

主　訴　頻脈と喘鳴を伴った呼吸苦

既往歴
* 結腸癌切除（18年前）
* 腰痛（約2週間前に風呂場でしりもち）

社会歴
* 職業：無職
* 夫と二人暮し
* 約2週間前に自宅の風呂場でしりもちし，腰痛あり．日常生活活動（ADL）はこのときから自立→あまり自分で歩きたがらなくなった
* 喫煙：（孫娘さんによると）若い頃は吸っていたとのこと．量は不明
* アルコール（−）

家族歴
* 祖母：陳旧性肺結核（他院で通院治療），肺がんで33年前に死亡
* 叔父：陳旧性肺結核（他院で通院治療），肺がんで20年前に死亡

＊孫娘：45年前（中学3年〜高校1年）に咳時の胸痛を主訴に近医受診．胸部X線写真にて結核性胸膜炎と診断され，約半年間通院・内服治療．「運動は今後最低3年間はするな．」と言われて運動できなかったのが嫌だったとのこと→key person

現病歴

＊入院8日前から喘鳴を伴う呼吸苦あり
＊入院4日前に同症状にて"某病院"受診．喘息発作と言われ，酸素投与とネオフィリン®の持続点滴され帰宅
＊入院3日前に症状軽快しないので，再度"某病院"受診し，同院入院
＊入院中，心拍数170程度のくり返す頻脈と喘鳴を伴う呼吸苦あり，抗不整脈薬使用（リスモダン®＝ジソピラミド；Ⅰa群）とアルデシン®（プロピオン酸ベクロメタゾン）吸入行われていたが，改善なく朝7時に救急車にて当院ERに紹介・搬送となる
（食事は3日前に某病院入院して以来，低下）

身体所見

来院時：血圧 140/60，体温 36.8℃，心拍数 170，SpO_2 90％（room air）
　外見：るい痩が顕著
HEENT：眼ー貧血なし/眼瞼ー浮腫なし
　皮膚：発汗なく，むしろ乾燥気味
　　　　turgor（緊張）↓↓
　顔貌：浮腫なし
　頸部：胸鎖乳突筋の発達（＋），
　　　　中斜角筋の発達（＋）→しかしるい痩顕著で判定困難
　　　　気管短縮（＋）
　　　　頸静脈圧は皮膚のturgon低下しており，測定できず
　胸部：変形なし
　　　　呼吸運動の左右差なし
　　　　wheezeー両側の肺野でⅢ度（＋）？
　　　　crackleはっきりせず
　心臓：リズム整，頻脈
　　　　心尖拍動は第4肋間の傍胸骨側で触知
　腹部：軟，平坦
　　　　肝腫大（ー）
　　　　肝頸静脈逆流現象（ー）
　四肢：脈のリズムは規則的（＋），触知するそれぞれの脈の大きさはほぼ同じ
　　　　hot hand（ー），浮腫（ー），手指振戦（ー），ばち指（ー）

wheezy dyspneaは初発かどうかをしっかり聞く

🧑‍⚕️ 今回は頻脈（tachycardia）と喘鳴を伴う呼吸苦（wheezy dyspnea）で紹介されてきたんだな．かなり濃厚な結核の家族歴がありますねえ…．この人の最近の旅行歴や職業歴は聞いていますか？

🧑 いいえ．

🧑‍⚕️ 聞いていないのですね…．こういうことがしばしば非常に重要な鍵になってくることが多いんです．**この人の病気を理解するには，病気だけにフォーカスを絞るのでなく，この人の職業歴などのバックグラウンドも知らないといけないかもしれません．** そこからこの人に対する理解が広がるのです．いいですか，これからは時間があれば必ず聞かなくちゃいかんよ．

🧑‍⚕️ 孫娘さんが45年前に結核性胸膜炎と診断されて，どこで治療したんですか？

🧑 今もあるかどうかはわからないそうなんですけど，某市中の病院って言ってました．

🧑‍⚕️ 運動してはいけないって言われたのか？

🧑 はい．

🧑‍⚕️ 以前も言ったが，昔は結核の治療は，①きれいな空気，②栄養，③安静と言われていたんです．それがRFP（リファンピシン）が世の中に出てきて，③の安静がなくなったんです（CASE 5参照）．

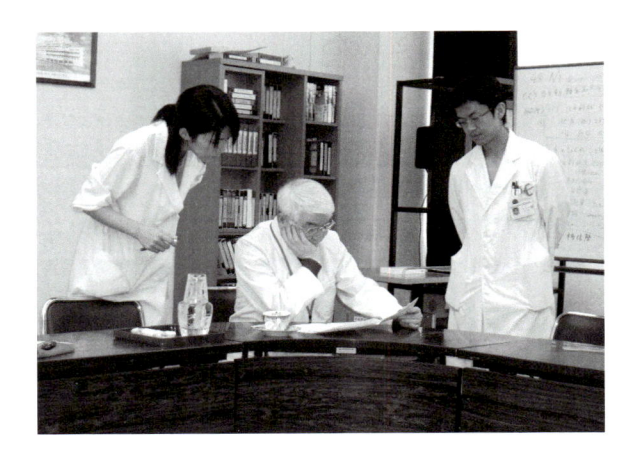

Case13 問診が全人的医療のカギとなる **183**

この人は2週間前にしりもちをついたと言ったが…，転倒してからADLが低下しているんだろう？　この方に腰椎圧迫骨折はないですか？　今も腰を痛がってないですか？　腰椎の写真は撮っていますか？

あ…，いいえ．撮っていません．

え？　撮っていない．う〜ん…，どうも全人的に診療していないですねえ…．いけないなあ…．

ところで主訴で喘鳴を伴う呼吸苦とあるが，これは初発ですか？　それともそうでないのですか？

初発です．

そうですか．そういうことが大切なのです！　初発だったら，"初発"としっかりプレゼンテーションで言ってください．

> （著者より一言）初発でなかったら，例えば以前から気管支喘息があったかもしれないとか考えることになります．私はいつもこういう何気ない問診に"はっ"とすることが多いです．

生理的な洞性頻脈の限界をいつも念頭に！

現病歴からこの人は頻脈発作を起こしているようですが，どんな不整脈（arrhythmia）だったんですか？

はい…，それが紹介状には心拍数（HR）170〜180程度のくり返す頻脈発作としか書かれていないんです…．

この人は洞性頻脈（sinus tachycardia）だと思いますか？

皆答えられず黙ってしまった…

それでは，君たち，洞性頻脈の限界は心拍数でいくらまでだと思いますか？

えっと…，心拍数で150〜160くらいまでだと思います．

そうです．たいていは150くらいまでです．

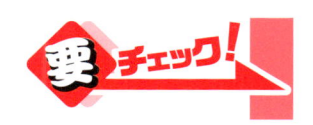

要チェック！ 洞性頻脈の限界：心拍数150程度まで

この人の心拍数170というのは不整脈の可能性が高いです．あるいはそうじゃなかったら，薬剤誘発性（drug-induced）です．ネオフィリン®も使われていたんだろう？

あ，はい．

ネオフィリン®中毒だったんじゃないのか？

あ…，それは考えていませんでした…．

身体所見にいきましょう．聴診上，両側肺野でwheezeが聴こえたようだが，diffuseだったということだね？

う〜ん…，ちょっと場所まではっきり考えていませんでした．両方の肺で聴こえてたなあ…，って思ったんですが…．

君たち，そういうところをしっかり診ないといかんのだよ．じゃあ，一度説明しておこう．まずは **wheeze（喘鳴）というのは，その音色を聴き分けるんです．①多音性（polyphonic）** なのか？ **②単音性（monophonic）** なのか？　です．喘息や心不全だったら多音性です．そして肺野全体で聴こえる．そして喘息発作（asthma attack）か心不全の鑑別だが，聴診上では **wheezeの背後にcrackleがあるかどうかに集中するんです**．もしもholo crackleも聴こえれば心不全です．あとでまた考えてみましょう．

> holo crackleは肺胞性病変がある場合に聴こえるんでしたよね．だからこれが聴こえたら細菌性肺炎か心不全を考えます！

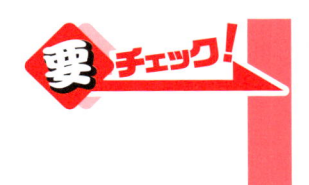

要チェック！ wheezeの音色
① 多音性喘鳴：喘息や心不全の場合．普通は肺野全体（diffuse）で聴取．
② 単音性喘鳴：聴こえた部位の何らか（腫瘍や異物）の狭窄などによる場合．その狭窄部位に限局した喘鳴（localized wheeze）となる．

喀痰量を問診で評価する

- ここで1つ聞いておこう．この人は日ごろから痰は多いですか？ そういうことは聞いていますか？

- えっと…，痰が多いのかはちょっとわかりませんが….

- 痰の量というのははっきり答えてくれないことが多いんです．もしも痰の量を直接聞いてもはっきりしないんだったら，いい聞き方があるんです．「寝るときにティッシュをいつも横に置いていますか？」と聞くんです．そしてもしも置いて寝ているんだったら喀痰量が1日で30mℓ以上あることを示唆しています．それから身体所見では胸骨の上に手の平を置いてみなさい．

- ….

- そのときガラガラと響いていたら，痰でおぼれている状態です．これをrattlingと呼んでいる．これも1つ覚えておきましょう．

喀痰量をはっきり答えてくれない場合

- 「寝るときにティッシュをいつも横に置いていますか？」と聞く
  →YESの場合1日で30mℓ以上

- 胸骨の上に手の平を置く
  →ガラガラと響いていたら，痰でおぼれている状態（rattling）

診断に必要な最小限の検査に頼る

- はい，それではどんな検査が見たいですか？

- 心電図（ECG）です．

- どれどれ，う〜ん…，これはP波がはっきりわからないですね…（図1）．RR間隔（↔）はやや不正じゃないですか？ 身体所見で君は脈が整と言っていたが….これは心房細動（Af）に見えます．言っておくが，ネオフィリン®中毒というのはどんな頻脈性不整脈（tachycardiac arrhythmia）が起きても構わないと言われているんです．この人には"某病院"でネオフィリン®が投与されてきています．しかし，ネオフィリン®は非常に安全域が狭く使いにくいのです．またβ-刺激薬の約1/10の気管支拡張作用しかなく，そのうえ副作用が多いので，救急医療では除外されつつあるのです．私のいた県立中部病院では1993年にネオフィリン®

図1　心電図

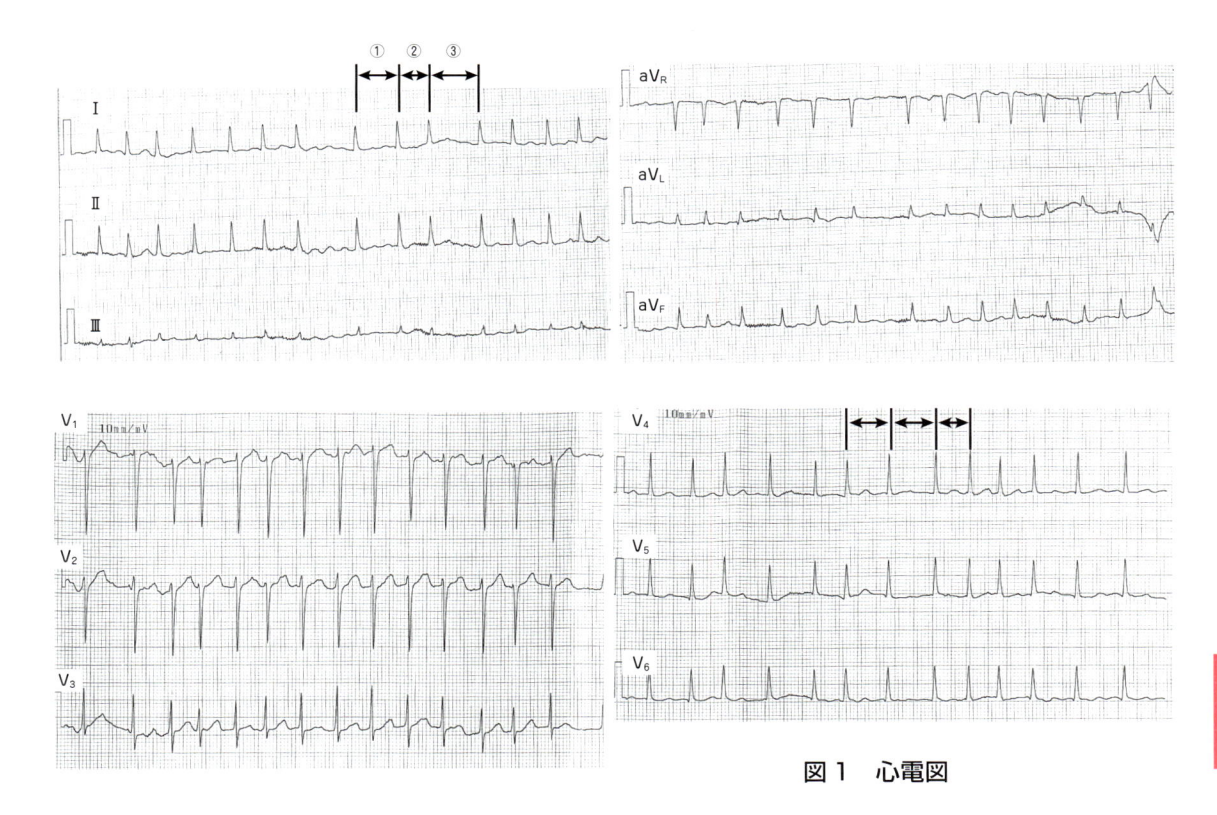

の使用はいっさい止めました．そこで鉄則ですが，**他院から来た患者がネオフィリン®を投与されていたら，まずネオフィリン®を止めなさい．そしてネオフィリン®血中濃度を出す**んです．この人のネオフィリン®血中濃度は測定しましたか？

あ…，いいえ，忘れていました．

それはいけませんねえ．この人の頻脈はネオフィリン®中毒の疑いがあります．ところで，ネオフィリン®中毒（キサンチン誘導体中毒）の治療はどうするか知っていますか？

いいえ…．

それじゃあしっかり覚えておいてください．血中のキサンチン誘導体は胃内に分泌されるので，活性炭を飲ませて吸着させるか…，そうじゃなかったら血液透析（HD）です．

ネオフィリン®（キサンチン誘導体）中毒の治療

・活性炭を飲ませて吸着させる（血中のキサンチン誘導体
　　　　　　　　　　　　　は胃内に分泌されるため）
・血液透析

Case13　問診が全人的医療のカギとなる

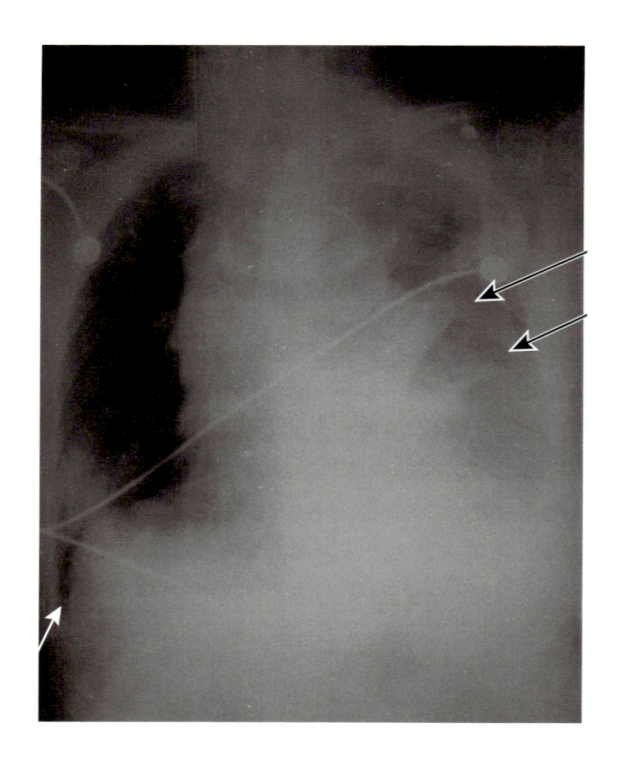

図2　胸部X線写真：正面

👨 それでは他に何が知りたいですか？

👩 ABGはどうだったんですか？

🧑 来院時room airで 呼吸数は…，すみません．測ってなかったんですが，pH 7.509，pCO₂ 46.8 mmHg，pO₂ 82.5 mmHg，HCO₃ 36.4 mmHg，BE 11.7，SpO₂ 96.9％でした．

👨 2型呼吸不全です．そして代謝性アルカローシスと代償性の呼吸性アシドーシスが存在している…，アニオンギャップ（AG）はいくらですか？ 誰か計算してください．

🧑 はい，Na 131，Cl 98だったんで…，AG = Na −（Cl + HCO₃）= 131 −（98 + 36.4）= − 3.4で正常以下です．

👨 はい，そのようになるときは大抵低Na血症（hyponatremia）になっていることが多いです．この人はおそらく悪心（nausea）があったんじゃないですか？ 悪心があれば低Na血症，低K血症（hypokalemia）になるんです．この人はネオフィリン®中毒の可能性があります．他に何が知りたいですか？

👩 胸部X線写真を見たいです．

🧑 これが来院時に救急室で撮ったものです（図2）．

👨 はい，じゃあ見てみよう…．右の肋骨横隔膜角（CPA）がクリアなので心不全っぽくないです（▷）．左の肺で痰詰まり（sputum block）（→）と無気肺が数箇所ある…．これは，おそらく転んだことによる腰痛から，痰が出しにくくなって，痰詰まりになったんじゃないか？ 水も結構たまっているねえ…．はい，今日は少しやり方を変えて，まずこの人のProblem listを作ってみましょう…．私が今言うから，順番に書いていきなさい．

そう言って宮城先生は以下の6つを研修医に板書させた．

症例のレジメ

86歳　女性

主　訴　①頻脈と②喘鳴を伴った呼吸苦

既往歴
* 結腸癌切除（18年前）
③* 腰痛（約2週間前に風呂場でしりもち）

社会歴
* 職業：無職
* 夫と二人暮し
④* 約2週間前に自宅の風呂場でしりもちし，腰痛あり．日常生活活動（ADL）はこのときから自立→あまり自分で歩きたがらなくなった
⑤* 喫煙：（孫娘さんによると）若い頃は吸っていたとのこと．量は不明
* アルコール（−）

家族歴
* 祖母：陳旧性肺結核（他院で通院治療），肺がんで33年前に死亡
* 叔父：陳旧性肺結核（他院で通院治療），肺がんで20年前に死亡
⑥* 孫娘：45年前（中学3年〜高校1年）に咳時の胸痛を主訴に近医受診．胸部X線写真にて結核性胸膜炎と診断され，約半年間通院・内服治療．「運動は今後最低3年間はするな．」と言われて運動できなかったのが嫌だったとのこと→key person

現病歴
⑦* 入院8日前から喘鳴を伴う呼吸苦あり

＊入院 4 日前に同症状にて"某病院"受診．喘息発作と言われ，酸素投与とネオフィリン®の持続点滴され帰宅 ⑧
＊入院 3 日前に症状軽快しないので，再度"某病院"受診し，同院入院
＊入院中，⑨ 心拍数170程度のくり返す頻脈 と ⑩ 喘鳴を伴う呼吸苦 あり，抗不整脈薬使用（リスモダン®＝ジソピラミド；Ⅰa群）とアルデシン®（プロピオン酸ベクロメタゾン）吸入行われていたが，改善なく朝 7 時に救急車にて当院ERに紹介・搬送となる
（食事は 3 日前に某病院入院して以来，低下）

身体所見
来院時：血圧 140/60，体温 36.8℃，⑪ 心拍数 170，⑫ SpO$_2$ 90％ （room air）
　外見：るい痩が顕著
　HEENT：眼一貧血なし/眼瞼一浮腫なし
　　皮膚：発汗なく，むしろ乾燥気味
　　　　　turgor（緊張）↓↓
　顔貌：浮腫なし
　頸部：胸鎖乳突筋の発達（＋），
　　　　中斜角筋の発達（＋）→しかしるい痩顕著で判定困難
　⑬ 気管短縮（＋）
　　　　頸静脈圧は皮膚のturgor低下しており，測定できず
　胸部：変形なし
　　　　呼吸運動の左右差なし
　⑭ wheeze―両側の肺野でⅢ度（＋）？
　　　　crackleはっきりせず
　心臓：リズム整，頻脈
　⑮ 心尖拍動は第 4 肋間の傍胸骨側で触知
　腹部：軟，平坦
　　　　肝腫大（－）
　　　　肝頸静脈逆流現象（－）
　四肢：脈のリズムは規則的（＋），触知するそれぞれの脈の大きさはほぼ同じ
　　　　hot hand（－），浮腫（－），手指振戦（－），ばち指（－）

検査値 Na＝131 ⑯

Problem list

#1　頻脈：① ⑨ ⑪
#2　喘鳴を伴う呼吸苦：② ⑦ ⑩ ⑫ ⑭
#3　外傷性腰痛：③ ④
#4　（病歴から）ネオフィリン®中毒の疑い：⑧
#5　（身体所見から）慢性閉塞性肺疾患の疑い：⑤ ⑦ ⑫ ⑬ ⑮

#6　低Na血症：⑯
#7　かなり濃厚な結核の家族歴：⑥

🧑‍⚕️　はい，これくらいでしょう…．それで君はこの患者さんに何をしたのかい？

👨　最初，ERで心電図を見ても心房性期外収縮（PAC）なのか，心房細動なのか，洞性頻脈なのかわからなかったんで，アデホス®（ATP：抗上室性不整脈薬）を最初0.5A使って，変化なかったんで結局トータル2A使いました．でも全然頻脈は変わらなくて，次にジゴキシン®（ジギタリス製剤）使用したんですが，変わりませんでした．どうしようかと考えて，紹介状に気管支喘息発作とアセスメントがあったので，ソル・メドロール®40mgを1回静脈注射したんですが，喘鳴を伴う呼吸苦に変化はありませんでした．

　そこでERで撮影した胸部X線写真（ポータブル）で左肺野は大量の胸水（massive pleural effusion）あって，右下肺野にも胸水の貯留を認めたので，今度は心不全の疑いとそれによって引き起こされた代償性頻脈（compensatory tachycardia）と考えました．それでラシックス®1A静脈注射したら，約500mℓの反応尿があって，wheezeも少しよくなって心拍数も90台まで低下したんで，とりあえず心不全によって誘発された頻脈の診断で入院してもらいました．それから11日間，利尿剤（ラシックス®）を使いました．しかし，それである程度までは胸水が引けたのですが，それ以上減らなくなったので，おかしいと考えて，胸水穿刺しました．

🧑‍⚕️　それでどうだった？

以下，胸水穿刺・分析結果のプレゼンテーション内容です．

胸水穿刺結果
胸水肉眼所見：黄色透明，腐敗臭（−）
胸水顕微鏡所見−グラム染色：多核白血球（−），菌体（−）
　　　　　　　　抗酸菌染色：抗酸菌（−）
胸水pH＝7.3
分画：リンパ球優位
Light's criteria：胸水は98％の確率で浸出液と判定
胸水ADA＝76.7 ↑

🧑‍⚕️　そうですか…．ツ反もしましたか？

👨　ツ反ですが，るい痩（emaciation）がひどくて，皮膚のturgorも低下していて，色素沈着もあって全然硬結の有無がわかりませんでした．

- 喀痰抗酸菌染色は？　胃液も3日連続で抗酸菌培養に出していますか？

- 喀痰抗酸菌染色は陰性でしたが，喀痰PCRは陽性で，胃液のPCRも陽性でした．

- はい，そうですか．この人は結核です．排菌していないので隔離する必要はないです．それでは結論です．いいですか？　①ネオフィリン®中毒→頻脈＋悪心＋低Na血症，②転倒→腰痛（or s/o腰椎圧迫骨折）→排痰不良→喀痰蓄積→2型呼吸不全，③肺結核＋結核性胸膜炎．こういう結論になるんじゃないですか．ではベッドサイドに行って確かめてみましょう．

ベッドサイドにて

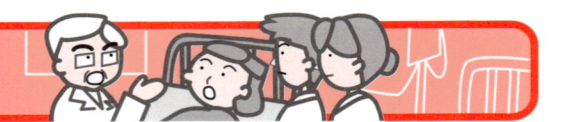

- （患者さんの方を向いて）はじめまして．宮城と言います．少し診察させてくださいね．…（聴診しながら）うん，もうwheezeはないです．今となってははっきりしないが…，喘息だったかも知れないなあ．

- （付き添いの孫娘の方に対して）搬送されてこちらに来たときはどんな感じでしたか？　手が震えてませんでしたか？

- はい．両手が小刻みに震えていました．

- ほらほら…，そうだろう…．これはキサンチン誘導体による中毒です！

病室の外で

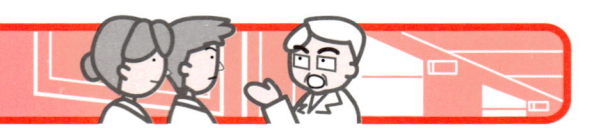

回診後に，病棟の廊下で…，

今回は腰を打ってから ADL が低下したという history を何気なく聞いていたかもしれないけれど，この history がなければ，この患者さんの全貌はわからなかったんです．だから，hisroty は重要なんです！ う〜ん…，臨床って面白いねえ….

回診後のまとめ

①ネオフィリン®中毒→頻脈＋悪心＋低 Na 血症
②転倒→腰痛（or s/o 腰椎圧迫骨折）→排痰不良→喀痰蓄積→2 型呼吸不全
③肺結核＋結核性胸膜炎

今回はあまりにも患者さんを全人的に診ていなかったので，反省点がたくさんあります．一方で，患者さんを全人的に診て総合的に判断する結果，最後の結論のようなストーリーができあがるんだなあと思い，宮城先生の教育回診では大いに感動しました．やっぱり医者って推理力というか，探偵みたいなところがあると思います．まさに「犯人は誰だ？」みたいな犯人探し・事件のシナリオ解きですよね….

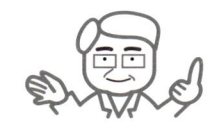

Dr宮城の 覚えておきなさい！

- 洞性頻脈はせいぜい 150 程度まで！
- 横にティッシュを置いて寝る→喀痰量 30 mℓ 以上/日
- ネオフィリン®中毒はどんな頻脈性不整脈もきたしうる

Case13　問診が全人的医療のカギとなる　193

Case 14

history から story を立てて身体所見
心窩部痛（93歳　女性）

あと2カ月ほどで研修医1年目が終わろうとしていました．最近はなんだか研修医の先生が頼もしく見えることが多いです．今回は93歳のおばあちゃんの腹痛です．腹痛は鑑別疾患が多いですが，historyから徐々に絞っていきましょう．やっぱりtunnel visionはいけませんよね．では今回のシンプルな症例で基本を習得しましょう．

カンファレンスルームにて

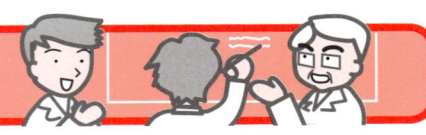

症例のレジメ

93歳　女性

主訴　入院前日からの心窩部痛

社会歴
* 職業：畑仕事（40年前まで）
* ADL：つたい歩き
* 喫煙（−）
* アルコール（−）

家族歴
* 子供は息子2人，娘2人
* 現在，孫息子と二人暮し．しかし，孫息子は毎日遊んでばかりで，ほとんど自宅にいない
* 長男夫婦が徒歩10分程度の距離に住んでいて，長男の嫁が毎日食事を3食届けている
* 夫：白血病で25年前に某総合病院で死亡
* 娘の一人：妊娠中毒症で死亡

既往歴
* 肺血管腫？：28年前に咳すると吐血．肺に穴が開いていると言われ，手術した
* 高血圧：13年前から某診療所より降圧薬内服中

* 脳出血：10年前に某総合病院に入院．そのあとから右半身不全麻痺
* 尿路結石：6年前に当院で体外衝撃波治療施行
* 腸閉塞：3年前に当院入院．保存的治療で退院
* 完全房室ブロック：2年前に永久ペースメーカー（VDD）埋め込み施行
* 難聴
* 検診は受けていない

現病歴

* 2～3年前から腰・肩などに関節痛あった
* 入院1カ月前から右手関節・右肩関節の痛み増悪
* 入院18日前に，症状改善しないため，当院ER受診．X線写真撮られ，特に骨折所見なく，ノイロトロピン®3錠/分3を7日分処方され，帰宅．自宅で毎日3回，きっちり飲んでいた
* 入院10日前，ノイロトロピン®が切れたので当院救急室受診し，さらに7日分処方されて帰宅．このとき，整形外科受診を勧められた
* 入院3日前，ノイロトロピン®が切れたので，前回，整形外科受診を勧められていたこともあり，今度は当院整形外科受診．さらにノイロトロピン®を2週間分に加えてアセトアミノフェンも追加して処方され，2週間後の整形外科外来に予約され帰宅
* 関節の痛み改善なく，また入院前日から心窩部痛自覚し，（関節ではなく）心窩部に痛みを感じることは初めてだったため不安になり当院ER受診

身体所見

血圧 120/60，体温 36.5℃，心拍数 60，呼吸数 18，SpO$_2$ 97%（room air）
HEENT：眼瞼結膜の貧血あり／黄染はない
　　顔貌：やや蒼白，浮腫なし
　　頸部：慢性閉塞性肺疾患や拘束性肺疾患を示唆する所見なし
　　　　　bruit（－）
　　　肩：著明な変形・腫脹・熱感なし
　　胸部：呼吸音はクリア
　　心臓：リズム不整
　　　　　時折，収縮期雑音を聴取する（Ⅱ/Ⅵ）
　　腹部：軟，肥満
　　　　　心窩部に圧痛（＋）
　　四肢：スプーン状爪（－）
　　　　　pulse－irregularly irregular rhythm（＋）
　　手掌：蒼白で冷たい
　膝と肘：著明な変形・腫脹・熱感なし

心電図

no ST-T change
ペースメーカー（VDD）によるペーシング波形

> **直腸診**
> タール便：A（＋）B（＋）
> tilt test：血圧 140/80，心拍数 49（臥位）
> 　　　　　血圧 120/60，心拍数 60（座位）

心窩部痛には必ず直腸診

93歳，女性の入院前日からの心窩部痛ですね…．既往歴で28年前に咳をしたら吐血ということは喀血ですか…．動静脈奇形（A-V malformation）かなあ？ 血管腫（hemangioma）があったのかもしれん…，それから13年前から高血圧の薬を飲んでいるわけですか？

はい．

以前から言ってるが，高血圧には本態性高血圧（essential hypertension）と二次性高血圧（secondary hypertension）があって，これを鑑別することは非常に重要なんです．（CASE 9参照）なぜかわかりますか？

えっと…，治療法が違うからですか？

二次性高血圧は治癒可能（curable）なんです！ だから重要なんです．

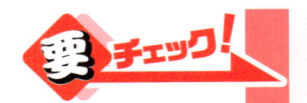

> **要チェック！**
> 二次性高血圧を疑う場合
> CASE9でも言いましたがもう一度書いておきます．以下の①〜③のいずれかを満たしていたら，精査した方がいいでしょう．
> ①（40歳以下で発症した）高血圧（young age）
> ②降圧薬に反応しない（resistant HT）
> ③電解質異常がある（electrolyte disorder）
> ―すなわち内分泌疾患：クッシング症候群，褐色細胞腫，アルドステロン症などの副腎疾患，そのほかに動脈硬化性（atherosclerosis），腎血管性（renovascular disease）が考えられます．

ここでもう1つ副腎腫瘍について言っておこう．CTで大きさを測って1 cm未満なら有意ととらなくていいです．1〜4 cm未満だったらその85％はnon-functioning（非機能性副腎皮質腺腫）です．9％がクッシング症候群（cushing's syndrome），4％が褐色細胞腫

（pheochromocytoma），2％が原発性アルドステロン症（primary aldosteronism）です．4 cm以上は悪性腫瘍の副腎転移（matastasis）です．いいですか，覚えておきなさい．

副腎腫瘍の大きさをCTで測ったときの診断と鑑別	
1cm未満	有意ととる必要なし
1～4cm未満	85％：非機能性副腎皮質腺腫 9％：クッシング症候群 4％：褐色細胞腫 2％：初期アルドステロン症
4cm以上	悪性腫瘍の副腎転移

― それから，既往歴で海外移住歴や動物飼育歴を言ってないが，こういうことはいつも必ず聞くようにしなくちゃいかん…．それから内服薬の内容も言ってないなあ…，何を飲んでいたんですか？

― あ…，カルシウム拮抗剤（calcium channel blocker）です．

― そういうこともきっちり言わないといけないなあ…．それからアレルギー（allergy）の有無も必ず聞くようにしなさい．そしてアレルギーは自然環境に対するものと薬に対するものの2つに分けて聞くんです．毎回，私が言っているが，こういうことの積み重ねが非常に重要なんです．

― 関節を痛がっているようだが，この年齢なら普通は骨関節症（OA）です…．でも現病歴からは診断名は非常に消化性潰瘍を思わせます．しかし，そうとは決めつけないでいきましょう．それではバイタルサインにいってください．

― 来院時の血圧は120/60，心拍数は60回，体温36.5℃で呼吸数は18回，SpO$_2$はroom airで97％でした．

― うん，あまり重篤という感じじゃないですね．**大体，お腹の病気で来た人はまずお腹以外の疾患を除外（rule out）するんです．**この人は心窩部痛を訴えているが…，横隔膜上の膿胸（empyema）なら呼吸数が上がっていたり，心臓だったら心拍数が上がっていたりするのが予測できるわけです．もちろん後に心電図はとる必要があるんだが，この人はそういうことはないから，どうもお腹らしい印象だな…，と考えるわけです．

（著者より一言）救急では「**50歳以上の心窩部痛はまず心電図**」をとるように勧められています．必ず覚えておきましょう！

Case14　historyからstoryを立てて身体所見　197

👨 身体所見で顔や手の平が蒼白（pale）だったわけだ…．そして心窩部に圧痛もあるということは非常に上部消化性潰瘍・出血が疑わしいです．直腸診（rectal exam）もしたんですか？

🧑 はい，それでタール便（tarry stool）があったんで，tilt test もしたんです．

👨 それでどうだった？

🧑 臥位の状態から急に座位になってもらっても心拍数が30以上上昇しなかったから tilt test は陰性でした．

👨 君の言うとおり **tilt test というのは心拍数で見ているんです．臥位の状態から急に座位になってもらったときに心拍数が 30 以上上昇すれば陽性**で，このとき体格にかかわらず一般的に 1,500 mℓ は出血していると言われている．この人は陰性だったが，起立性低血圧（orthostatic hypotension）はあるだろう．もしも消化管出血の患者さんで tilt test が陰性でも起立性低血圧が認められたら，1,000 mℓ の出血はあると言われている．だからこの段階で輸血用交差試験も提出しておかないといけないんです．それともう 1 つ，直腸診でタール便が見られたら 1,000 mℓ 以上の出血，そしてタール便にさらに鮮血まで混じってきたら 1,500 mℓ 以上の出血があると言われている．この人は消化管出血です．それにしても心窩部痛の患者さんに直腸診をした君はえらいです．これをしないと診断がつかないんです．もしも帰宅させていたら大変です．なぜならこの人は pre-shock ですから．失血量は 1,000 mℓ です．だから交差を出します！

> 起立性低血圧についてちょっと説明しておきますね．これは文字通り，起立したら血圧が下がるという意味です．このときもちろん代償性に心拍数は上昇します．そして例えば 1,500 mℓ 以上の出血を起こしている人は，起立したら心拍数が 30 以上も上昇して代償しようとするんです．これが tilt test 陽性の原理です．

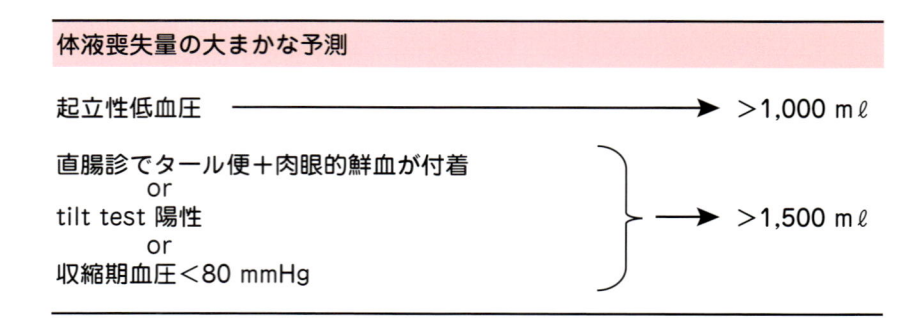

体液喪失量の大まかな予測

起立性低血圧	→ >1,000 mℓ
直腸診でタール便＋肉眼的鮮血が付着 or tilt test 陽性 or 収縮期血圧＜80 mmHg	→ >1,500 mℓ

高齢者に腹膜刺激症状は出にくい→腹部X線オーダー！

眼瞼結膜（conjunctivae）が蒼白だったわけだ．**眼瞼結膜が蒼白だったら，ヘモグロビンが10未満です．そしで頸部に聴診器を当ててブーン・ブーンと音がしたら，ヘモグロビンが6未満**を意味している．この音は頸静脈コマ音，英語ではvenous humと呼ばれていて，この音を聴いたらCBCのオーダーです！いいですか．

あ，はい…．

> これを知って以来，私は貧血を疑った方には全例，頸部の聴診も行うようにしています．みなさんも習慣にするといいと思いますよ．

心窩部に圧痛（tenderness）があるんですか．それでは反跳圧痛（rebound tenderness）や筋性防御（muscle guarding）はありましたか？

え…，いいえなかったです．

なかったんだったら，ちゃんとそう書いておかないといかんよ．どうもお腹で来ているのに，肝心のお腹の所見が少ないような気がするなぁ…．まあ，93歳なんで身体所見が出にくく，そのため筋性防御もはっきりしないだろうが，所見はしっかりととっておかないといかん．君たちは研修なんだから．そして腹部X線写真は必ず撮ってfree airの確認です．いいですか？

心臓の所見で心拍不整（irregular rhythm）とあるが，**規則的に不整がくるregular irregularityなのか？ あるいは不規則に不整脈が出るirregular irregularityなのか？ を見ないといけない．**regular irregularityは2段脈，3段脈，4段脈などのいわゆる段脈発作です．一方irregular irregularityはその他の不整脈です．

あ…，はい…．

眼底所見を見る習慣をつけよう！

それからもう1つ重要な所見がないです．君，何だと思いますか？

え…，ひょっとして眼底所見ですか？

そうです．高血圧のある患者さんなら眼底を見ないといけない．眼底鏡を使えるようにならないといけない．この初期研修医の時期にできるようになっていないと，今後はなかなかできないんですよ．そして動脈硬化性の変化などがないかを見るんです．それに大体悪性高血圧（malignant hypertension）は眼底所見で決まるんです．いいですか？

はい…，この間眼底鏡を買ったんですけど，使ってませんでした….

これができたら診療の幅が広がります．離島に行っても十分やっていけます．

> 眼底鏡で覗いたとき，正常の網膜動脈の壁は透光性（transparent）で，その内側の血流だけが光に反射して見えます．その太さは血管の直径の約1/4と言われています．ところが，**高血圧の方の場合，（動脈壁が分厚くなった結果）光に反射する血流の部分が細くなっています**．また網膜動脈の下を交差するようにして走っている静脈が徐々に細くなって網膜動脈の下で途切れたり（**tapering**），突然ぶつ切りのように途切れたり（**A-V nicking**），ねじれて膨らみを形成していたり（**banking**）します．こうしたことは"BATES'Guide to Physical Examination and History Taking（9th ed.）（Lynn S. Bickley ら／著，Lippincott Williams & Wilkins）"に詳しく書かれています．

はい，それでは少しだけ検査結果があれば見てみますか？

来院時のCBCでヘモグロビン 7.9，ヘマトクリット 23.2，平均赤血球容積（MCV）90.3，平均赤血球血色素量（MCH）30.7 でした．

以前のCBCの結果はありますか？

1カ月前に一度当院で採血されたときはヘモグロビン 12.9，ヘマトクリット 37.0，MCV 88.5，MCH 30.7 でした．

急性の正球性正色素性貧血は大抵は消化管出血です．そして急性出血ではヘマトクリットはあとから下がってくるから，30未満だったら輸血するんです．網状赤血球（reticulocyte）は出しましたか？

いいえ….

出してないんですか？ 急性出血では網状赤血球も出すんです．**網状赤血球はわずかな出血では上昇しないが，急性の大量出血だったらはじめから反応して上がるんです**．この人が普通の骨髄機能をしていたら，60‰ぐらいになっているはずです．ほかに何を見ますか？

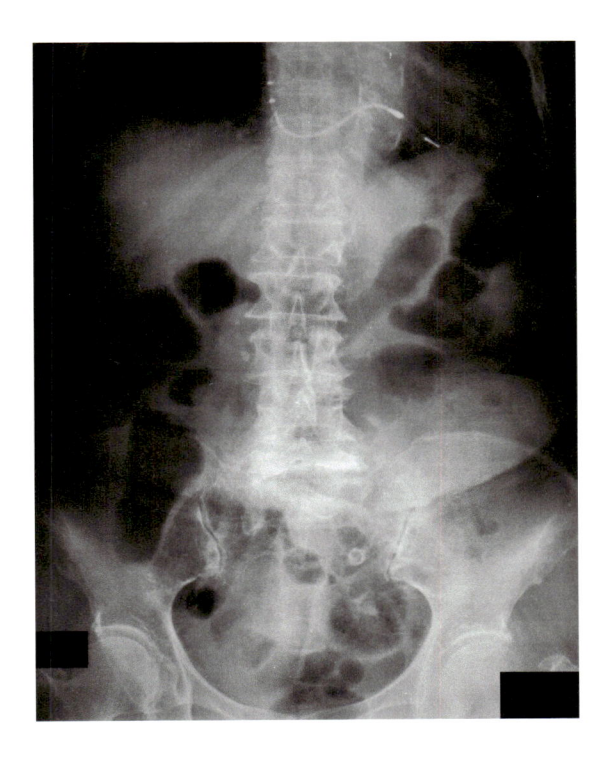

図　腹部X線写真

お腹のX線写真を見たいです．

そうでしょう．筋性防御などの所見は93歳では当てにならないんです．どれどれ，free airはないですか？

これが入院時の腹部単純X線写真です（図1）．

ふんふん，free airはないですね…．縦隔の拡大もない．急性大動脈解離でもないです．それではプロブレムを丸で囲んでください．

> 腹膜刺激症状である反跳圧痛や筋性防御は高齢者にははっきりしないことが多いことを覚えておきましょう．

そしてプロブレムは以下の通りになった．

症例のレジメ (○は問題点)

93歳　女性

主　訴　①入院前日からの心窩部痛

社会歴
＊職業：畑仕事（40年前まで）
＊ADL：つたい歩き　②
＊喫煙（ー）
＊アルコール（ー）

家族歴
＊子供は息子2人，娘2人
＊現在，孫息子と二人暮し．しかし，孫息子は毎日遊んでばかりで，ほとんど自宅にいない
＊長男夫婦が徒歩10分程度の距離に住んでいて，長男の嫁が毎日食事を3食届けている
＊夫：白血病で25年前に某総合病院で死亡
＊娘の一人：妊娠中毒症で死亡

既往歴

③
＊肺血管腫？：28年前に咳すると吐血．肺に穴が開いていると言われ，手術した
＊高血圧：13年前から某診療所より降圧薬内服中
＊脳出血：10年前に某総合病院に入院．そのあとから右半身不全麻痺
＊尿路結石：6年前に当院で体外衝撃波治療施行
＊腸閉塞：3年前に当院入院．保存的治療で退院
＊完全房室ブロック：2年前に永久ペースメーカー（VDD）埋め込み施行
＊難聴
＊検診は受けていない

内服薬
④カルシウム拮抗剤 & NSAIDs

現病歴
＊⑤ 2〜3年前から腰・肩などに関節痛あった
＊入院1カ月前から右手関節・右肩関節の痛み増悪
＊入院18日前に，症状改善しないため，当院ER受診．X線写真撮られ，特に骨折所見なく，ノイロトロピン®3錠/分3を7日分処方され，帰宅．自宅で毎日3回，きっちり飲んでいた
＊入院10日前，ノイロトロピン®が切れたので当院救急室受診し，さらに7日分処方されて帰宅．このとき，整形外科受診を勧められた

* 入院3日前，ノイロトロピン®が切れたので，前回，整形外科受診を勧められていたこともあり，今度は当院整形外科受診．同じくノイロトロピン®を2週間分に加えてアセトアミノフェンも追加して処方され，2週間後の整形外科外来に予約され帰宅

* 関節の痛み改善なく，また入院前日から心窩部痛自覚し，（関節ではなく）心窩部に痛みを感じることは初めてだったため，当院ER受診

身体所見

血圧 120/60，体温 36.5℃，心拍数 60，呼吸数 18，SpO_2 97%（room air）
HEENT：眼瞼結膜の貧血あり／黄染はない
　顔貌：⑦ やや蒼白，浮腫なし
　頸部：慢性閉塞性肺疾患や拘束性肺疾患を示唆する所見なし
　　　　bruit（-）
　　肩：著明な変形・腫脹・熱感なし
　胸部：呼吸音はクリア
　心臓：リズム不整
　　　　時折，収縮期雑音を聴取する（Ⅱ/Ⅵ）
　腹部：軟，肥満
　　　⑧ 心窩部に圧痛（＋）
　　　　反跳圧痛（-），筋性防御（-）
　四肢：スプーン状爪（-）
　　　　pulse－irregularly irregular rhythm（＋）
　手掌：蒼白で冷たい ⑨
　膝と肘：著明な変形・腫脹・熱感なし

心電図

no ST-T change
ペースメーカー（VDD）によるペーシング波形

直腸診

タール便：A（＋）B（＋）
⑩ tilt test：血圧 140/80，心拍数 49（臥位）
　　　　　　血圧 120/60，心拍数 60（座位）
　　　　　　（起立性低血圧はあるが，tilt testは陰性）

はい，それではProblem listを作ってください．

そして以下のProblem listができあがった．

Problem list

　＃1　心窩部痛：①
　＃2　関節痛：②④⑤⑥
　＃3　種々の既往歴（特に高血圧，完全房室ブロック）：③
　＃4　上部消化管出血（＞1,000 mℓの出血）：⑦⑧⑨⑩

🧑‍⚕️　これくらいでいいでしょう…．この人は高血圧もあるのでゆっくり輸血です．場合によっては利尿剤もいるかもしれない．そして胃カメラです．結果はどうでした？

👨　あ，はい，胃から十二指腸球部にかけて多発性に潰瘍が認められましたが，穿孔はありませんでした．

🧑‍⚕️　診断は出血性潰瘍ですね．今日はシンプルです．それではベッドサイドに行きましょう．

ベッドサイドにて

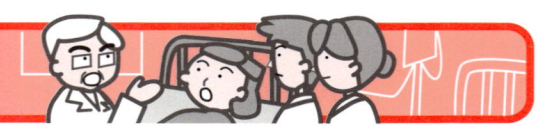

🧑‍⚕️　（患者さんの方を向いて）内科の宮城と言います．少しお話聞かせてください．お腹の痛みはどうですか？

患　はい，おかげさまでお腹の痛みはなくなりました．

🧑‍⚕️　（担当研修医の方を向いて）今どういう治療をしていますか？

👨　はい，まずは絶食にして．PPI（proton pump inhibitor）を点滴で使っています．1週間位したら，ゆっくり食事を開始する予定です．

🧑‍⚕️　はい，いいでしょう．（患者さんの方を向いて）よくなりますよ．潰瘍だったようですね．こういうこともたまに起こるんです．

患　はい，もうこんなことになるとは思ってませんでした．怖いものですねえ…．

回診後のまとめ

* 上部消化管出血（予測出血量＞1,000 mℓ）
* 治療：まずは NPO にして PPI 投与

今回は比較的シンプルな症例だったと思いますが，それでも診察上の重要な点がいくつか出てきたと思います．これを臨床における真珠や宝石（clinical pearls）だと思って1つ1つ体に覚えこませてくださいね．

Dr宮城の 覚えておきなさい！

- [ ] 腹部症状で来院したら，まずは腹部以外の病気から除外する！
- [ ] 50歳以上の心窩部痛→必ず心電図から！
- [ ] タール便→出血量1,000 mℓ 以上
- [ ] タール便＋鮮血→出血量1,500 mℓ 以上
- [ ] 起立性低血圧→出血量1,000 mℓ 以上
- [ ] tilt test 陽性→出血量1,500 mℓ 以上
- [ ] 貧血を疑ったら必ず聴診器を頸部にあてなさい！
- [ ] venous hum → s/o Hb＜6 →（CBCと一緒に）血液型＋交差試験提出！
- [ ] 高血圧患者では必ず眼底を見る！

Case 15

問診と身体所見にヒントがある！
高血圧患者が3日前から起座呼吸（86歳　男性）

　群星沖縄は米国ピッツバーグ大学病院内科チーフレジデントのマイケル・マクナマラ先生を沖縄県に招待しました．そのとき彼は群星沖縄の病院を毎日1つ1つ訪問し教育回診してくださいました．今回提示する症例は，中頭病院の教育回診で提示した症例です．このときのレジメはspeech script（担当研修医の先生がプレゼンテーションするときの台本）のみだったので少し長くなってしまいました．まずは英語（原文）を以下に提示しますね．そしてその次に日本語訳もつけておきました．

　さあ，皆さん，いよいよ最終回になりました．力試ししてください．
Here we go!

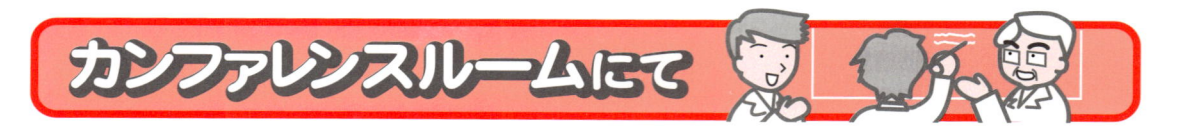

カンファレンスルームにて

Script of Case Presentation

Nakagami Hospital

Opening Statement（Chief Complaint）

The patient is a 86-year-old man with past medical history of hypertension and hyperlipidemia who presented with a 3-day history of orthopnea prior to admission.

History of Present Illness

The patient was in his usual state of health until 6 days prior to admission when he noted sore throat and mild dry cough. As these flu-like symptoms lasted for the next 3 days, he once visited his doctor at the out-patient clinic adjacent to this hospital and was diagnosed as "common cold" according to the history and physical examination. However, once he got back home he gradually started to have dyspnea and was unable to go to his farm later on the day. On the following night he couldn't lie flat in his bed and kept sitting in an upright position all the night. This dyspnea didn't abate for the next 3 days, which prompted his second visit to the out-patient clinic at this hospital.

Past Medical History

He has been followed up monthly at the department of the out-patient clinic at this hospital owing to hypertention and hyperlipidemia, taking a calcium blocker and a HMG-CoA Reductase Inhibitor priscribed by his doctor. He described one risk factor for pulmonary embolism, which was obesity. Although he was an ex-smoker, he had never been told that he had emphysema and he also said he had never experienced such dyspnea as this one in his everyday life in which, I suppose, he was regarded as the 1st grade on Hugh-Jones scaling or the 1st grade on New York Heart Association class.

Social History

* The patient was born here in Okinawa and has been living on this island for all his life. He is married with 2 sons and 4 daughters.
* Farming has been his life-time job and he used to grow corns and potatoes until about 20 years ago. Now he still does farming, not for his living but just for fun.
* He used to smoke half pack of cigarette per day until 30 years ago and then gave it up. He drinks one glass of alcohol per day.

Family History

One of his daughters has hypertension. Family history was otherwise insignificant.

Physical Examination

General appearance

The patient was having dyspnea, sitting upright or leaning forward all the time. The stature was 159cm was height and the body weight was 64.8kg. BMI was 25.6.

Vital signs

Blood pressure was 136 over 70. Heart rate was 72, regular. Respiratory rate was 20. Temperature was 36.1 degrees centigrade in his armpit, afebrile. Oxygen Saturation was 85% in the room air. Level of consciousness was alert, although he often looked kind of "distracted" and inclined not to listen to us.

HEENT

The head examination was normal. The face looked slightly edematous, but not prominently so. The pupils were equal, round and reactive to light (PERRL). The oral hygiene seemed to be fair and his mouth didn't have foul smell. The throat was a bit injected.

Neck

The neck examination showed short trachea, although other physical findings indicating COPD, like hypertrophic accessory muscles and retraction of the supraclavicular area, were not seen. The jugular veins were not engorged. The JVP was at least 5 cm although it was quite hard to measure it because of his obesity. To my naked eyes, jugular venous pulsation didn't show, what we call, "CV wave" as seen in the patient with pulmonary hypertension with tricuspid regurgitation.

Chest
There was no deformity of the thorax and also there was no laterality of the chest in his respiratory movement. Holo crackles, that is, coarse crackles was auscultated in his left lateral middle lung field. However, vocal fremitus at the same area was not increased but muffled just as in the normal person. Egophony was also not present at the same spot. On top of it, late crackles, namely fine crackles was heard around this area.

Heart
There was a normal S1 and S2, and also S4 was heard at the apical area. There were no murmurs and rubs. The PMI was laterally displaced and was located in the 6th intercostal space, 12 cm lateral to the midsternal line (, in other words, in the distance of 3 fingers' breadth to the left from the mid-clavicular line). Its size was 2-3 cm in diameter.

Abdomen
The abdominal examination was normal. The abdomen was soft and there was no tenderness and also no rebound tenderness. The span of the liver dullness was 9 cm in right midclavicular line. On palpation, the liver was palpable about 2 cm below the right costal margin in the mid clavicular line. The edge of the liver was soft and its surface was smooth. Hepatojugular reflux was not seen. There was no evidence of ascites. Normal bowel sound was heard.

Extremities
The pulses were equal and strong in all the extremities except for his right arm as he lost it during World War II. There was slight pretibial slow edema in both legs, about 5 mm deep. There were no other evidences of hypercapnia such as hot hands, flapping tremor and decreased amount of urinary output. There was no clubbing.

Neurological fingings
Neurologic examination was normal.

症例プレゼンテーション （日本語訳）

オープニング（主訴）

既往に高血圧と高脂血症のある86歳男性が，入院3日前からの起座呼吸を主訴に来院されました．

現病歴

患者さんは入院6日前までは特に何も変わったことはありませんでしたが，その後，咽頭痛と軽い乾性咳が出てきました．この風邪症状はその後3日間続いたので一度，当院外来を受診され，問診と診察の結果「風邪」と診断されています．ところが，帰宅したときから呼吸苦を徐々に自覚し始め，その日から畑に行けなくなりました．その日の夜はベッドで横になることができず，一晩中座り続けていました．この呼吸苦はその後3日間続いたので当院外来を再度受診されました．

既往歴

高血圧と高脂血症で当院外来に定期通院しておられ，カルシウム拮抗薬とHMG-CoA Reductase Inhibitorを内服されています．肺塞栓のリスクファクターとしては肥満が挙げられます．以前は喫煙者だったのですが，肺気腫と言われたことは一度もありません．また今回のような呼吸苦はこれまで経験したことはありませんでした．（以前は日ごろHugh-JonesⅠ度あるいはNYHA Ⅰ度でした）

社会歴

* 患者さんは沖縄県で生まれて，ずっとこの島で生活してきました．結婚して2人の息子さんと4人の娘さんがいらっしゃいます．
* 20年前まで農業をずっとしてこられて，とうもろこしやジャガイモを作っておられました．今では仕事ではなく趣味としての作物園芸を楽しんでいらっしゃいます．
* タバコは30年前までは半箱をずっと毎日吸っておられましたが，その後禁煙されました．アルコールは毎日グラス1杯飲まれます．

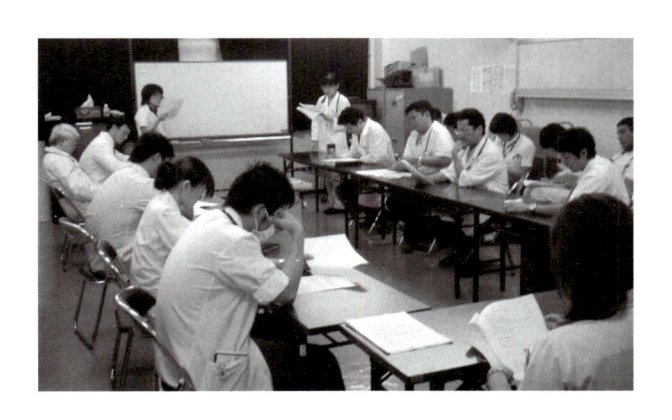

家族歴

娘さんの一人は高血圧をもっています．その他に特記事項はありません．

身体所見

全身状態

呼吸が苦しそうで，終始起座呼吸しています．身長は 159cm，体重は 64.8kg で BMI は 25.6 でした．

バイタルサイン

血圧 136/70，心拍数 72 回，呼吸数 20 回，体温 36.1℃で特に熱はなく，酸素飽和度（SpO_2）は room air で 85％でした．意識レベルは清明ですが，なにか落ち着きがなくて，"集中力をかき乱されている"ようにも見えました．

HEENT

頭部は特に問題ありません．顔面は多少むくんでいるように見えましたが，著明ではありませんでした．瞳孔は左右等しい大きさで，正円，対光反射もありました．口腔内衛生は良好で腐敗臭もありませんでした．咽頭はやや充血していました．

頸部

気管が短かった（short trachea）のですが，慢性閉塞性肺疾患を示唆する他の身体所見（副呼吸筋の発達や鎖骨上窩の陥凹など）は見られませんでした．頸静脈の怒張は見られませんでした．JVP（頸静脈圧）は肥満で非常にわかりにくかったのですが最低 5 cm はありました．また肺高血圧があって三尖弁閉鎖不全を合併している人に見られる，いわゆる頸静脈の "CV wave" は見られませんでした．

胸部

胸郭変形はなく，呼吸運動の左右差もありませんでした．holo crackle を左中肺野に聴取しましたが，その部位で vocal frimitus の亢進はなく，正常者のように減弱していました．同じ部位でヤギ音（Egophony）も認められませんでした．そのうえ，この部位の周辺では late crackle が聴取できました．

心臓

心音はⅠ音，Ⅱ音に加えてⅣ音が心尖部で聴取されました．心雑音は聴取されませんでした．心尖拍動は外側に偏移していて，第 6 肋間・胸骨中線よりも 12cm 外側（言い換えたら鎖骨中線よりも 3 横指外側）に位置していました．心尖部の面積は直径 2〜3 cm でした．

腹部

腹部所見では特に異常は認めませんでした．全体的に柔らかく，圧痛も反跳痛も見られませんでした．打診上，肝臓の濁音界は右鎖骨中線上で 9 cm にわたって認められ，触診では肝臓は右肋骨弓下に約 2 cm 触知しました．肝臓の辺縁は柔らかく，表面も滑らかでした．肝頸静脈逆流現象は認められませんでした．腹水貯留を示唆する所見はありません．腸音は正常でした．

四肢
第二次世界大戦で失った右腕以外の三肢の脈はみな等しく触知しました．両前脛骨部に軽い浮腫（5 mm程度の深さ）が認められました．hot handや手指振震そして尿量低下のような炭酸ガス貯留を示唆するような所見は認められませんでした．ばち指はありません．

神経学的所見
神経学的所見は正常でした．

（著者より一言）回診とディスカッションに入る前に，上の発表内容に関して少し説明を加えておきますね．

心臓のところ：心尖拍動（PMI）の正常な位置ですが，「BATE'S Guide To Physical Examination and History Taking（9th ed.）」（Lynn S. Bickleyら／著．Lippincott Williams & Wilkins）によると，「**PMIは普通，第5肋間の高さでかつ胸骨中線から左の外側に7〜9 cmのところに見られます．またその面積は直径1〜2.5cmです．**」とあります．これからすると，この患者さんのPMIはやや下であり，かつさらに外側にも偏移している，すなわち心臓が大きくなっているのがわかります．

腹部のところ：肝臓の大きさについてですが，「BATE'S Guide To Physical Examination and History Taking（9th ed.）」（Lynn S. Bickleyら／著，Lippincott Williams & Wilkins）によると「**肝臓は打診上，（incomplete）dullnessの部分の長さは（女性より男性，背の低い人よりは高い人の方が長くなるのだが）一般に正常者では右鎖骨中線上で6〜12cmで，触診上，右肋骨弓下に（同じく右鎖骨中線上で）約3 cm触れる．**」とあります．これからすると，この方の肝臓の大きさは正常範囲内と言えます．

今回の回診は英語で行われ，しかも私（重森）が通訳をしました．ですからいつもの2倍の時間がかかることを考え，少し回診の進め方をアレンジし，（研修医の先生のプレゼンテーションを一通り聞いたあと）まずはプロブレムと思われるものをあげていくことになりました．また宮城先生は，米国チーフレジデントによる教育回診の様子を今回は"お手並み拝見"ということで私たちと同じ座席に座りました．

研修医の先生は1つ1つあげていき，以下の14プロブレムが板書されました．

Problem list

① orthopnea（起座呼吸）
② dyspnea
③ flu-like symptoms（感冒様症状）
④ hypertension
⑤ hyperlipidemia（高脂血症）
⑥ ex-smoker
⑦ BMI＝25.6（obesity）
⑧ SpO$_2$ 85 %（room air）
⑨ short trachea
⑩ 左中肺野で holo crackle 聴取
⑪ S4（＋），S3（－）
⑫ PMI－左鎖骨中線から 12cm 外側
⑬ JVP＞5cm
⑭ 軽い前脛骨部の slow edema

そこでマクナマラ先生は次のように言いました．

これくらいでいいでしょう…．これらのプロブレムを見渡して，考えられる鑑別疾患をあげてみましょう．

そして研修医の先生方は背中を押されるように，以下の5つの鑑別疾患をあげていきました．

鑑別疾患

＃1　pneumonia
＃2　CHF
＃3　COPD の急性増悪
＃4　PE
＃5　pneumothorax

しかし，マクナマラ先生はさらに言いました．

One more！

研修医の先生は悩みました．頭を捻り，考えを巡らしました．そしてある研修医の先生が，おそらく SpO$_2$ の低下に眼をつけたんでしょうか？

massive hemothorax（巨大血胸）ですか？

　　Good！

そして6番目の鑑別疾患が加わりました．

＃6　massive hemothorax

> 私はこの場面を見ていてアメリカ医学研修や，ひいては診療の基本がどのようなものかを垣間見させていただいたと思っています．というのは，これだけ取った問診と身体所見から，まずは鑑別疾患を5つあげたのに，そして最後に「もう一声！」という感じでもう1つ鑑別疾患を捻り出させるのですから，いかに鑑別疾患をあげることが大切であるか，いかに見落としをなくすか，いつも tunnel vision（=「トンネルの出口しか見えない状態」のことでこれは臨床ではとてもあぶないです）にならないようにして広い視野で診察すべきかを訓練することが土台であることを思い知ったからです．正直言って内心，私は感動しましたね．

　　それではここにあげた6つの鑑別疾患を1つ1つ取りあげながら，その疾患を支持する所見と反する所見をあげていきましょう．

pneumonia の場合

　　まずは「＃1　pneumonia」からいきましょう．では，支持する所見をあげてみてください．

　　えっと…，②dyspnea，③flu-like symptoms，⑧SpO$_2$ 85％（room air），⑩左中肺野で holo crackle 聴取と，ああ，それから⑥ex-smoker も1つのリスクとして入れていいかもしれないかな．

　　そうですね．では pneumonia では合わない所見は何かありますか？ 誰でもいいですよ．

　　熱がない（= afebrile）ということかな？

　　うん，そうだね…．まあ，老人で体が弱っている場合は確かに熱を上げきれないということもあるんだが，普通は熱が上がるはずだから，これがどうも合わないねえ…．これくらいで

これは置いておきましょう．

CHFの場合

short neckの人のJVPはspecificityが低いと言われています．だからといってCHFでないというわけではありませんが…．聴診所見にいきますが，CHFだったらtypicalには両側下肺野でcrackleが聴こえるんですが，この人は片側のしかも中肺野という限局した部位のcrackleだから，どうもatypicalです…．

心音ですが普通CHFだったらS3が聴こえるんです．S3というのはsystolic failure〔収縮不全（＝ decreased myocardial contractility：心収縮力低下）〕を示唆しています．しかし，この人の場合はS4が聴こえるんですよねえ…．S4というのはdiastolic failure（拡張不全）を意味するんです．要するに心筋のコンプライアンスが悪いんです．

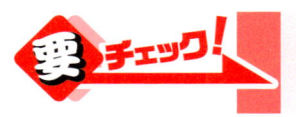

要チェック！
S3：収縮不全（＝心収縮力低下）を示唆
S4：拡張不全を示唆

この人のPMIが左に偏移していることから左室（left ventricle）が大きくなっていると考えられますが，普通こういうやや太っていて高血圧がある人の場合，心臓が大きくなると言ったら左室の内腔が大きくなるというよりも左室の心筋が分厚くなっているんです…．要するにこの人はhypertensive heart（高血圧性の心肥大）なんでしょう．だからS4が聴こえるんだと思います．それではCHFを支持するような所見は何でしょうか？

①orthopneaと②dyspneaと⑧SpO$_2$ 85％と⑬JVP＞5 cmと，それから⑭軽い前脛骨部のslow edemaなどです．

そうですね．では逆に反すると思われる所見を，誰でもいいですから言ってください．

はい，肝臓の大きさが正常ということじゃないでしょうか．

ということはどういうことですか？

肝うっ血を示唆する所見がなかったということです．hepato-jugular refluxも見られなかったって言ってたし…．

確かにそうですねえ．まあ，軽い心不全ということも考えられるが…．まずは一旦ここで置いておこう．

COPD の急性増悪の場合

COPD の急性増悪のとき，普通は wheeze が聴こえて，もっとひどいときは聴こえなくなるし，また（肺への air の入りが悪いから）vocal fremitus も低下するのですが，この人にはそういう所見がなくてむしろ crackle が聴こえるんですかぁ…．どうもそこが合わないですねえ…．

PE の場合

それでは PE にいきましょう．（苦笑いしながら）僕は PE が大好きでねえ…．PE はいつでもどこでも鑑別疾患に入ってくるでしょ？ もう医者をしている限りは PE とは離れられないんじゃないかな…．classic symptom（古典的・教科書的な症状）としては，息切れ（shortness of breath）と突然の胸痛（sudden onset of chest pain）で始まって，そのほかに下肢の浮腫があって，心電図では右心負荷の所見があって，胸部 X 線写真では Westermark's sign（Westermark 徴候）や Humpton's hump が見られるとありますが，実際のところはこれらの所見が揃ってくる人はほとんどいないんです…．しかしこれだけは！と言える所見をあげるとしたら，**心電図が sinus tachycardia（洞性頻脈）になっていることが多い**ということですね．

うんうん．そうなんだよ．君たち，PE は sinus tachycardia が多いんだ．

それでは支持する所見は何でしょうか？

② dyspnea と ⑦ BMI = 25.6 と ⑧ SpO$_2$ 85 %（hypoxia）です．

そうですね．では PE だと合わない所見はありますか？

さっきマクナマラ先生が言ってたように，心拍数は 70 台なので，頻脈はないということです．

そうですね．ほかにはありませんか？

…

PE の患者さんが，起座呼吸を主訴に来院するということはまず普通はないんだよ…．だからこの人は PE は考えにくいなあ．

そうですね．起座呼吸をまず第一に訴えて来院しているのはどうも話が合いませんね．

研修医一同は大きくうなずきました．

> ここに出てきた2つの用語を説明しておきますね．これらはいろんな本に書かれてあると思いますが，"Current Medical Diagnosis&Treatment（McGrawHill）"の説明を引用しておきます．
> * Westermark's sign：（肺動脈が閉塞しているために）肺動脈陰影の中枢側での血管
>   （Westermark徴候）　拡大と末梢側の血管陰影の低下のこと．
> * Humpton's hump：肺実質内での出血を示唆する，胸膜に接する陰影の増加のこと．（humpというのは「（背中の）こぶ」といった意味がありますから，こぶのように見えたんでしょうね．）

pneumothoraxの場合

次，気胸（pneumothorax）いきましょう．

気胸だとしたら，胸痛がないので考えにくいと思います．

うんうん．しかし支持するような所見もあるんじゃないかな？

う～ん…，② dyspneaと⑧ SpO₂ 85％（hypoxia）でしょうか…．

そうですね．ですから一応，鑑別診断に入れておきましょう．

massive hemothoraxの場合

最後に巨大血胸も考えてみましょう．支持する所見は何でしょうか？

う～ん…，やっぱり② dyspneaと⑧ SpO₂ 85％（hypoxia）です．

そうですねえ．

さあ，犯人はだれだ？

さあ，ここまで話し合ったとき，マクナマラ先生は私たちに言いました．

さあ，この患者さんは呼吸苦（起座呼吸）を主訴に来院されました．まあ，もちろん疾患は1つとは限らないで，例えば肺炎が原因で心不全とかその逆とかも考えられるんですが…，まずはシンプルにこの患者さんに今回呼吸苦を起こしたと思われる疾患の優先順位をつけてみましょう．どう思いますか？

そこで，以下の予想順位表ができあがりました．

> 本　命：#2　CHF
> 2番手：#1　pneumonia，または#4　PE
> 3番手：#3　COPDの急性増悪
> 大　穴：#5　pneumothorax，または#6　massive hemothorax

ここまできて，ようやくマクナマラ先生は

それでは少しだけデータを見てみましょう．

入院時ですが，GOT/GPT が 46/40 で少しだけ肝酵素が上昇していました．T-bil も 1.1 で少し上昇しています．LDH は 417 と高値です．白血球は 9,320 で，CRP は 5.69 でした．また D-ダイマーが 1.1 で，FDP も 5 未満でともに上昇していません．トロポニン T は陰性です．

> **The laboratory data showed …**
> \# slightly elevated liver enzymes and bilirubin（GOT/GPT 46/40, T-bil 1.1）
> \# high LDH level（LDH 417）
> \# white blood cell count was 9,320（WBC 9,320）
> \# elevated C-reactive protein（CRP 5.69）
> \# D-dimmer was 1.1 and FDP was less than 5. Both were not elevated.
> \# Troponin T was negative.

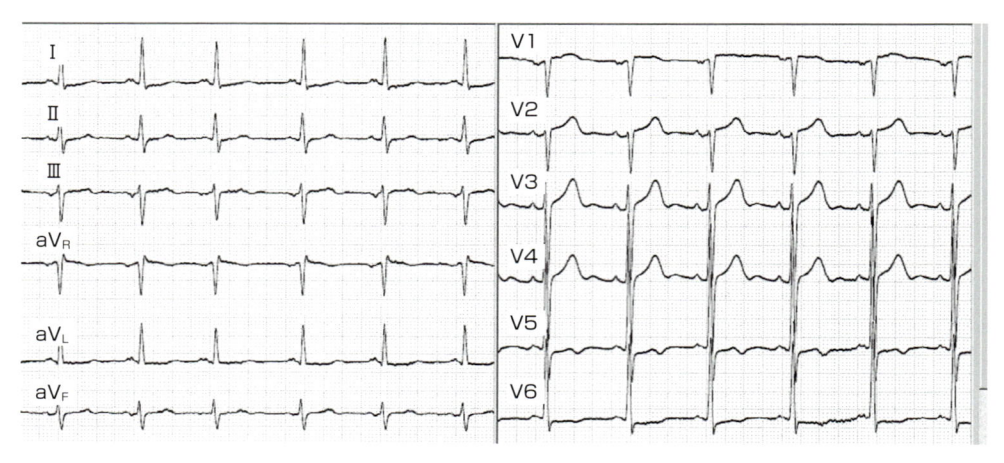

図1 心電図

😊 この結果（D-dinnerとFDPが上がっていない）からは，どうもPEは考えにくいなあ…．

😐 さっきも言ったが，そもそもPEというのは起座呼吸を主訴に来ないんだよ…．

と，先ほどのディスカッションの再確認となりました．

😊 では，心電図を見せてください．

そこで研修医の先生は心電図を見せました（図1）．するとその瞬間マクナマラ先生は思わず叫びました．

😊 Yeah！ この心電図は，著明なLVH（左室肥大）とST-T部分のstrain patternを示しています！

> この心電図はまさに私たちが問診と身体所見から予想したとおりでした．高血圧性の左室負荷から左室心筋肥大（肥厚）があって，拡張不全があることを示唆していたからです．

😊 では，次に胸部X線写真を見てみましょう（図2）．こちらですか？（うなずきつつ）CTR（心胸郭比）はいくらですか？

😐 え〜っと，CTRは60％位ありました．

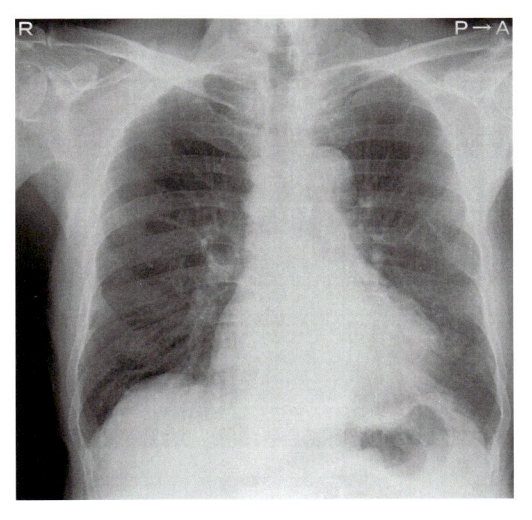

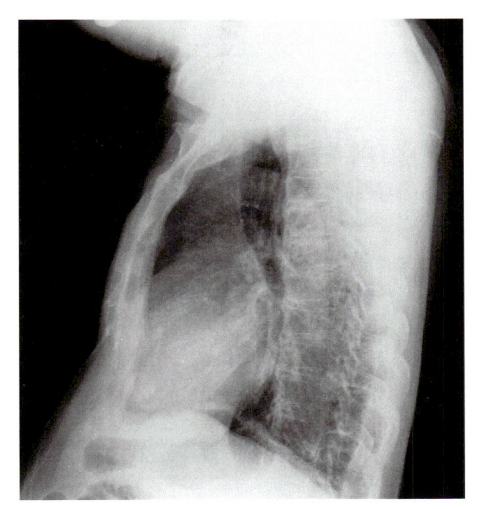

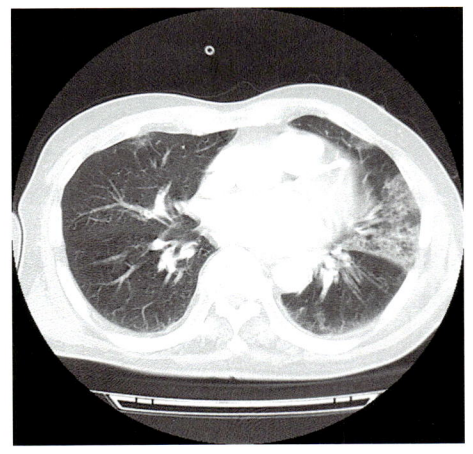

図2　入院日の胸部X線写真（左上：正面，右上：側面）と胸部CT写真

そうですね．心肥大ですねえ．それから若干の肺血管陰影の増強が見られます．しかし，SpO$_2$が85％まで低下するような肺炎を示唆するような所見は見られないですねえ…．

う〜ん…，これは左横隔膜角（Lt. CPA）あたりに胸水（pleural effusion）があるんじゃないか…まあ，massiveな胸水貯留はないが，少したまっているはずです．

（うなずく）

胸部CTも撮ったんですが…．

はい，じゃあ見てみましょう（図2）．う〜ん，左中肺野（舌区）に気管支に沿って広がるような限局性の陰影があるねえ…．見た目には肺炎っぽく見えるんだが…．これだけでは何とも言えないね．

Case15　問診と身体所見にヒントがある！　219

急性心不全はCTでは診断できないです．

> そこには「左舌区肺炎疑い」と書かれた放射線科医の読影コメントもありましたが，マクナマラ先生はどうも納得がいかない，といった顔をしていました．なぜなら，皆さんおわかりのとおり，問診と身体所見からこれまで議論してきた方向性と合わないからですよね．

そして私たちはベッドサイドに行きました．

ベッドサイドにて

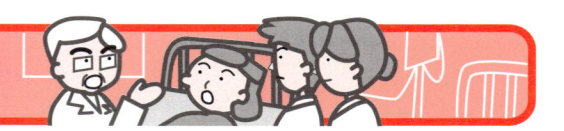

（患者さんの方を向いて）はじめまして！ アメリカから来ましたマイケル・マクナマラと言います．少し研修医の先生たちと診察させてくださいね．よろしくお願いします．

はい，よろしくね．

今，息苦しさはどうでしょうか？

まだ少しありますねえ…．でも入院したときと比べてよくなってきていますよ．ありがとうございます．

それからマクナマラ先生は診察を始めました．

（まず頸部を見て，そしてJVPを見ようとしたとき）頸静脈か頸動脈かはっきりしない場合，どうやって見分けますか？

首を押さえるんですか？

そうです．その血管が動脈か静脈かわからなかったら，まず**その血管が出てくるところ，要するに頸部の根元のところを指で軽く押すんです**．静脈だったら拍動を続けます．なぜなら血液が上から帰ってくるからです．ところが，動脈だったら下から上がってくるので，指でせき止められるとその上では拍動しないんです．これは便利だから覚えておきましょう！

> 1つの知恵だと思いますが，この手法は確かに宮城先生もいつも使っていますね．

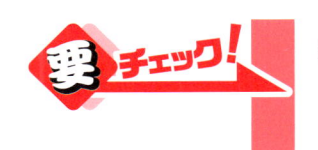

要チェック！ 頸静脈と頸動脈の見分け方：頸部の根元を指で軽く押し，
・静脈だったら拍動を続ける
・動脈だったら拍動しない

そして聴診に移りました….

確かにS4です！ 心尖部にS4が聴こえます．下肢はそんなにむくんでないし…，利尿剤を使ったんですか？

はい．そしたら呼吸苦も取れてきました．

回診後のまとめ

* 高血圧性心肥大（拡張不全）
* s/o 心不全（d/t 感冒が契機？）

回診はここで終了したのですが，この話には実は裏話があるんです．この症例を最初に担当した研修医の先生は，しっかりと頭の先から足の先までの診察をしていなかったのです．つまり心音の聴診などしていなかったんです．そしてhypoxiaと，よくわからないのでとりあえず撮った胸部CT所見とから，熱はなかったんですが，本命に肺炎，2番手にPEを考えて，抗生物質とヘパリンの点滴を開始しました．3番手に心不全かもしれないからということで少しだけ（気持ち程度に）利尿剤も投与されました．要するに何もしっかりした診察がされていなかったのです．

入院翌日にある研修医が，「この患者さんをマクナマラ先生の教育回診に出します．」と私に伝えました．私はこの患者さんには全くかかわっていなかったので，何も知らない状態で研修医の先生と一緒に問診と診察をしに患者さんのところに行きました．頭の先から足の先まで診察するなかで，私は心尖部にS4をはっきりと聴取しました．「S4も聴こえるし，前脛骨部も軽くむくんでいるねえ…，なぜだろうね…．心不全じゃないのかなあ．」などと研修医の先生とは話しあいました．

しかし，やはり熱は出ないのですが，その後も抗生物質とヘパリン投与が主に続けられたようでした．そして，その翌日（入院3日目），呼吸状態が悪化し，胸部X線写真を撮ったら，肺野はほとんど真っ白で，多量の胸水がたまっていました．なんと心不全だったのです！ そして心不全との診断のもとに利尿剤をどんどん使って，呼吸苦も一気に改善していったのです．そしてよくなってきた頃に，マクナマラ先生の回診を迎えたわけです．

「高血圧性の左室肥大がある方が，感冒を契機に心不全を発症した」というのが最終的な

> 診断だったのですが，これはマクナマラ先生の教育回診での予想どおりでした．S4が聴こえていたのはもちろん左室の拡張不全があるからなのですが，この人の問診と身体所見全体から考えると，（左室の収縮不全を示唆する）S3が聴こえるような，言い換えたらS3 gallopが聴こえる本格的な心不全になる直前の段階で患者さんは入院してきたんでしょうね．また胸部CTで肺炎疑いと誤診してしまったのは心不全の初期だったからで，「問診・身体所見なくして，そして鑑別疾患なくして検査なし」という，私が沖縄県立中部病院研修医時代に毎日のように耳にしていた言い回しを改めて思い出しました．

米国・ピッツバーグ大学病院内科のチーフレジデントの先生が来るというので，一体どんな特別な回診をしてくださるのかと私は思っていました．しかしふたを開けてみると，それはとても基本に忠実で，宮城征四郎先生がいつも私たちにしている回診と全く同じだったのです．米国医学臨床研修が私たちがいつも行っているスタイルと同じだと知り，私は自分が行ってきたことが間違っていなかったと確信しました．この本をわざわざ時間をさいて読んでくださった皆さんも，実際の研修や日常診療でこのような医療をできる限り実践していってくださればる著者としてこれほどの喜びはありません．

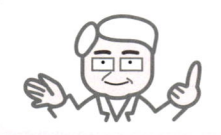

Dr宮城の覚えておきなさい！

- ☐ （30歳以上の患者さんに）S3聴取→心筋の収縮不全を示唆
- ☐ S4聴取→心筋の拡張不全を示唆
- ☐ 肺塞栓は洞性頻脈になることが多い．
- ☐ 鑑別疾患なくして検査なし！
- ☐ 心不全の1/3は高血圧患者の拡張不全が原因

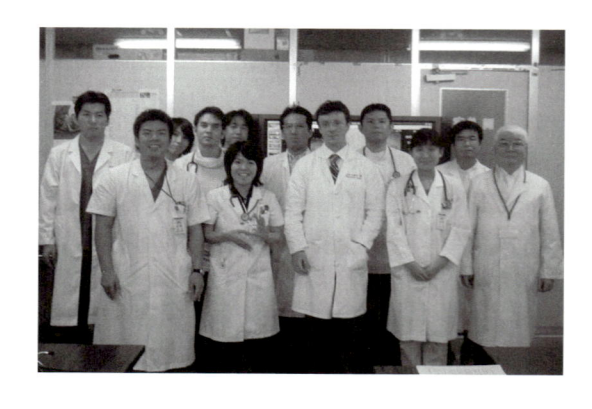

※前列中央がマクナマラ医師
右端が宮城医師

医学英語集

本書に登場した医学英語の和訳（略語のものはフルスペルも）を掲載します

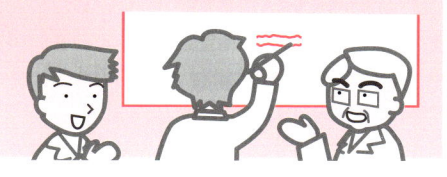

A

A-V communication：動静脈交通
ABG（atrial blood gas）：動脈血液ガス分析
abscess：膿瘍
acidemia：酸性
acute heart failure：急性心不全
adenocarcinoma：腺癌
ADL（activities of daily living）：日常生活活動
admission：入院
Af（atrial fibrillation）：心房細動
AG（anion gap）：アニオンギャップ
air bronchogram：気管支透亮像
alkalemia：アルカリ性
allergy：アレルギー
ALS（amyotrophic lateral sclerosis）：筋萎縮性側索硬化症
alveolar capillary：肺胞毛細血管
alveolar hemorrhage：肺胞出血
alveolar macrophage：肺胞のマクロファージ
ambulation：早期離床・早期歩行
anaerobe：嫌気性菌
anasarca：全身浮腫
anearobic infection：嫌気性菌感染
ANP（atrial nitriuretic peptide）：心房性 Na 利尿ペプチド
ARDS（acute respiratory distress syndrome）：急性呼吸促迫症候群
arrhythmia：不整脈
ascites：腹水
asthma：気管支喘息
asthma attack：喘息発作
atelectasis：無気肺
atherosclerosis：動脈硬化症
atypical pneumonia：異型性肺炎
auscultation：聴診
A-V malformation：動静脈奇形

B

bacteremia：菌血症
bacterial infection：細菌感染
bacterial pneumonia：細菌性肺炎
BAL（bronchoalveolar lavage）：気管支肺胞洗浄
basophilic granule：好塩基球
bilateral lung fields：両側肺野
breath sound：呼吸音
bronchial asthma：気管支喘息
bronchial rupture：気管の損傷
bronchioloectasis：細気管支拡張
bronchiectasis：気管支拡張症
bronchodilator：気管支拡張剤
β-stimulant：β-刺激薬
BUN（blood urea nitrogen）：尿素窒素

C

Caput Medusae：メデューサの頭
cardiac tamponade：心タンポナーデ
cardiogenic：心源性
cardiomegaly：心肥大
CBC（complete blood count）：血算
central cyanosis：中枢性チアノーゼ
CHF（congestive heart failure）：うっ血性心不全
chronic asthma：慢性喘息
chronic bronchitis：慢性気管支炎
chronic diseases：慢性疾患
chronic heart failure：慢性心不全
chronic venous thrombosis：慢性の静脈塞栓
cirrhosis：肝硬変
clubbed finger：ばち指
collapse：つぶれる，へこむ
compensatory tachycardia：代償性頻脈
complete dullness：完全濁音界
conjunctivae：眼瞼結膜
connective tissue disease：膠原病
consolidation：硬化

医学英語集　**223**

COPD（chronic obstructive pulmonary disease）：慢性閉塞性肺疾患
cor pulmonale：肺性心
cortex：皮質
cough variant asthma：咳喘息
CPA（cardiopulmonary arrest）：心肺停止
CPA（costophrenic angle）：肋骨横隔膜角
CPR（cardiopulmonary resuscitation）：心肺蘇生
CRP（C-reactive protein）：C反応性タンパク質
CTR（cardiothoracic ratio）：心胸郭比
cushing's syndrome：クッシング症候群
cyanosis：チアノーゼ

D
decreased myocardial contractility：心収縮力低下
depression：うつ病
diastolic failure：拡張不全
dilatation：拡張
DIV（drip in vein）：点滴
DM（diabetes melitus）：糖尿病
DNR（do not resuscitate）：心肺蘇生中止
dry cough：乾性咳
DVT（deep vein thrombosis）：深部静脈血栓症
dyspnea：呼吸苦

E
ECG（electrocardiogram）：心電図
effusion：滲出液
EM（erythromycin）：エリスロマイシン
emaciation：るい痩
emphysema：肺気腫
empyema：膿胸
engorged jugular vein：頸静脈怒張
eosinophilia：好酸球増多症
eosinophilic granule：好酸球
eosinophilic pneumonia：好酸球性肺炎
ESR（erythrocyte sedimentation rate）：赤血球沈降速度（赤沈）
essential hypertension：本態性高血圧
exudation：滲出

F, G
$FEV_{1.0}$：一秒量
flail chest：動揺胸郭

flapping tremor：手指振戦
flu-like symptoms：感冒様症状
free fluid：自由水
GERD（gastro-esophageal reflux syndrome）：胃食道逆流症
GFR（glomerular filtration rate）：糸球体濾過量
glomerulonephritis：糸球体性腎炎
ground glass appearance：スリガラス状陰影

H
Hb（hemoglobin）：ヘモグロビン
HD（hemodialysis）：血液透析
hemangioma：血管腫
hemorrhoid：痔核
hepatitis：肝炎
hepato-jugular reflux：肝頸静脈逆流現象
holo crackle：全吸気ラ音
honeycomb lung：蜂巣肺
HOT（home oxygen therapy）：在宅酸素療法
HT（hypertension）：高血圧
hyperlipidemia：高脂血症
hyperthyroidism：甲状腺機能亢進症
hypertrophy：肥大
hypoalbuminemia：低アルブミン血症
hypokalemia：低K血症
hyponatremia：低Na血症
hypoxia：低酸素血症

I
icteric：黄染
IIP（idiopathic interstitial pneumonitis）：特発性間質性肺炎
incomplete dullness：不完全濁音界
inflammation：炎症
insidious：潜伏性
inspection：視診
interstitial pneumonitis：間質性肺炎
intravascular volume：血管内容量
IV（intravenous）：静脈注射

J〜L
JVP（jugular venous pressure）：頸静脈圧
Klebsiella：クレブシエラ
left ventricle：左室

leukopenia：白血球減少症
LMD（local medical doctor）：近医
LVH（left ventricular hypertrophy）：左室肥大
lymphocyte：リンパ球

M
macro（macroscopic findings）：肉眼所見
malaise：倦怠感
malignancy：悪性腫瘍
malignant hypertension：悪性高血圧
malnutrition：低栄養
massive hemothorax：巨大血胸
massive pulmonary thromboembolism：
　　　　　　　　　　　　　重症肺塞栓症
matastasis：副腎転移
MCH（mean corpuscular hemoglobin）：
　　　　　　　　　　　　平均赤血球血色素量
MCTD（mixed connective tissue disease）：
　　　　　　　　　　　　　混合性結合組織病
MCV（mean corpuscular volume）：
　　　　　　　　　　　　　平均赤血球容積
medulla：髄質
mental confusion：精神錯乱
metabolic acidosis：代謝性アシドーシス
micro（microscopic findings）：顕微鏡所見
micro-atelectasis：微小無気肺
monocyte：単球
monophonic：単音性
Moraxella：モラクセラ
muscle guarding：筋性防御
myalgia：筋肉痛
myasthenia gravis：重症筋無力症

N, O
nasal polyp：鼻茸
nausea：悪心
necrotized pneumonia：壊死性肺炎
neurogenic shock：神経原性ショック
neutrophil dysfunction：好中球機能低下
neutrophil：好中球
nuchal rigidity：項部硬直
OA（osteoarthropathy）：骨関節症
obese：肥満
odontitis：虫歯
oliguria：乏尿
oral hygiene：口腔内衛生
orthopnea：起座呼吸
osteoporosis：骨粗鬆症

P
PA（pulmonary artery）：肺動脈
PAC（premature atrial contraction）：
　　　　　　　　　　　　　心房性期外収縮
palmer erythema：手掌紅斑
pancytopenia：汎血球減少症
PCP（pneumocystis carinii pneumonia）：
　　　　　　　　　　　　　カリニ肺炎
PE（pulmonary embolism）：肺塞栓
PEF（peak flow）：ピークフロー
percussion：打診
peripheral cyanosis：末梢性チアノーゼ
persistent：持続性の
PG（pressure gradient）：圧格差
pheochromocytoma：褐色細胞腫
pleural biopsy：胸膜生検
pleural effusion：胸水
pleuritic chest pain：胸膜炎による胸痛
pleuritic pain：胸膜痛
pleuritis：胸膜炎
PMI（point of maximum intensity）：心尖拍動
PMN（polymorphonuclear cell）：多核白血球
PND（post-nasal drip）：後鼻漏
Pneumococcus：肺炎球菌
pneumomediastinum：縦隔気腫
pneumonia：肺炎
pneumothorax：気胸
polycythemia：多血症
polyphonic：多音性
portal hypertension：門脈圧亢進症
post Tb：結核後遺症
PPD（purified protein derivative）：
　　　　　　　　　　　　　精製ツベルクリン
PPI（proton pump inhibitor）
pregnancy：妊娠
pretibial edema：前脛骨部の浮腫
primary aldosteronism：原発性アルドステロン症
pulmonary fibrosis：肺線維症
pulmonary hypertension：肺高血圧

PVC（premature ventricular contraction）：心室性期外収縮

R
r/o：〜の除外
RA（rheumatoid arthritis）：リウマチ性関節炎
RBC（red blood cell count）：赤血球数
rebound tenderness：反跳圧痛
rectal exam：直腸診
referral：紹介
renal failure：腎不全
renovascular disease：腎血管性
respiratory alkalosis：呼吸性アルカローシス
respiratory failure：呼吸不全
reticulocyte：網状赤血球
rhinorrhea：鼻水
RR（respiratory rate）：呼吸数
RV（right ventricle）：右室
RVSP（right ventricular systolic pressure）：右室収縮期圧

S
s/o：〜の疑い
SAS（sleep apnea syndrome）：睡眠時無呼吸症候群
SBP（spontaneous bacterial peritonitis）：特発性細菌性腹膜炎
Scoda's Zone：Scodaの鼓音帯
secondary hypertension：二次性高血圧
segmented form：分葉核球
sepsis：敗血症
shaking chill：悪寒戦慄
short neck（= short trachea）：気管短縮
side effect：副作用
sinus tachycardia：洞性頻脈
sinusitis：副鼻腔炎
SLE（systemic lupus erythematosus）：全身性エリテマトーデス
small cell carcinoma：小細胞癌
SOBOE（shortness of breath on exertion）：労作時呼吸苦
sore throat：咽頭痛
sputum block：痰詰まり
sputum eosinophil：喀痰好酸球
sputum neutrophil：喀痰好中球

squamous cell carcinoma：扁平上皮癌
steroid unresponsive asthma：ステロイド無反応性喘息
Streptococcus：溶連菌
subacute endocarditis：亜急性心内膜炎
subacute pulmonary infection：亜急性肺感染症
systolic failure：収縮不全

T
tachycardia：頻脈
tachycardiac arrhythmia：頻脈性不整脈
tap：胸水穿刺
tarry stool：タール便
Tb（tuberculosis）：結核
TBLB（transbronchial lung biopsy）：経気管支肺生検
tenderness：圧痛
tension pneumothorax：緊張性気胸
terminal stage：末期
thrombus：塞栓
TR（tricuspid regurgitation）：三尖弁閉鎖不全

U〜W
U/A（urianalsis）：尿検査
UIP（usual interstitial pneumonitis）：通常型間質性肺炎
uremia：尿毒症
urinary Incontinence：尿失禁
vascular spider：くも状血管腫
vasculitis：血管炎
vasodilatation：末梢血管拡張
vasovagal reflex：血管迷走神経反射
venous congestion：静脈うっ血
venous hum：頸静脈コマ音
viral infection：ウイルス感染症
viremia：ウイルス血症
vocal cord dysfunction：声帯機能不全
vocal fremitus：声音伝導
WBC（white blood cell count）：白血球数
wheeze：喘鳴

索 引

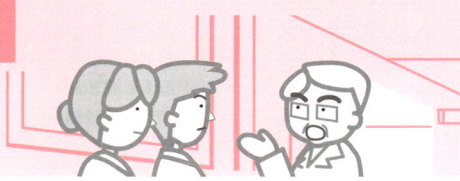

数 字

2型呼吸不全	19
5F's	101
"40-50-60/70-80-90" rule	14, 86

欧 文

A

abscess	45, 142
Acinetobacter	44
acute heart failure	42
air bronchogram	46
alveolar macrophage	46, 144
anaerobe	31, 89
anasarca	13
ANP	24
anti-pyretics	158
ascites	78, 128
atelectasis	60
atypical pneumonia	150

B, C

β溶連菌	89
bacteremia	40
β-hemolytic streptococcus	89
bounding pulsation	157
branchial rupture	117
bronchial asthma	54
bulla	103
caput medusae	130
cardiac tamponade	16, 55
cardiomegaly	18
central cyanosis	118
CHF	214
Child-Pugh 分類	134
chronic bronchitis	19
chronic heart failure	42
clubbed finger	86
complete dullness	29
connective tissue disease	72
COPD	215
COPDの身体所見	170
cor pulmonale	24, 101
cough variant asthma	54
CV wave	23
cyanosis	118

D, E

depression	84
dilatation	18
DVT	102
early ambulation	79
early-to-mid crackle	30
edemaの深さ	172
egophony	30
emaciation	191
empyema	31, 45
engorged jugular veins	15
eosinophilic gastroenteritis	56
eosinophilic pneumonia	151
essential hypertension	196
Etiologies of fever of unknown origin in adults	158
expiratory crackle	100
exudates	71

F～H

fast edema	15
fever-pulse dissociation	93
flapping tremor	18
free air	201
friction rub	31
GERD	115
ground glass appearance	159
Hamans Cruntch	122, 123
Hb	131
head jolt test	68
H. influenzae	44
holo crackle	30, 43
honeycomb lung	100, 171
Hugh-Jones Ⅴ度になる疾患	173
Humpton's hump	216
hyperpyrexia	158
hyperthermia	158
hypertrophy	18

I～L

incomplete dullness	29, 43
interstitial pneumonitis	143
irregularity	64
JVP	16
Klebsiella	44
late crackle	30
late crescendo inspiratory crackle	100, 143
leukopenia	90
Light's criteria	71
LMD	52
lung abscess	142
lymphocyte dysfunction	47

M～O

malignant hypertension	200
malnutrition	146
massive hemothorax	216
micro-atelectasis	69
Moraxella	42, 44
muscle guarding	199
myalgia	141
nasal polyp	57
neck stiffness	68
neutrophil dysfunction	46
nuchal rigidity	68
OA	197

odontitis	156
orthostatic hypotension	198
osteoporosis	63, 99
oxygen uptake time	99

P

palmar erythema	130
parasternal heave	58, 171
PCP	144
PE	16, 215
PEF	58
peripheral cyanosis	117, 118
phantom effect	108
pheochromocytoma	197
pleural effusion	31
pleuritic pain	28
pleuritis	28
PMI	18, 171, 211
PND	114
Pneumococcus	42, 44
pneumocystis carinii pneumonia	144
pneumomediastinum	60, 117
pneumonia	213
pneumothorax	60, 216
polycythemia	104
polymicrobial infection	93
poor compliance	59
portal hypertension	130
post Tb	19
pretibial edema	15
primary aldosteronism	197
pulmonary embolism	55

R

rapid edema	15
rebound tenderness	199
rectal exam	198
refractory asthma	54
renal shut down	18
rescue steroid	58
reticulocyte	200
rhinorrhea	141
right-sided gallop	101

S

SAS	19
SBP	134
SBPの診断	135
Scoda's zone	69, 70
Scodaの鼓音帯	70
secondary hypertension	196
severe high fever	28, 41
shaking chill	28, 40
shifting dullness	129
short neck	16
short trachea	16
slow edema	15
SOBOE	13
sputum block	60
steroid unresponsive asthma	60
straw yellow	135
streptococcus	31
stridor	60
subacute endocarditis	142

T

tachycardia	57
tactile fremitus	30
tap	71
tarry stool	198
T-Bil	129
tension pneumothorax	16, 55
tilt test	198
TR	23
turgor	191
type 2 respiratory failure	19

U〜W

urinary incontinence	116
vascular spider	128
vasculitis	72, 151
vasovagal reflex	56
venous hum	199
viremia	141
vocal cord dysfunction	60
vocal fremitus	30
Westermark's sign	216
wheeze	54, 60
wheezeの音色	185
wheezy dyspnea	115, 183

和文

あ

亜急性心内膜炎	142
悪性高血圧	200
異型性肺炎	150
意識レベルの変化	41
胃食道逆流症	115
痛みの10カ条	27
インフルエンザ・ウイルス感染症の特徴	141
ウイルス血症	141
右心不全	106
うつ病	84
黄色透明	135
悪寒戦慄	28

か

拡張型	18
風邪と診断	84
褐色細胞腫	196
カリニ肺炎	144
眼瞼周囲の浮腫	15
間質性肺炎	100, 108, 143
完全房室ブロック	204
肝臓腫大	126
肝臓の大きさ	211
眼底鏡	200
気管支喘息	54, 57
気管支喘息発作のときの合併症	59
気管支透亮像	46
気管短縮	16
気管の損傷	117
気胸	60, 216
危険な熱	28
キサンチン誘導体中毒	187
喫煙	169
急性心不全	42
胸郭	86
胸水	31
胸水穿刺	71
胸膜炎	28
胸膜生検	71
胸膜痛	28

起立性低血圧	198
菌血症	40
筋性防御	199
緊張	182
緊張性気胸	16, 55
筋肉痛	141
首の硬直	68
くも状血管腫	128
頸静脈圧	16
頸静脈と頸動脈の見分け方	221
頸静脈怒張	15
血液培養の適応	41, 141
結核後遺症	19
解熱剤	158
嫌気性菌	31, 89
原発性アルドステロン症	197
膠原病	72
膠原病性血管炎	72, 151
好酸球性肺炎	151
口臭	129
拘束性肺疾患	17
拘束性肺疾患の身体所見	170
好中球機能低下	46
後鼻漏	114
項部硬直	68
呼吸器疾患	68
呼吸苦（wheezy dyspnea）	120
呼吸不全と浮腫	19
骨関節症	197
骨粗鬆症	63, 99

さ

左腰痛	85
三尖弁閉鎖不全	23
酸素取り込み時間	99
弛張熱	138
シャント率	128
縦隔気腫	60, 117
手指振戦	18
ショック	56
心窩部痛	194, 197
浸出液	71
心尖拍動	18, 171
心臓の所見	199
心タンポナーデ	16, 55
心肥大	18

深部静脈血栓症	102
心不全の3徴	85
心房性Na利尿ペプチド	24
睡眠時無呼吸症候群	19
ステロイド無反応性喘息	60
スリガラス状陰影	159
正常の脈圧	157
精神錯乱	116
声帯機能不全	60
咳喘息	52
前胸部痛	156
前脛骨部の浮腫	15
全身倦怠感	84
全身浮腫	13
全身浮腫をきたす病態	174
喘息	54
喘息の家族歴	57
喘鳴	54
早期離床	79

た

タール便	198
体重減少	128
多血症	104
炭酸ガス貯留	18
痰詰まり	60
中枢性チアノーゼ	118
中毒	192
直腸診	198
ツ反	80
低栄養	146
低栄養の指標	146
低酸素血症	116
洞性頻脈	184
特発性細菌性肝硬変	134

な

二次性高血圧	127, 196
尿失禁	116
粘調痰	44
膿胸	31, 45
膿瘍	45, 142

は

ハーマンズ・クランチ	122
肺炎	94

肺気腫	13
肺性心	24, 101, 171
肺塞栓	16, 55
肺膿瘍	142
肺胞のマクロファージ	46, 144
ばち指	86
白血球減少症	90
鼻茸	57
鼻水	141
反跳圧痛	199
ピークフロー	58
脾腫	127
微小無気肺	69
肥大型	18
頻脈	57
副腎腫瘍	196
腹水	78, 128
不整脈	64
腐敗臭	44
ヘモグロビン	131, 199
蜂巣肺	100, 171
ポリマイクロバイアル	93
本態性高血圧	127, 196

ま

末梢性チアノーゼ	117, 118
慢性2型呼吸不全を起こす疾患	173
慢性気管支炎	19
慢性心不全	42
慢性の咳の3大原因	115
脈圧	40
無気肺	60
虫歯	156
迷走神経反射	56
網状赤血球	200
門脈圧亢進症	130

や〜ら

溶連菌	31
ラ音	30
るい痩	182, 191
労作時呼吸苦	13

● プロフィール

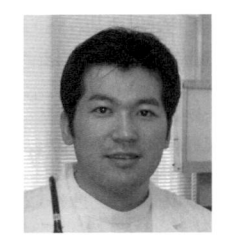

重森保人（しげもり　やすと）
オリブ山病院ホスピス医．1998年琉球大学医学部卒業後，沖縄県立中部病院にて卒後臨床研修修了し，沖縄県伊江島の診療所に勤務．自身はクリスチャンでもあり，その後ニュージーランドの神学校（Lifeway College）に3年間留学．聖書・カウンセリング・倫理学などさまざまな分野を学んだ．卒業時，Lifeway Collegeより牧師資格を取得．帰国後は群星沖縄関連2施設に勤務し研修医教育に携わった．2006年4月よりホスピス病棟を有するオリブ山病院に勤務．将来はホスピス医を志す医師の研修・教育にも携わりたいという夢を抱き，全人医療を模索し，日々情熱を注ぎ取り組んでいるクリスチャン・ドクターである．

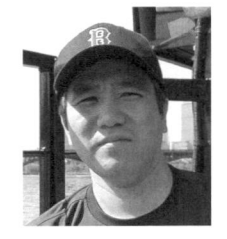

徳田安春（とくだ　やすはる）
聖ルカ・ライフサイエンス研究所臨床実践研究推進センター副センター長．琉球大学医学部卒業後，沖縄県立中部病院にて卒後臨床研修修了し，沖縄県立八重山病院に勤務．その後沖縄県立中部病院に戻り，総合内科を立ち上げ，内科総合診療，研修医教育，臨床研究を精力的に行う．2006年4月からは，聖ルカ・ライフサイエンス研究所にて，主に臨床疫学の研究と教育活動を行っている．

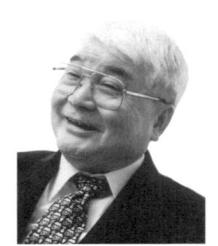

宮城征四郎（みやぎ　せいしろう）
臨床研修病院群プロジェクト群星沖縄臨床研修センター長．1964年新潟大学医学部卒業後，京都大学大学院を経てWHO FellowとしてCopenhagen大学RigsHospitalにて研修．帰国後，琉球政府立金武保養院を経て'72年沖縄県立中部病院に勤務し，'74年よりVisiting FellowとしてColorado General HospitalのPetty教授の下で呼吸管理学を学ぶ．'96より中部病院院長を務める傍らハワイ大学医学部内科臨床教授，厚生省医道審議会医師臨床研修部会委員等を歴任．新臨床研修制度がスタートした2004年には医学教育賞「牛場賞」を受賞．"Clinical Pearl"がちりばめられた教育回診，躍動感あふれるベッドサイド指導は研修医の絶大な支持を得ており，臨床の俊英を数多く育てている，まさに"臨床の教師"である．

Dr宮城の教育回診実況中継
ホンモノの診察技法と疾患を劇的に絞り込む思考プロセス

2006年10月10日　第1刷発行	著	重森保人
2007年　2月20日　第2刷発行	編　集	徳田安春
	監　修	宮城征四郎
	発行人	一戸裕子
	発行所	株式会社　羊　土　社
		〒101-0052
		東京都千代田区神田小川町2-5-1
		神田三和ビル
		TEL　03（5282）1211
		FAX　03（5282）1212
		E-mail　eigyo@yodosha.co.jp
		URL　http://www.yodosha.co.jp/
	装　幀	花村　広
	印刷所	奥村印刷株式会社

ISBN978-4-7581-0615-3

本書の複写権・複製権・転載権・翻訳権・データベースへの取り込みおよび送信（送信可能化権を含む）・上映権・譲渡権は，（株）羊土社が保有します．

JCLS　＜（株）日本著作出版管理システム委託出版物＞　本書の無断複写は著作権法上での例外を除き禁じられています．複写される場合は，そのつど事前に（株）日本著作出版管理システム（TEL 03-3817-5670，FAX 03-3815-8199）の許諾を得てください．

指導医へ贈るオススメ書籍

宮城征四郎医師 待望の書き下ろし　指導バイブル登場

初期臨床研修 指導の実践ガイド
いかに良医を育てるか

宮城征四郎 Seishiro Miyagi
(むらぶし)
群星沖縄臨床研修センター長,元沖縄県立中部病院長

- 定価(本体 3,800円＋税)
- B5判　157頁　ISBN978-4-7581-0605-4

「共感した！」読者の反響続々！

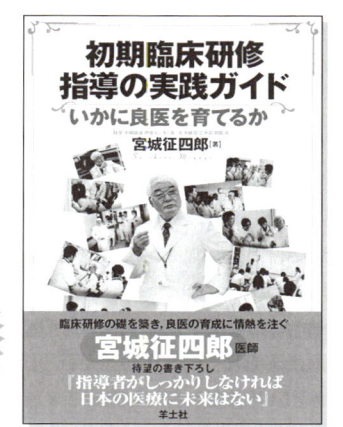

概論編	第1章	臨床研修の重要性
	第2章	研修医と指導医はどう向き合うか
	第3章	研修指導体制をどう構築するか
実践編	第4章	臨床研修における双方評価
	第5章	ベッドサイドにおける臨床指導の実際
	第6章	ベッドサイドにおける教育回診の実際
実際編	第7章	日本における臨床指導医の位置付け
	第8章	沖縄における学外臨床研修プログラムの実際
	第9章	群星沖縄病院群プロジェクトの問いかけるもの

「沖縄県立中部病院」「群星沖縄」を
人気・実力ともに日本を代表する
臨床研修指定病院群に育て上げた
著者が初めて語る**良医を育てる
ノウハウ**とは何か？

ER流 研修指導医 ㊙心得47
つまづき症例で学ぶ,研修医教育のポイント

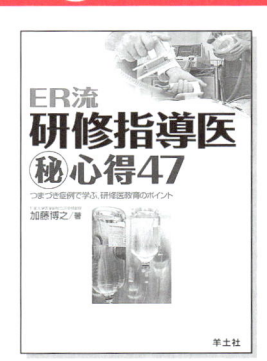

今日から安全重視の指導ができる！

加藤博之／著

定価(本体 3,800円＋税)
A5判　199頁
ISBN978-4-7581-0610-8

・「わかってない」研修医が危ない
・少し慣れた頃の研修医が危ない
・研修医の知らない要注意疾患　など

Step Beyond Resident
ステップ ビヨンド レジデント
研修医は読まないで下さい!?

林 寛之／著

❶ 救急診療のキホン編
定価(本体 4,300円＋税)
B5判　244頁　ISBN978-4-7581-0606-1

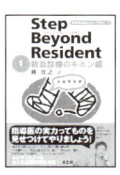

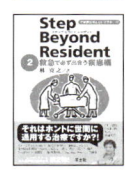

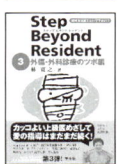

❷ 救急で必ず出合う疾患編
定価(本体 4,300円＋税)
B5判　238頁　ISBN978-4-7581-0607-8

❸ 外傷・外科診療のツボ編
定価(本体 4,300円＋税)
B5判　214頁　ISBN978-4-7581-0608-5

ご注文は最寄りの書店,または小社営業部まで

発行 **羊土社**
〒101-0052 東京都千代田区神田小川町2-5-1 神田三和ビル
TEL 03(5282)1211　FAX 03(5282)1212　郵便振替00130-3-38674
E-mail：eigyo@yodosha.co.jp　URL：http://www.yodosha.co.jp/

研修医へ贈るオススメ書籍

各科のエッセンスがわかる，診療科別の臨床研修マニュアル！
スーパーローテート 各科研修シリーズ

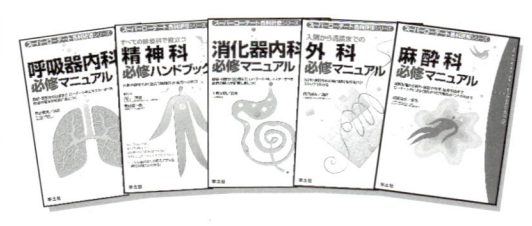

- 初期研修にばっちりマッチした実践的内容
- 診察・診断・治療の基本がすぐ身につく
- 各診療科で学ぶべきエッセンスを凝縮
- 必修科を中心に，各科ごとに1冊ずつ刊行

麻酔科 必修マニュアル
槇田浩史／編
定価（本体 3,600円＋税）　ISBN978-4-89706-344-7

外科 必修マニュアル
森田孝夫／編
定価（本体 3,800円＋税）　ISBN978-4-89706-343-0

精神科 必修ハンドブック
堀川直史，野村総一郎／編
定価（本体 3,600円＋税）　ISBN978-4-89706-342-3

消化器内科 必修マニュアル
上野文昭／編
定価（本体 3,800円＋税）　ISBN978-4-89706-341-6

呼吸器内科 必修マニュアル
樫山鉄矢／編
定価（本体 3,800円＋税）　ISBN978-4-89706-340-9

日常診療の基本手技がマスターできる
ビジュアル基本手技シリーズ

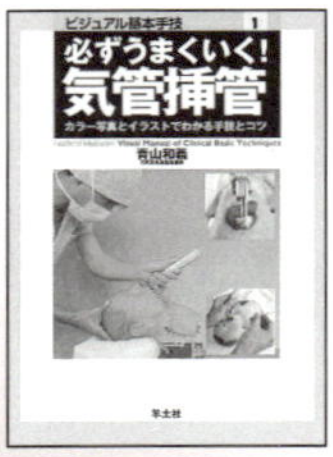

1 必ずうまくいく！気管挿管
カラー写真とイラストでわかる手技とコツ
青山和義／著
定価（本体 3,800円＋税）
A4判　167頁　ISBN978-4-89706-330-0

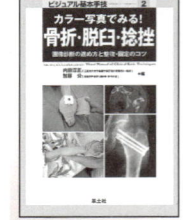

2 カラー写真でみる！骨折・脱臼・捻挫
画像診断の進め方と整復・固定のコツ
内田淳正・加藤公／編
定価（本体 4,500円＋税）
A4判　159頁　ISBN978-4-89706-332-4

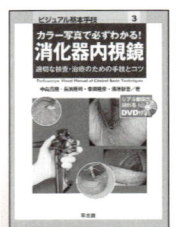

3 カラー写真で必ずわかる！消化器内視鏡
適切な検査・治療のための手技とコツ
中島寛隆・長浜隆司・幸田隆彦・浅原新吾／著
定価（本体 6,000円＋税）
A4判　190頁　ISBN978-4-89706-331-7

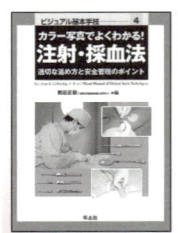

4 カラー写真でよくわかる！注射・採血法
適切な進め方と安全管理のポイント
繁田正毅／編
定価（本体 3,900円＋税）
A4判　189頁　ISBN978-4-89706-333-1

発行　羊土社
〒101-0052　東京都千代田区神田小川町2-5-1　神田三和ビル
TEL 03(5282)1211　FAX 03(5282)1212　郵便振替00130-3-38674
E-mail: eigyo@yodosha.co.jp　URL: http://www.yodosha.co.jp/

ご注文は最寄りの書店，または小社営業部まで